घरेलू नुस्खों का खजाना एक ऐसी पुस्तक है जिसके द्वारा आप हर छोटी-बड़ी बीमारी का घरेलू, आयुर्वेदिक, जड़ी-बूटियों द्वारा, बायोकैमिक व होमयोपैथिक उपचार जान सकते हैं। ये सारे उपचार हानिरहित हैं और प्रत्येक सामान्य व्यक्ति इन्हें अपना सकता है।

घर-घर में स्वदेशी चिकित्सा को बढ़ावा देना ही हमारा उद्देश्य हैं, किंतु ध्यान रहे, हम पाठक को चिकित्सक नहीं बना रहे हैं। बस आपको हर छोटी-बड़ी बीमारी के लिये बार-बार न भागना पड़े, यही हमारा उद्देश्य है।

यहाँ यह भी स्पष्ट कर दूं कि अनेक परिस्थितियों में एलोपैथिक चिकित्सा व शल्य क्रिया की आवश्यकता से इन्कार नहीं किया जा सकता। पाठकों को यह बात ध्यान में रखनी चाहिए।

'घरेलू नुस्खों का खजाना' आपके घर-आंगन में आरोग्य रुपी खुशबू भर दे इन्हीं शुभकामनाओं के साथ

सादर-

डॉ. राजीव शर्मा
आरोग्य ज्योति
320.322, टीचर्स (उ. प्र.)
Ph. : (05732) - 21793, 25398

घरेलू नुस्खों का खजाना

डॉ० राजीव शर्मा
बी०एच०एम०एस०, एम०डी०
पी०जी०एन०डी०, डी०वाई० टीएच०, पी०एम०एस०

डायमंड बुक्स

प्रकाशक : डायमंड पॉकेट बुक्स (प्रा.) लि.
X-30 ओखला इंडस्ट्रियल एरिया, फेज-II
नई दिल्ली-110020

फोन : 011-40712200

ई-मेल : wecare@diamondbooks.in

वेबसाइट : www.diamondbooks.in

संस्करण : 2025

मुद्रक : रेप्रो (इंडिया)

GHARELU NUSKHON KA KHAZANA
by : Dr. Rajeev Sharma

बायोकैमिक होमियोपैथिक औषधियों से सम्बन्धित महत्वपूर्ण बिन्दु

- बायोकैमिक दवाएं, होमियोपैथिक चिकित्सा का ही भाग है।
- जिन दवाओं के आगे 'x' लगा है, वे बायोकैमिक हैं और जहां 'x' नहीं लगा वे होमियोपैथिक हैं।
- बड़ों के लिये बायोकैमिक दवा की 4-6 गोलियां, एक बार की खुराक के लिये पर्याप्त होती हैं। छोटों के लिये 2-3 व एक साल तक के बच्चों के लिये 1-2 गोलियां पर्याप्त रहती हैं।
- होमियोपैथिक दवाओं की 3-5 बूंद दवा, एक बार की खुराक के लिये पर्याप्त होती है, बड़ों के लिये। बच्चों के लिये इसकी आधी खुराक ही पर्याप्त है।
- मूल अर्क वाली दवाओं की 10-15 बूंद एक बार में लें। बच्चों को इसकी आधी खुराक दें।
- होमियोपैथिक/बायोकैमिक दवाएं सीलबंद व किसी अच्छी कम्पनी जैसे एस बी एल, विलमर श्वेवे (इंडिया) या रालसन आदि की ही खरीदें
- बायोकैमिक दवाएं हाथ से ली जा सकती है किंन्तु होमियोपैथिक औषधियां डाक्टर से, ड्रापर से आधा चम्मच पानी में मिलाकर लें या सीधे मुंह में डाल लें।
- दवा खाने के आधा घंटा पहले व बाद में कुछ भी न खायें।
- साफ पानी से कुल्ला करके ही दवा लें।
- प्राय: 200 शक्ति की दवा सप्ताह में एक बार व 1000 शक्ति की पन्द्रह दिन में एक बार लेनी चाहिए। 30 शक्ति की दवा रोजाना, लाभ मिलने तक ले सकते हैं। लाभ होते ही दवा लेना बंद कर दें।

लेखक परिचय

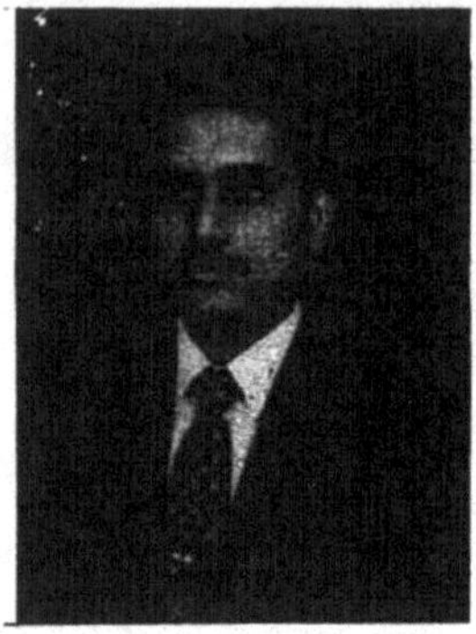

डॉ० राजीव शर्मा देश के प्रतिष्ठित होमियोपैथी, योग, प्राकृतिक व वैकल्पिक चिकित्सा परामर्शदाता हैं।

लगभग सौ पुस्तकें लिख चुके, ''साहित्य श्री'' की उपाधि से विभूषित डॉ० राजीव शर्मा विगत दस वर्षों से स्तम्भ लेखक के रूप में सक्रिय हैं। लगभग सभी राष्ट्रीय समाचार पत्र-पत्रिकाओं में आपके 1000 से अधिक लेख प्रकाशित हो चुके हैं। चिकित्सकीय लेखन के क्षेत्र में डॉ० राजीव शर्मा ने जनपद बुलन्दशहर का नाम रोशन किया है। आपको **'साहित्य श्री'** व अन्य कई उपाधियों से विभूषित किया जा चुका है।

होमियोपैथी, योग, एक्यूप्रैशर, चुम्बक व प्राकृतिक चिकित्सा परामर्शदाता डॉ० राजीव शर्मा भारतीय जीवन बीमा निगम के मेडिकल ऑफिसर हैं, **'रॉलसन रेमेडीज'** दिल्ली के सलाहकार हैं और विश्व के 20से भी अधिक देशों में प्रसारित **''एशियन होमियोपैथिक जर्नल''** के सम्पादक मंडल के सदस्य हैं।

राष्ट्रीय स्तर पर **''नशा मुक्ति व एड्स जागृति कार्यक्रम''** से जुड़े डॉ० राजीव शर्मा की आकाशवाणी से भी अनेकों वार्ताएं प्रसारित हो चुकी हैं।

शीघ्र ही डॉ० राजीव शर्मा का एक काव्य संग्रह व दो उपन्यास भी प्रकाशित होने वाले हैं।

विषय सूची

1.
मस्तिष्क व स्नायु संस्थान के रोग

स्नायविक-निर्बलता (Neurasthenia)

कारण—अजीर्ण,शुक्र-क्षय, चिंतन, पौष्टिक पदार्थों की कमी, अत्यधिक शारीरिक क्षम आदि इस रोग के मुख्य कारण हैं।

लक्षण—स्मरण-शक्ति का घट जाना,सिर में चक्कर आना, आंखों के आगे उठने-बैठने में अंधेरा छा जाये, अपच, अनिन्द्रा, हदय-स्पंदन, रक्ताल्पता आदि लक्षण दिखलाई पडते हैं।

उपचार—

घरेलू आयुर्वेदिक जडी-बूटियों द्वारा—

— बेर की गुठलियों की पांच ग्राम मगज को समान भाग गुड़ के साथ मिलाकर खाने से शुक्र-पुष्टि होकर शरीर बलवान बनता है। कुछ दिनों तक नियमित यह प्रयोग करें।

— 3 से 8 वर्ष तक के बच्चों को नियमित गाय का दूध पिलाएँ। साथ में मक्खन व मिश्री मिलाकर खिलायें।

— अश्वगन्ध 100 ग्राम, सतावर 100 ग्राम, बाहीपत्र 100 ग्राम, इसबगोल की भूसी 100 ग्राम, तालमिश्री 400 ग्राम- इन सबको कपड़छन चूर्ण बनाकर एक काँच की शीशी में भरकर रख लें। सुबह-शाम दूध या पानी के साथ 10 ग्राम मात्रा लें। 21 दिन तक लेंने के बाद ही मास्तिष्क एवं शरीर में संचार का अनुभव होगा।

— 8 से 16 वर्ष तक के किशोरों को घी और मिश्री मिलाकर दूध पिलाना चाहिए। गाय के थनों से निकला हुआ गर्म-गर्म दूध पीने से खूब ताकत मिलती है। इस उम्र में हल्का व्यायाम भी करना चाहिए।

— रोज सुबह एक सेब दांत से काटकर खायें। तीन हिस्सा मक्खन और एक हिस्सा शहद मिलाकर लें और शाम के दूध में पाँच मुनक्के उबालकर पियें। सवा महीने में दुबलापन दूर हो जायेगा।

बायोकैमिक होमियोपैथिक औषधियों द्वारा—

काली-फास 3x—इसकी प्रमुख औषध है। मानसिक कार्य अधिक करने के पश्चात् मस्तिष्क का दुर्बल होना, उत्साहहीनता आदि लक्षणों में उपयोगी रहती है।

कल्केरिया-फास 12x—यदि रोग लम्बी अवधि तक किसी अन्य रोग से पीड़ित होने के और पौष्टिक पदार्थ के अभाव में उत्पन्न हुआ हो तो यह औषधि अवश्य नीरोग कर देगी।

तथा अधिक दिनों तक किसी रोग के बने रहने के कारण मेरुदण्ड की रक्ताल्पता में इसके प्रयोग से बहुत लाभ होता है।

नैटाम-फास 3x—अजीर्ण और अम्लयुक्त रक्ताल्पता में यह दवा विशेष लाभदायक है। चलने, फिरने से थक जाना आादि लक्षणों में इससे विशेष फायदा होते देखा गया है।

नैटम-म्योर 3x—मलेरिया ज्वर के पश्चात अथवा क्विनाइन के अधिक प्रयोग के उपरान्त यह रोग होने पर इसकी विशेष उपयोगिता है।

बहुत अधिक शुक्र-क्षय के कारण रक्ताल्पता में कल्केरिया फास 6 के पर्याय क्रम से इसे देना चाहिए।

नैटम-सल्फ 3x—रक्त में जलीय अंश का बढना तथा शोथ में विशेष लाभप्रद है

साइलीशिया 12—पर्याप्त पौष्टिक भोजन न मिलने पर बालकों की रक्ताल्पता, विशेषकर गण्डमाला से पीडित बच्चों के लिये साइलीशिया बहुत लाभ करती है।

एनाकार्डियम 30 एक प्रमुख औषधि है।

स्मरण शक्ति की कमी

कारण—अत्यधिक मानसिक परिश्रम व मानसिक थकान, पाचन संस्थान की गड़बडी, शारीरिक दुर्बलता, मानसिक दुर्बलता, टायफाइड, पैदाइशी दिमागी कमजोरी, लम्बी बीमारी के बाद याददाश्त में कमी आना, रक्तहीनता आदि कारणों से स्मरण शक्ति कम हो जाती है।

लक्षण—हर बात को भूल जाना, याद करने पर भी याद न आना, पढा़ हुआ भूल जाना, परिचित व्यक्ति न पहचान पाना आदि इस रोग के लक्षण हैं।

उपचार—

घरेलू आयुर्वेदिक जड़ी-बूटियों द्वारा—

— सौंफ और मिश्री का समभाग चूर्ण मिलाकर दो चम्मच दोनों समय भोजन के बाद, लेते रहने से मस्तिष्क की कमजोरी दूर होती है। एक मास या दो मास लें।

— दिमागी कमजोरी, गुर्दे की खराबी, स्मरण शक्ति की कमी में भोजन से पहले एक मीठा सेब बिना छीले खाना चाहिए।

— मानसिक कमजोरी, स्मरण शक्ति की कमी या दिमाग में गर्मी हो तो चुकंदर का रस एक कप की मात्रा में दिन में दो बार लेना चाहिए। चुकंदर सलाद में भी खायें।

— खरबूजे के साथ खरबूजे के बीज भी खाने चाहिए, क्योंकि बीज स्मरण शक्ति बढाने व शरीर का पोषण करने में समर्थ हैं।

— मस्तिष्क में तरावट व ताजगी लाने और स्मरण शक्ति को बढाने के लिये काली मिर्च का प्रयोग ब्राह्मी की पत्तियों के साथ मिलाकर किया जाता है। सौ ग्राम घी में 3 से 5 ग्राम ब्राह्मी की पत्तियों को उबालकर उसमें पिसी हुई काली मिर्च तथा देसी बूरा मिलाकर चटनी बनाकर चाटने से स्मरण शक्ति बढती है।

— आधा किलोग्राम दूध में पीपल के चार-पांच ताजा पत्तों को अच्छी तरह उबालकर दूध को छान लें। अब इसमें मिश्री मिलाकर सेवन करें। नित्य प्रति इस दूध के सेवन से दिमागी कमजोरी दूर होती है तथा स्मरण शक्ति तीव्र होती है।

— मस्तिष्क की कमजोरी दूर करने एवं स्मरण शक्ति बढाने में काली मिर्च लाभप्रद है। 25 ग्राम मक्खन में 5-6 कालीमिर्च एवं शक्कर मिलाकर नित्य चाटने से स्मरण शक्ति बढ़ती है।

— पक्का कददू खाने से स्मृति शक्ति बढती है।

— अगर बसन्त के मौसम में 5 पके फल पीपल के रोज खायें तो याददाश्त अगले मौसम तक के लिये दुरुस्त हो जायेगी।

— यदि आपकी स्मरण शक्ति अच्छी नहीं है तो शहद में तैयार मुरब्बा खाएं।

— स्मरण शक्ति, और बुद्धि बढाने के लिये रुद्राक्ष, बच, शंख और स्वर्ण को एक साथ पत्थर पर घिसकर प्रातः-सायं एक चम्मच की मात्रा में शहद के साथ चाटना चाहिए।

— 6 किलो त्रिफला चूर्ण को भांगरे के रस में 7 दिन घोट कर रख लें। प्रतिदिन 20 ग्राम चूर्ण शहद व घृत की मात्रा में मिलाकर सेवन करना चाहिये। इस मात्रा के पचने पर दूध, भात का भोजन करना चाहिये। बाल काले भंवरे के समान हो जाते हैं। शरीर स्निग्ध, सुन्दर-पुष्ट हो जाता है। मेधा, बुद्धि व स्मरण शक्ति की वृद्धि होती है।

— शहद का हमेशा सेवन करने वालों की याददाश्त कमजोर नहीं होती।

— लीची, सेब खाएं। दो अखरोट रोज खायें। अखरोट खाने वाले व्यक्ति की याददाश्त अच्छी रहती है।

सर्दी के मौसम में सवेरे अखरोट का निशास्ता या पेय बनाकर पीना चाहिए। इससे दिमाग बहुत अच्छा हो जाता है, नींद बहुत सुखद आती है। कब्ज भी दूर होती है तथा चेहरे की कान्ति में चार चाँद लग जाते हैं, इसके साथ यह वीर्य-पुष्टिकर एवं वृद्धि करने वाला योग भी है।

निशास्ता के घटक द्रव्य—घी एक चम्मच, कालीमिर्च 7 नग, अखरोट 1 पूरा, गेहूं 10 दाने, बादाम 2 नग, मुनक्का 5 नग, छोटी इलायची 2, दूध-पानी 1-1 कप, शक्कर या मिश्री स्वादानुसार।

विधि—सबसे पहले मुनक्का, गेहूँ के दाने, कालीमिर्च, अखरोट, बादाम आदि को रात को पानी में भिगो दें, सवेरे उन्हें निकालकर पीसें, इसमें मुनक्का के बीज निकालकर पीसें फिर 1 कप दूध, 1 कप पानी मिलाकर घी गर्म करके उसका छौंक लगा दें, इसमें छोटी इलायची, शक्कर मिश्री आदि मिलाकर 1-2 बार अच्छी तरह उबाल लें फिर इसे स्वाद लेकर गर्म-गर्म नाश्ते में पिएं। यह बहुत ही गुणकारी है।

— तिल के लडडू रोजाना खाने से मानसिक दुर्बलता व तनाव कम होता है।

बायोकैमिक होमियोपैथिक औषधियां—

एनाकार्डियम 30 व काली फास 6 कुछ दिन लेनी चाहिए।

चक्कर आना

कारण—चक्कर आना सामान्यतया मस्तिष्क में अस्थाई कम रक्तपूर्ति के कारण होता है। रक्तचाप में अचानक कमी के कारण भी यह स्थिति पैदा हो सकती है। अजीर्ण रक्ताल्पता, बहुमैथुन, मासिक धर्म की खराबी आदि इस रोग के कारण हैं।

लक्षण—यह एक क्षणिक अवस्था है जो कमजोर व्यक्तियों में और भीड़ भरे स्थानों पर, जैसे परेड-ग्राउंड या तंग छोटे कमरों या अधिक देर तक एक ही स्थिति में खड़े रहने से हो सकती है। आंखों के आगे अंधेरा, चारों ओर की वस्तुओं का घूमता हुआ दिखाई देना, चक्कर खाकर गिर पड़ना, बेहोशी आदि इसके लक्षण हैं।

उपचार—

घरेलू आयुर्वेदिक जड़ी-बूटियों द्वारा—

- गर्मी से चक्कर आना, उल्टी, दिल धड़कने लगता हो तो कोरी हांडी में सौ ग्राम धनिया कूटकर डाल दें, आधा किलो पानी डाल दें। एक घण्टा पड़ा रहने दें। फिर इसमें से आधा कप पानी छानकर पांच बताशे डालकर हर तीन घण्टे से पिलायें। तेज गर्मी के प्रभाव से उत्पन्न सभी रोगों में लाभ होगा।
- दो चम्मच शक्कर और दो चम्मच सूखा धनिया मिलाकर चबाने से लाभ होता है।
- हींग, कपूरवटी, चक्कर तथा पतले दस्त में कार्य करती है। इसको बनाने की विधि आसान है। हींग और कपूर बराबर मात्रा में लेकर शहद में घोंटकर छोटी मटर जैसी गोलियां बना लें। इसको उपरोक्त तकलीफों में दो से चार गोली तक सुबह-शाम जल से दें।
- तुलसी के पत्तों के रस में शहद या शक्कर मिलाकर चाटने से चक्कर आना बन्द होता है।
- सिर चकराने पर आधा गिलास पानी में दो लौंग उबालकर उस पानी को पीने से लाभ मिलता है।
- खरबूजे के बीज को पीसकर घी में भूनकर अल्प मात्रा में सुबह-शाम खाने से उन्माद, तन्द्रा, चक्कर आना तथा आलस्य आदि में बहुत लाभ होता है।
- सोंठ 6 ग्राम और धमासा 10 ग्राम को एक पाव पानी में ओटावें। 50 ग्राम रह जावे तब पी लें। इससे चक्कर आना बंद जाता है।
- आँवला 10 ग्राम, काली मिर्च 3 ग्राम और बताशे 10 ग्राम को पीस लें। 14 दिन तक लेने से चक्कर मिट जाता है।

— कालारस सुबह व शाम एक-एक ग्राम नागर बेल के पान में खाने से चक्कर अवश्य मिट जाता है।
— गेहूँ का आटा 40 ग्राम, घी 40 ग्राम और गुड़ 40 ग्राम इनमें से सुबह 4 बजे आटे को थोड़े घी में भूनकर और उसमें घी और गुड़ की चाशनी मिलाकर कसार बनाकर खा लें। फिर सो जाएं। 7 दिन तक खाने से भंवल और आधा शीशी का दर्द अवश्य मिट जाता है।
— 20 ग्राम मुनक्का घी में सेंक कर सेंधा नमक डालकर खाने से चक्कर आना बन्द हो जाता है।
— 12 काली मिर्च कूटकर घी में तलें। काली मिर्च निकाल लें। और इसी घी में गेहूं का आटा सेंक कर गुड़ या शक्कर डालकर हलुआ बना कर उसमें तली हुई काली मिर्च डालकर सुबह-शाम भोजन से पहले खायें। चक्कर आना बन्द हो जायेगा।

बायोकैमिक होमियोपैथिक औषधियों द्वारा—

बेलाडोना 200 तीसरे दिन व ब्रायोनिया 30 तथा जेलसीमियम 30 कुछ दिन लें। लाभ न मिले तो योग्य, अनुभवी होमियोपैथिक चिकित्सक से सम्पर्क करें।

पागलपन

कारण—मन की स्वाभाविक अवस्था में गड़बड़ी हो जाने को ही उन्माद कहते हैं। बहुत ज्यादा परिश्रम या उद्वेग, ज्यादा खाना-पीना या इन्द्रिय-परिचालन, ज्यादा शराब या गांजा पीना, स्वास्थ्य भंग, निराशा और मिर्गी आदि इस बीमारी के मुख्य कारण हैं। पूर्वजों (पुरखों) को उन्माद रोग रहना, गर्मी रोग, मस्तिष्क या मेरुदण्ड की यान्त्रिक बीमारियां, शरीर में गहरी चोट लगना, अनुचित शिक्षा, हमेशा भयानक घटनाओं वाले उपन्यास पढ़ना आदि इसके गौंण कारण हैं। असफलता का कष्ट, अन्याय की सुनवाई न होने पर, घाटे से, बेकारी से, परिवार या समाज में महत्व न मिलने पर भी व्यक्ति पागल हो सकता है।

लक्षण—कपड़े फाड़ना, मारना, काटना, बेकार ही हाथ पैरों का चलाना या बोलना या चेंहरा तथा आंखों की भाव-भंगिमा बदली हुई होना, गलत देखना, गलत सुनना या अंट-शंट बकना या बड़बड़ाना या चुप रहना, याददाश्त की कमी, बुद्धि का बिगड़ना, किसी काम में दिल न लगना, क्रोध, प्रसन्नता, शोक, रोना आदि मानसिक भावों की अधिकता, अपनी इच्छा-शक्ति को काबू में न रखना, आत्महत्या की इच्छा, प्रियजनों का अनादर करना, नींद न आना, सिरदर्द रहना, जननेन्द्रिय का काम रुक जाना, लगातार प्रलाप करना आदि इस रोग के लक्षण हैं।

उपचार—

घरेलू आयुर्वेदिक जड़ी-बूटियों द्वारा—

— पेठे के बीजों की गिरियां दो तोला, चीनी और शहद एक-एक तोला, इन्हें मिश्रित कर नित्य खाली पेट रोगी को दें, गिरियों को बारीक पीसकर और चीनी को मिला

लें, एक महीने तक सेवन कराते रहने से पागलपन के बहुत-से लक्षणों में कमी हो जायेगी, मल़ साफ होने लगेगा, खुश्की मिटकर थोड़ी नींद भी आने लगेगी।

— काशीफल (कद्दू) का हलवा खाने से मानसिक रोग दूर होता है। तनाव भी कम होता है।
— करीब 75 ग्राम सौंफ के तेल में पाव भर गरम चाय या दूध मिलाकर पिलाने से गर्मी से उत्पन्न पागलपन दूर हो जाता है।
— 15 ग्राम अनार के पत्ते, 15 ग्राम गुलाब के ताजे फूल, 500 ग्राम पानी में उबालें। चौथाई पानी रहने पर छानकर 20 ग्राम देसी घी मिलाकर नित्य पियें। इससे पागलपन के दौरे में लाभ होगा।
— पित्त गर्मी के कारण पागलपन हो तो शाम को एक छटांग चने की दाल पानी में भिगो दें। प्रात: पीस लें। खाँड व पिसी दाल को एक गिलास पानी में मिलाकर पीने से लाभ होता है।
— चने की दाल भिगोकर उसका पानी पिलाने से उन्माद व वमन ठीक हो जाता है।
— 12 काली मिर्च, तीन ग्राम ब्राह्मी की पत्तियां पीसकर आधा गिलास पानी में छानकर नित्य दो बार पियें।

बायोकैमिक होमियोपैथिक औषधियां—

बेलाडोना, हायोसायमस, स्ट्रामोनियम व काली फॉस इस रोग के लिए अच्छी औषधियां हैं, किन्तु चिकित्सकीय देखरेख में ही लें।

बेहोशी

कारण—मस्तिष्क के सामान्य कार्यों में किसी चोट या बीमारी के कारण उत्पन्न होने वाल़ी संवेदनशीलता की कमी को बेहोशी या मूर्च्छा की स्थिति कहा जाता है। शरीर में अन्य बीमारियों व गंभीर आघात के परिणामस्वरूप भी बेहोशी की स्थिति पैदा हो जाती है।

लक्षण—अर्द्ध-मूर्च्छा की स्थिति में रोगी बातचीत का जवाब नहीं दे पाता, आंखों को खोला नहीं जा सकता। मूर्च्छा की स्थिति में शरीर बेजान-सा पड़ा रहता है। शरीर में कोई हरकत नहीं होती। जब तक डाक्टर आये, सिर के नीचे तकिया हटा दें तथा पैर थोड़े ऊपर कर लेने चाहिए। कुछ भी पिलाने की चेष्ठा नहीं करनी चाहिए क्योंकि रोगी का दम घुटता है। वस्त्र ढीले कर देने चाहिए।

उपचार—

घरेलू आयुर्वेदिक जड़ी-बूटियों द्वारा—

— पुदीने की खुशबू से बेहोशी दूर होती है।
— गर्मी से बेहोशी होने पर हाथ-पैरों पर सूखा सेंक करना चाहिए।
— पीपल के चूर्ण को मधु के साथ चाटने तथा पीपल की फली को जल में घिसकर नेत्र में आँजने से मूर्च्छा टूटती है।

— बेहोशी मूर्च्छा में सेंधा नमक का गाढ़ा घोल नाक में टपकाने से मूर्च्छा समाप्त हो जाती है।
— कोई बेहोश हो गया हो तो अरहर की दाल का चूर्ण गाय के मूत्र में घिसकर आंखों में सुरमे की तरह लगायें।
— बिजली गिरने से व्यक्ति बेहोश हो जाये तो सिर तथा चेहरे पर तुलसी का तेल मलने से होश आ जायेगा।
— गर्मी के कारण व्यक्ति बेहोश हो गया हो, सिरदर्द हो, खीरे के सिरे को काटकर उसे रोगी को सुंघायें। बेहोशी दूर हो जायेगी और उसका सिरदर्द भी जाता रहेगा।
— बेहोशी में 6 ग्राम अजवायन खाने से होश आता है।
— प्याज के नियमित सेवन से पाचन-क्रिया ठीक रहती है। भूख भी बढ़ती है। इसके रस को सुंघाने पर बेहोशी दूर होती है। सिर भी दूर होता है।
— मूर्च्छा या बेहोश होने पर प्याज का रस सुंघाने पर होश आ जाता है।
— तुलसी के पत्तों को पीसकर नमक मिलाकर, उसका रस नाक में डालने से बेहोशी, मूर्च्छा में लाभ होता है।
— मूर्च्छा, बेहोशी होने पर चेहरे पर ठण्डे पानी के छींटे देने से होश आ जाता है।

बेहोशी के दौरान चिकित्सक से परामर्श कर लेना आवश्यक होता है। उपरोक्त नुस्खे प्राथमिक उपचार के रूप में अपनाए जा सकते हैं।

मिरगी या मृगी के दौरे पड़ना (Epilepsy)

कारण—इस रोग का मुख्य कारण अभी तक ज्ञात नहीं हो सका है। अत्यधिक हस्त मैथुन, पुराना आंव, चोट, वीर्य-क्षीणता, पेट में कीड़े आदि इस रोग के प्रमुख कारण हैं।

लक्षण—अकड़न व यंकायक मूर्च्छावस्था, अकड़न का दौरा होने पर रोगी का पिछला भाग टेढ़ा पड़ जाना, मुंह से फेन निकलने लगना, दांती लग जाना, हाथ-पैर टपकना आदि लक्षण प्रकट होते हैं।

उपचार—

घरेलू आयुर्वेदिक जड़ी-बूटियों द्वारा—

— मिर्गी की अवस्था में रोगी अचेतन अवस्था में हो जाता है तथा चेतना लुप्त हो जाती है। राई पीसकर चूर्ण बना लें तथा दौरे के समय रोगी को सुंघा देने से बेहोशी दूर होती है।
— तुलसी के पत्तों के रस में जरा-सा-सेंधा नमक मिलाकर 1-1 बूँद नाक में टपकाने और इसके पत्तों को पीसकर शरीर पर मलने या उबटन लगाने से मिर्गी के रोग में लाभ होता है।
— तुलसी की पत्तियों के साथ कपूर सुंघाने से मिर्गी के रोगी को होश आ जाता है।
— रोगी के पैरों के तलवों में आक की आठ-दस बूंदें रोज शाम को मलें। एक डेढ़ माह में लाभ होगा।

— आक की जड़ की छाल को बकरी के दूध में पीसकर रख लें। मिर्गी के दौरे के समय इसे सुंघाने से बेहोशी तत्काल दूर हो जाती है।

— पच्चीस ग्राम शहतूत का रस पिलाते रहें। यदि शहतूत नहीं आ रहे हों तो सेब का रस या सेब का मुरब्बा दें। यह मिरगी रोगी के लिये लाभप्रद है।

— शरीफे के पत्तों को पीसकर उसका पानी रोगी की नाक के दोनों ओर दो-दो बूंद डालने से होश आ जायेगा।

— मिरगी में जरा-सी हींग, नींबू के साथ चूसने से लाभ होता है।

बायोकैमिक होमियोपैथिक औषधियों द्वारा

नैट्रम-फास 3x— यदि कृमि के कारण यह व्याधि हुई हो तो यह मृगी-रोग की उपयोगी दवा है। काली-म्योर के साथ पर्याय क्रम से व्यवहार करना ठीक रहता है।

कल्केरिया-फास 12x—शुक्रक्षय,हस्तमैथुन तथा रक्ताल्पता इस रोग के कारण हो तो यह बहुत लाभ करती है।

फेरम-फास12x—चेहरे का रक्तवर्णी होना, मस्तिष्क में खून की अधिकता और नाड़ी की तीव्र गति आदि लक्षणों में इसका व्यवहार होता है।

काली म्योर 3x—यह इस रोग की प्रधान दवा है। यदि चर्म का रोग एकाएक दब जाये तो यह औषध विशेषरूप से लाभ करती है।

मैगनेशिया फास 3x—यह शारीरिक अकड़न को दूर करती है। हस्तमैथुन के कारण बीमारी हो तो दवा बहुत लाभदायक रहती है।

आर्टमेशिया वल्गेरिस 30, सिक्यूटा वाइट 30 व ओनेथी क्रोक 6 शक्ति में कुछ दिन लें। लाभ न मिलने पर एक बार होमियोपैथिक चिकित्सक से भी संपर्क कर लें।

हिस्टीरिया रोग (HYSTERIA)

कारण—डिम्बाशय के प्रदाह, जरायु में गड़बड़ी रहने आदि कारणों से यह रोग उत्पन्न होता है।

लक्षण—पुरुषों की अपेक्षा यह रोग महिलाओं को अधिक होता है। मूर्च्छा आना, मस्तिष्क की दुर्बलता, रोगी कभी हंसता है कभी रोता है, चेतना शून्यता, ऐंठन आदि इस रोग के प्रमुख लक्षण हैं।

काली-फास 3x—यह इस रोग की श्रेष्ठ औषधि है। मानसिक निर्बलता, मूर्च्छा, क्रन्दन व हंसी आदि लक्षणों में विशेष उपयोगी रहती है।

नैट्रम-म्योर3x—इसे मानसिक असन्तुलन, अनियमित ऋतु-स्राव में काली फास के साथ पर्यायक्रम से देना विशेष लाभकर रहता है।

सुन्न हो जाना

कारण—एक ही स्थिति में बैठे रहने से रक्त वाहिनियों और मांसपेशियों के दबने से सामान्य रूप से शरीर का वह भाग सुन्न हो जाता है। रक्तप्रवाह में बाधा या धीमापन आने से

भी सुन्नता आ जाती है। कई बार किसी अंग को पर्याप्त ऑक्सीजन न मिल पाये तो शरीर का वह हिस्सा सुन्न हो जाता है।

लक्षण—हल्की झनझनाहट, धीरे-धीरे संज्ञा-शून्य, सुई चुभाने पर उस अंग में अनुभूति न होना आदि लक्षण हैं।

उपचार—

घरेलू आयुर्वेदिक जड़ी-बूटियों द्वारा-

— बहुत से लोगों को अंग विशेष सुन्न पड़ जाने की शिकायत रहती है। जो अंग बार-बार सुन्न पड़ जाता है उसमें पपीते के बीजों को पीसकर सरसों के तेल में मिलाकर धीरे-धीरे पन्द्रह दिनों तक मालिश करने से लाभ होता है।

— प्रातः उठते ही बिना कुछ खाये-पिये सोंठ और लहसुन की दो पुतियां छीलकर चबा लें, ऊपर से पानी पी लें। 10 दिन तक यह प्रयोग करें। ध्यान रहे जिन्हें लहसुन खाने से कोई कष्ट हो वे इस प्रयोग को न करें।

— सोंठ की एक गांठ और लहसुन की एक गाँठ लेकर सिल पर पानी का छींटा देकर पीसकर लेप-सा बना लें। इस लेप को उस अंग पर लगायें जो सुन्न पड़ जाता हो। 10 दिनों तक यह प्रयोग नित्य कर एक बार करते रहें, लेप सूखने पर उतार दें।

— दो चम्मच बड़े नारियल तेल में दो बूँद जायफल का तेल डालकर मिला लें। त्वचा की शून्यता (सुन्न होना) वाले अंग पर यह तेल लगाकर मालिश करने से त्वचा-शून्यता दूर होती है।

— शुंठी 1 गाँठ और लहसुन 1 गाँठ लेकर सिल पर पीस लें। पानी का छींटा देकर लेप बना लें। जो अंग सुन्न पड़ता (सो जाता) हो, उसके ऊपर अच्छी तरह लेप कर दें।

— जिन लोगों के पैर बार-बार सो जाते हैं उन लोगों को पैरों के तलवों में तेल की मालिश करने से उनमें स्थिरता रहती है।

बायोकैमिक होमियोपैथिक औषधियों द्वारा—

ऐवेना सैटाइवा—अंगों का सुन्नपन, मानो पक्षाघात ग्रस्त हो गये हों। हाथों की शक्ति का ह्रास और स्नायविक दुर्बलता दूर करके नींद लाती है। सिरदर्द, थकान, अनिन्द्रा, भूख की कमी, चिन्ताएं प्रमुख लक्षण हैं। मूलार्क 10 से 20 बूंद गर्म पानी के साथ नित्य सुबह-शाम दो बार दें।

सिकेलि 30—पांव सुन्न हो जाते हों और उनमें ऐंठन।

सिरदर्द

कारण—सिरदर्द शरीर की विभिन्न बीमारियों के फलस्वरूप होता है, जैसे-सिर की चोट, साइनूसाइटिस, कम या अधिक रक्तचाप, गुर्दीय बीमारी, मस्तिष्कीय ट्यूमर, माइग्रेन, आंखों का तनाव या गलत चश्में का उपयोग, एनीमिया, अत्यधिक कार्य, नींद की कमी,

आमाशय की गड़बडी रहने व सोने के कमरे में अपर्याप्त वायु संचार और मानसिक तंनाव सिरदर्द के मुख्य कारण हैं। सर्दी-गर्मी लग जाने पर, रक्त संग्रह, यकृत विकार, कब्ज आदि कारणों से भी सिरदर्द होता है।

लक्षण—यह दर्द कभी पूरे तो कभी आधे सिर में होता है। लगातार या बहुत तेज सिरदर्द होने पर उल्टियां होने लगती हैं। उल्टियां होने पर सिरदर्द में कमी हो जाती है। आधे सिर दर्द में प्राय: सूर्य निकलने पर दर्द आरम्भ होता है। सूर्य अस्त होने पर एक तरफ पहली तरफ ठीक होकर दूसरी तरफ होने लगता है।

उपचार—

घरेलू आयुर्वेदिक जड़ी-बूटियों द्वारा—

- लौंग पीसकर, हल्का गर्म करके, जिस भाग में दर्द हो उसमें लगाएं।
- बड़ी इलायची का छिलका खूब पीसकर हल्का गर्म करके सिर में लगाने से दर्द मिटेगा।
- रीठे को पानी में पीसकर नस्य देने से आधसीसी का दर्द मिट जायेगा।
- केसर को घी में पीसकर सूँघने से आधासीसी का दर्द चला जायेगा।
- गाजर के पत्तों को पानी में उबालकर, उस पानी को ठण्डा करके नाक और कान में डालने से पुराने-से-पुराना आधे सिर का दर्द दूर हो जायेगा।
- बादाम के तेल में केसर मिलाकर दिन में 3 बार सूँघने से दर्द कम हो जायेगा।
- पुरानी रुई का धुआँ नाक से खींचने से आधे सिर के दर्द में आराम मिलेगा।
- आधसीसी दर्द हो तो सिरस के बीजों को पीसकर नाक में 2-3 बूँद टपकायें।
- सिरस के फूलों को गीले रुमाल में लपेटकर सूर्योदय से पहले सूँघें। सिरदर्द होगा ही नहीं।
- सिरस के बीज पीसकर सूँघने से सिरदर्द ठीक हो जायेगा।
- सिरदर्द हो तो ताजे भुने चने पोटली में बाँधकर नाक से सूँघिये तथा माथे पर भी फेरिये।
- गाय का ताजा घी प्रात:-सायं नाक में चढ़ाने से नाक से खून का गिरना और आधासीसी जड़मूल नष्ट हो जाता है।
- जिधर के भाग में दर्द हो उधर के नथुने में 10 बूंदें कड़वा (सरसों का)तेल डालकर सुँघाने से दर्द एकदम बन्द हो जाता है। दो चार दिन इस प्रकार करने से दर्द सदा के लिये मिट जाता है।
- जिस ओर दर्द हो उस ओर के कान में कागजी नींबू के रस की 3-4 बूंदें डाल दें। दर्द तुरन्त मिट जायेगा।
- खाने वाले तेज तम्बाकू के पत्तों को सुरमें की भाँति बारीकं पीस लें, फिर जिस ओर दर्द हो उससे उल्टी ओर की आंख में एक सलाई अच्छी प्रकार लगा दें। आधासीसी के दर्द को दूर करने के लिये यह अद्वितीय है। एक बार लगाने से पूर्ण लाभ न हो तो सलाई पुन: लगा सकते हैं। यदि दूसरे दिन भी दर्द अनुभव हो तो उस दिन भी

सलाई लगा सकते हैं। 2-3 घण्टे पश्चात आंखों पर मक्खन लगा सकते हैं।

— सिरदर्द होने पर नींबू चाय में निचोड़ कर पीने से लाभ होता है। नींबू की पत्तियों को कूट कर रस निकालकर रस को सूँघें। जिन्हें हमेशा दर्द रहता है, वे यह उपाय करें। इससे सदा के लिये सिरदर्द ठीक हो जायेगा। नींबू की पत्तियों को सुखाकर प्रतिदिन प्रातः सूँघने व चाय पीने से चमत्कारिक लाभ मिलेगा।

— नारियल की 25 ग्राम सूखी गिरी और इतनी मिश्री सूर्य उगने से पहले खाने से सिरदर्द बन्द हो जाता है।

आधा सीसी (आधे सिर) का दर्द

उपचार—

घरेलू आयुर्वेदिक जड़ी-बूटियों द्वारा-

— नौसादर के साथ हल्दी मिलाकर सूंघें, दर्द से मुक्ति मिलेगी।

— शुद्ध शहद में थोड़ा नमक मिलाकर चाटने से आराम मिलेगा।

— पुराने गुड़ में थोड़ा-सा कपूर मिलाकर सूर्यास्त से पहले खाने से आराम मिलेगा।

— सवेरे सूर्योदय से पूर्व उठकर हरे कच्चे अमरूद तोड़ें और सिल पर रगड़कर लुगदी (Pulp) बना लें। मस्तक के उतने स्थान पर इसका लेप करें, जितने पर दर्द हो रहा हो। दो ही दिन में लाभ होगा।

— प्याज के रस में घी मिलाकर चाटने से सिरदर्द दूर होता है।

— सिर पर चन्दन एवं कपूर घिसकर लगाने से तुरन्त आराम मिलता हैं।

— ललाट पर पीली मिट्टी को ठण्डे पानी में छींटाकर लेप करने से तुरन्त लाभ मिलता है।

— कपूर कचरी एवं केसर पीसकर ललाट पर लगाने से अविलम्ब लाभ मिलता है।

— लाल चन्दन को घिसकर ललाट पर लगाने से लाभ मिलता है।

— आँवला एवं हल्दी पीसकर ललाट पर लगाने से तुरन्त ही आराम मिलता है।

— सौंठ, पीपल, काली मिर्च दस-दस ग्राम कूट-पीसकर सौ ग्राम गुड़ मिला दें। मटर बराबर गोली तीन-तीन घण्टे से चबाकर लें। सिरदर्द में आराम आ जायेगा।

— अंगारे पर पिसी हुई हल्दी डालकर नाक से उसका धुआँ खींचें। छींकें आयेंगी, कफ निकल जायेगा। आधासीसी का दर्द निकल जायेगा।

— दो ग्राम अदरक को दो ग्राम नींबू के रस में सेंधा नमक मिलाकर बड़े चम्मच में गर्म करें। ठण्डा होने तक नथुनों में उसकी भाप दें। छींकें आयेंगी। सिरदर्द ठीक हो जायेगा।

— लहसुन की चार-छः कलियां पीसकर घी या वैसलीन में मिलाकर कनपटी पर मलें फिर चाय पीकर सो जायें। सिरदर्द ठीक हो जायेगा।

— तुलसी की छोटी-सी बौर लेकर छाया में सुखा दें बारीक पीस लें। दो ग्राम चूर्ण शहद में मिलाकर चाटें। आधासीसी का दर्द दूर हो जायेगा।

— सिरदर्द हो तो आँवले का रस पियें तथा इसका रस सिर पर लगायें।
— तुलसी का रस कनपटी पर लगायें। तुलसी का रस नाक में टपकायें। सिरदर्द ठीक हो जायेगा।
— पच्चीस तुलसी दल, दस काली मिर्च, लहसुन की दस कलियां पीसकर मिलायें। शीशी में भर लें। 15-15 मिनट में जोर सें सूँघें पुराना सिरदर्द ठीक हो जायेगा।

बायोकैमिक होमियोपैथिक औषधियां—

फेरम-फास 12x— यह सर्दी व धूप आदि लगने से सिरदर्द हो, चेहरा रक्तवर्णी हो जाये, स्त्रियों के ऋतुकाल के समय सिर में तीव्र दर्द होने की दशा में विशेष लाभप्रद।

काली-फास 3x—विद्यार्थी, वृद्ध व मानसिक श्रम करने वालों का सिरदर्द। नींद न आना, थकावट। भोजन के पश्चात दर्द का घटना आदि लक्षण प्रकट करने पर व्यवहृत।

काली-म्योर 3x—जीभ सफेद तथा यकृत-क्रिया की शिथिलता के लक्षणों मे उपयोगी।

बेलाडोना 200 सप्ताह में तीन बार व जेल सीमियम 30 तथा आर्सेनिक 30 में लाभप्रद रहती है।

ठण्ड में एकोनाइट 30 लें। हथौड़े से बजें तो नेट्रमम्यूर 200 लें। सुबह से शाम तक सिरदर्द रहे तो नेट्रमम्यूर 200 सप्ताह में एक बार लें।

रात में सिरदर्द हो तो नक्सवोम 30 व आर्सेनिक 30 लें।

बाएं हिस्से में सिरदर्द हो तो स्पाइजेलिया 200 व दाएं में हो तो सेंग्युनेरिया 200 लें, रोजाना प्रात:काल। सिर में खिंचाव महसूस हो तो क्यूप्रममेट 200 लें, प्रात:काल।

कमर दर्द

कारण—यह रोग विशेष रूप से महिलओं में होता है। यह बहुधा अधिक देर तक बैठे रहने से, खड़े रहने, बैठने या कार्य करने की गलत संस्थिति (Posture) से, नरम गद्दों पर सोने, आफिस में या भारी वजन गलत तरीके से एकदम उठा लेने के कारण होता है। पेशीय खिंचाव या मानसिक तनाव के कारण भी कमर दर्द हो सकता है। महिलाओं में गर्भाशय के विभिन्न विकारों से कमरदर्द होता है।

लक्षण—कमर में घोर पीड़ा, टनटनाहट, उठने-बैठने में कष्ट, सुबह उठने पर कमर दर्द ज्यादा होना, झुकने पर कमरदर्द का होना आदि लक्षण हैं।

इस रोग में विशेष बात यह ध्यान रखने की है कि कुर्सी पर, जमीन पर जब भी बैठें, सीधे सतर्क ही बैठें। सोने के लिये सख्त बिस्तर ही काम लें।

उपचार—

घरेलू आयुर्वेदिक जड़ी-बूटियों द्वारा—

— धतूरे के पत्तों का रस 200 ग्राम, आक के पत्तों का रस 200 ग्राम, अरण्ड के पत्तों का रस 200 ग्राम, तिल्ली का तेल 1 किलोग्राम लेकर उसमें भली-भाँति पकायें

फिर छानकर रख लें। जब यह तेल लगाना हो तो अर्द्धगर्म करके मालिश करें। परीक्षित है।

— कच्चे आलू की पुल्टिस कमर में लगायें।
— मेथी की सब्जी खाने से कमर दर्द में लाभ होता है।
— गेहूँ की रोटी एक ओर से सेंक लें और एक ओर से कच्ची रखें। कच्ची की ओर तिल का तेल लगाकर दर्द वाली जगह बांध दें। दर्द दूर हो जायेगा।
— कमर दर्द होने पर अरण्ड के बीज की 5 मींगी दूध में पीसकर पिलाने से लाभ होगा।
— जायफल पानी में घिसकर तिल के तेल में मिलाकर अच्छी तरह गर्म करें। ठण्डा होने पर कमर पर मालिश करें, लाभ होगा।
— कमरदर्द में एक चम्मच अदरक के रस में आधा चम्मच घी मिलाकर पीना चाहिये।
— सहजन के फूल या फली की सब्जी खाना कमरदर्द में लाभदायक है।
— कमर में दर्द होने पर यदि बादाम के तेल से कमर की मालिश करें तो कमर का दर्द जल्दी ही दूर हो जाता है।
— सोंठ को मोटा-मोटा पीसकर 2 कप पानी में उबालकर काढ़ा बना लें, जब आधा कप पानी बचे तब उतारकर ठण्डा कर लें और इसमें 2 चम्मच अरण्डी का तेल डालकर सोने से पहले कमर में लगायें, दर्द में आराम मिलेगा।
— गठिया के दर्द, सिरदर्द एवं कमर के दर्द में लौंग के तेल की मालिश करने से आराम पहुँचता है। राई के तेल तथा तिल के तेल को समान भाग में लेकर शीशी में डालकर हिला लें। जहां पर ज्यादा दर्द है, वहाँ पर ऐसे तेल की मालिश करने पर दर्द खत्म होकर खुजली नष्ट हो जायेगी।
— कमर दर्द हो तो सोंठ का चूर्ण या अदरक के रस को नारियल के तेल में उबालकर मालिश करें।

बायोकैमिक होमियोपैथिक औषधियां-

फेरम-फास 12x—प्रदाह की प्रधान दवा है। रोग वाली जगह यदि लाल हो तो इसका प्रयोग बहुत सफल रहता है।

कल्कैरिया-फास 12x—प्रातःकालीन पीठ के दर्द में विशेष उपयोगी है।

नैट्रम-फास 3x—कड़े स्थान पर सोने से दर्द का कम हो जाना।

नैट्रम-म्योर 3x—पीठ व पूरे शरीर का कुचल जाने जैसा आभास होना तथा दबाने से आराम मालूम होना आदि में दें।

मिश्रित-योग—फेरस फास12 x-, कल्कैरिया-फास 3 x कल्कैरिया फ्लोर 3 x, कल्कैरिया सल्फ 3 x, नैट्रम म्योर 3 x, काली फास 3 x, मैग फास 3 x, साइलीसिया 12 x, और नैट्रम फास 3 x, कमर दर्द मेंउत्तम योग्य हैं। यदि पूर्ण लाभ न हो तो काली-म्योर 3 x, मिला देना चाहिये।

अरनिका 200, ब्रायोनिया 30 व रस टाक्स 30 अच्छी औषधियां हैं।

लकवा/पक्षाघात (पैरेलाइसिस)

कारण—इसका प्रमुख कारण है उच्च रक्त चाप। जिसके कारण रक्त शरीर के ग्रसित भाग में बराबर नहीं पहुँच पाता है।

लक्षण—इसमें शरीर के एक तरफ के अंग, जैसे एक तरफ का हाथ, एक तरफ का पैर, एक तरफ की आधी जीभ, एक तरफ का आधा चेहरा, एक तरफ की आंख इसी तरह अन्य अंग रोगग्रस्त हो जाते हैं।

उपचार—

घरेलू आयुर्वेदिक जड़ी-बूटियों द्वारा—

— विष मीठा-1 तोला (सिंगियां), संखिया (विष तेलिया) 1 तोला, मालकांगनी आधी छटांक, धतूरे के बीज 2 तोला, कायफल 2 तोला, गोमची सफेद 1 तोला, गूगन 6 तोला, नारियल का तेल आधा किलो, अरण्डी का तेल आधा किलो, पाव भर अलसी का तेल।

— तेल सिद्ध कर लें। बचे घोल को जमीन में गाड़ दें।

— यह तेल पक्षाघात के साथ गठिया के रोगियों के लिये भी फायदेमंद रहता है, अत: इस तेल से गठिया रोगियों का उपचार भी किया जा सकता है।

— सौंफ 1 तोला, सौंफ की जड़ डेढ़ तोला, अनीसून 1 तोला, अजमोद 1 तोला, बाबूना 1 तोला, कुसकददूस 1 तोला, बालछड़ 1 तोला, नकछिकनी 1 तोला।

— जौ कूट याने मोआ-मोआ कूटकर एक सेर जल में उबालकर जब आधा पाव जल रह जाये तब उसमें 1 छटांक शहद, चार आना भर केसर मिलाकर लें।

— 15 दिन तक नित्य दवा दिन में दो बार लेते रहें।

— क़लौंजी के तेल की मालिश करने से लकवे में लाभ होता है।

— सौंठ और उड़द उबालकर इसका पानी पीने से लकवा ठीक हो जाता है।

— कालीमिर्च पीसकर तेल के साथ लकवे में मालिश करें।

— लकवा होने पर शरीर को कैलशियम अधिक देना चाहिए। उबलते हुए 1 औंस पानी में शहद की दो चम्मच डालकर कुछ ठण्डा होने पर रोगी को पिलाते रहने से कैलशियम पर्याप्त मात्रा में मिल जाता है। 100 ग्राम शहद प्रतिदिन खिलायें। इस प्रकार तीन सप्ताह तक देते रहने से लकवाग्रस्त अंग कार्य करने लगते हैं।

— तुलसी के पत्ते उबालकर रोगग्रस्त अंग को भाप देने से लाभ होता है। तुलसी के पत्ते, सेंधा नमक, दही सबको पीसकर लेप करें।

— अंगूर, सेव, बब्बूगोशा अथवा नाशपाती का रस समान मात्रा में देने से रोगी को दिन में दो बार पिलाते रहें। लकवा मारे शरीर में नई स्फूर्ति का संचार होगा।

बायोकैमिक होमियोपैथिक औषधियों द्वारा—

काली-फास 3x—इस रोग की प्रधान औषधि है। स्नायविक निर्बलता, मूत्राशय का पक्षाघात, शारीरिक सुस्ती व पलकों के गिरने आदि लक्षणों में बहुत लाभ करती है।

मैग्नेशिया-फास 3x—शारीरिक सुन्नता, शरीर के विभिन्न भागों में घूमने वाला पक्षाघात तथा विसर्प के लिये इसे दें।

मिश्रित-योग—काली-फास 3x, मैग्नेशिया-फास 3x तथा साइलीशिया 12x—यह पक्षाघात की व्याधि में अत्यन्त लाभप्रद योग्य है।

कॉस्टिकम व जेलसीनियम अच्छी औषधियां हैं, फिर भी चिकित्सक से पूछ लेना चाहिए।

गठिया

कारण—रक्त में यूरिक एसिड नामक पदार्थ पैदा होकर गाँठों में जमा हो जाता है और फिर यही दर्द का मूल कारण बन जाता है।

लक्षण—प्राय: यह रोग अधिक उम्र वालों को होता है। शरीर के जोड़ों में दर्द का होना, सूजन आ जाना तथा बुखार व बेचैनी बने रहना इस रोग के मुख्य लक्षण हैं।

— सरसों के तेल में सेंधा नमक मिलाकर गठिया के दर्द वाले स्थान पर मालिश करने से लाभ होता है।

— पीपल के छाल के काढ़े में शहद मिलाकर पीने से गठिया रोग में आराम मिलता है।

— बरगद के मोटे पत्तों को चिकनी तरफ गरम किया हुआ तिल का तेल चुपड़कर गरम-गरम ही गठिया वाले स्थान पर बांध दें। दो चार माह नियमित करने से गठिया रोग जाता रहेगा।

— कपूर 100 ग्राम, तिल का तेल 400 ग्राम-दोनों को शीशी में भरकर दृढ़ कार्क लगाकर धूप में रख दें। जब दोनों वस्तुएं मिल जायें तो गठिया दर्द के स्थान पर मालिश करें।

— गर्म पानी में दस ग्राम शहद घोल लें। इसमें पांच बूंदें कागजी नींबू की मिलाकर पी लें। गठिया वाले रोगी को शहद का भरपूर सेवन करना चाहिए।

— आधा किलो बथुए का रस 20 ग्राम की मात्रा में रोगी को पिलाते रहें। थोड़ी देर बाद दो बड़े-बडे लाल टमाटर काटकर सेंधा नमक और कालीमिर्च बुरककर खिलायें। बथुए का रस निकालने के बाद बथुए को आटे में गूंध कर रोटी बनाकर रोगी को खिलायें।

— सोंठ और गिलोय को बराबर भाग लेकर मोटा-मोटा सा कूट लें और दो कप पानी में डालकर उबाल लें, जब आधा कप पानी बचे तब उतारकर ठण्डा कर लें और इस पानी को छानकर पी लें। यह प्रयोग लाभ न होने तक प्रतिदिन भोजन के घण्टे भर बाद सेवन करें। यह आमवात नामक व्याधि दूर करने के लिये सर्वोत्तम है।

— हींग को घी में मिलाकर मालिश करें तो दर्द दूर होता है। हाथ, पैर और जोड़ों के दर्द में इसकी मालिश से आराम मिलता है। यह तेल स्नायुओं को मजबूत एवं शक्ति शाली बनाता है।

— लहसुन का रस आधी चम्मच और एक चम्मच शुद्ध घी मिलाकर कुछ दिन तक लगातार प्रात:काल पीना चाहिए, इससे आमवात नष्ट होता है।

— गिलोय को सोंठ चूर्ण के साथ लेने से आमवात मिटता है।

— वायु रोगों पर आमवात, कटिशूल, पार्श्वशूल में हरी मिर्च का स्थानीय लेप करने से आराम मिलता है।

— अश्वगंधा चूर्ण दो भाग, सोंठ एक भाग तथा मिश्री तीन भाग अनुपात में मिलाकर सुबह-सायं भोजनोपरांत गर्म जल से सेवन करें। यह अनुप्रयोग आमवात, संधिवात, विवन्ध, गैस तथा उदर के अन्यान्य विकारों में लाभप्रद पाया गया है।

— गूलर के पत्तों का रस पीने से वातविकार, हदयविकार, यकृत दोष आदि नष्ट होते हैं।

— पत्तागोभी, चुकन्दर और फूलगोभी के सेवन से जोड़ों का दर्द दूर होता है।

— वात तथा कफ मिश्रित गठिया में 25-25 ग्राम सौंठ, कालीमिर्च, पीपल, लहसुन सफेद जीरा व तीनों नमक, पाँच ग्राम हींग, घी में भूनकर पिसे चूर्ण का तीन चार ग्राम की मात्रा में दिन में तीन बार अदरक रस शहद के साथ चाटने से लाभ होगा।

— 25 ग्राम सौंठ, सौ ग्राम हरड़ और 15 ग्राम अजमोद, 10 ग्राम सेंधा नमक के साथ चूर्ण के रूप में तीन ग्राम सुबह-शाम गर्म पानी के साथ सेवन करने से गठिया रोग दूर हो जाता है।

— गठिया या वात रोगों में अड़ूसा के पत्तों को गर्म करके सेंकना सूजन और दर्द में गुणकारी होता है।

— लहसुन के रस में कपूर मिलाकर मालिश करने से गठिया तथा वात रोग ठीक हो जाता है।

बायोकैमिक होमियोपैथिक औषधियां—

फेरम-फास 12x—ज्वर, शोथ व जोड़ों में दर्द होने की प्रथमावस्था में विशेष लाभ करता है।

काली-म्योर 3x—पुरानी बीमारी में विशेष उपयोगी जबकि जोड़ों में सुन्न अधिक हो।

काली-सल्फ 3x—दर्द रात में बढ़े तथा शरीर के प्रत्येक अंग में टीस हो तो इसे दें।

मैग्नेशिया-फास 3x—दर्द अधिक हो, छटपटाहट हो तो देना चाहिए।

काली-फास 3x—दर्द चलने से कम हो तथा जोड़ों में अकड़न हो।

अर्टिका यूरेन्समूल अर्क : औषधि जोड़ों में अन्दर बैठे यूरिक एसिड पर विशेष प्रभाव डालती है। उससे परिणामस्वरूप औषधि के प्रयोग से दर्द जाता रहता है।

लीडम-3,30 : रोग रात के समय बढ़ता है, वात-रोग नीचे से ऊपर की दिशा में फैलता है। रोगी को ठण्डक से राहत मिलती है— ऐसे में यह औषधि उत्तम है।

कैलमिया मूल अर्क : गठिया यदि ऊपर से नीचे की दिशा में आता है तब यह उपयोगी है।

कोलो फइलम मूल अर्क : मुख्यत: स्त्रियों की उंगलियों में जोड़ों का दर्द। यह दर्द शाम को बढ़ता है।

फार्मिक एसिड-6x : जोंड़ों के दर्द के लिये यह सर्वोत्तम औषधि है। इसके प्रयोग से पहले जोड़ों का कड़ापन मिटता है। फिर सूजन आती है और फिर दर्द भी जाता रहता है। रोगी छह माह में बिल्कुल ठीक हो जाता है।

एकोनाइट-30 : जोड़ सूज गए हों, जोड़ों में दर्द के साथ बुखार भी हो, तो इस औषधि की चार-पाँच गोलियां पानी में घोलकर दो-घण्टे के अन्तर से देने से लाभ होता है।

पल्सेटिला-30 : यदि सभी जोड़ों में वात रोग के लक्षण हैं, दर्द-स्थान बदलता है, रोग का आक्रमण रात में होता है, रोगी गर्मी सहन नहीं कर पाता, घूमना पसन्द करता है—ऐसे में यह औषधि अत्यंत प्रभावशाली है।

नक्स वोमिका-30 : रोगी का स्वभाव जोड़ों के दर्द के कारण चिड़चिड़ा हो जाता है। ऐसे में यह औषधि देनी चाहिए।

रस-टाक्स-30,200 : यदि आराम के समय दर्द महसूस हो, चलने फिरने से राहत मिले, रात को दर्द बढ़े, तो रोगी के लिये यह औषधि उपयुक्त है। इस रोग की शिकायत बरसात में अधिक होती है।

—कोलचिकम-3,30 : रोगी के जोड़ गर्म एवं लाल होकर सूज जाते हैं। बेहद दर्द होता है। शाम को एवं रात को रोग बढ़ता है। रोगी को अन्दर-ही-अन्दर सर्दी महसूस होती है, जी मितलाता है—ऐसे में यह प्रसिद्ध औषधि है।

घुटने का दर्द

कारण—वृद्धावस्था, शारीरिक कमजोरी, रक्तहीनता आदि के कारण घुटने में दर्द होता है।

लक्षण—कभी किसी के एक घुटने में या किसी के दोनों घुटनों में दर्द होता है। रात्रि में दर्द बढ़ जाता है। वर्षा व शीतकाल में दर्द बढ़ जाता है। चलने व उठने बैठने में कष्ट होता है। घुटना कड़ा हो जाता है, सूजन आ जाती है।

घरेलू/आयुर्वेदिक/जड़ी-बूटियों द्वारा उपचार—

— घुटने आदि अंगों पर जहां सूजन हो और पथराया-सा लगे उस जगह सौंठ, भुने गर्म तेल की मालिश करके अंग पर कपड़ा बांधें तथा शीत व हवा से बचाएं। खटाई व शीतल पदार्थ नही खावें।

— अदरक का रस सौंठ, चूर्ण, काली मिर्च, बायबिडंग तथा सेंधा नमक का चूर्ण बनाकर रख लें। इस चूर्ण की 3-3 ग्राम मात्रा शहद में मिलाकर चाटें। घुटने के दर्द में आराम मिलेगा।

— शुद्ध गुग्गुल 10 ग्राम तथा इससे दुगना गुड़ लेकर दोनों को खूब बारीक पीसकर छोटे-छोटे बेर के समान गोलियां बनाकर रख लें। नित्य प्रात:-सायं एक-एक गोली थोड़े-से देशी घी के साथ लेते रहने से जोड़ों का घुटने का दर्द दूर होता है, गठिया और सायटिका में भी लाभ मिलता है।

— नीम की छाल को पीसकर, पेस्ट बनाकर कमर व घुटने में लेप करने से कमर व घुटने का दर्द ठीक होता है।

— लौकी के टुकड़े को गर्म कर दर्द वाले स्थान पर लेप करें, जल्द ही आराम मिलेगा।

— स्ट्राबैरी (फल) घुटनों के दर्द व गठिया के लिये बहुत लाभदायक है।

— सुबह भूखे पेट 3-4 अखरोट की गिरियां खाने अथवा सोंठ के काढ़े में अरण्ड का तेल 1-2 चम्मच मिलाकर पीने से घुटनों, कमर व पीठ के दर्द में राहत मिलती है।

— मेथी का एक चम्मच चूर्ण जल के साथ सुबह सेवन से घुटनों के दर्द से छुटकारा मिल सकता है।

— कभी-कभी नारियल की गिरी खाने से घुटनों के दर्द की शिकायत नहीं रहती।

— घुटनों का दर्द दूर करने के लिये भोजन में खीरा अधिक खायें और एकपोथिया लहसुन खायें।

— घुटने की श्लेष-शोथ, सूजन, इस जोड़ में किसी प्रकार की बीमारी हो तो कच्चे आलू को पीसकर लगाने में बहुत लाभ मिलता है।

बायोकैमिक/होमियोपैथिक औषधियों द्वारा—

ब्रायोनिया—घुटना कड़ा, लाल रंग का चमकदार व गरम, हिलने-डुलने पर दर्द में वृद्धि, पसीना अत्यधिक आना।

गुयेकम—नये वात में घुटने फूलें, प्रदाह युक्त यंत्रणा।

कैलि हाइड्रो—घुटना फूलना व दर्द, रात को बिछावन पर दर्द में वृद्धि।

पैट्रोलियम—पुराने वात में घुटनों में (गाँठ) कोंचने जैसा दर्द, घुटने कड़े।

लिथियम कार्ब—घुटनों में वात का दर्द, सारा शरीर जैसे पक्षाघात की तरह कड़ा, घुटनों में सूजन व दर्द।

नेट्रम सल्फ 3x —वर्षा ऋतु में घुटनों में दर्द में अत्यन्त लाभकारी हैं।

फेरम फॉस 12x—घुटने में दर्द, साथ में गठिया, जोड़ों में दर्द, हिलने डुलने से दर्द का बढ़ना, रोग की प्राथमिक अवस्था जिसमें बुखार आता हो।

काली म्यूर 3x—गठिया वात की दूसरी अवस्था जिसमें बुखार आता हो, जीभ मैली भूरे रंग की, हिलने-डुलने से दर्द मालूम दे या बढ़ जाये।

काली फॉस 3x—नया व पुराना दर्द, सुबह, आराम के बाद, बैठ कर उठने के बाद दर्द का बढ़ना। सामान्य परिश्रम से दर्द का घटना, ज्यादा परिश्रम से दर्द का बढ़ना।

रस टाक्स-30,200 : चलते समय घुटनों में खिंचाव महसूस होता है। नींद से उठने पर घुटने अकड़ जाते हैं। उनमें दर्द होता है। हरकत से राहत मिलती है।

ब्रायोनिया-30-200 : घुटने सूज कर लाल हो जाते हैं। चलते समय लड़खड़ाहट होती है। घुटनों से पिंडलियों तक दर्द होता है। चलते समय दर्द होता है। ऐसे लक्षणों वाले रोगी के लिये यह औषधि उत्तम है।

बेनजोइक एसिड-3,6 : घुटने सूजकर दर्द करते हैं। चलते समय दायें घुटने की हडडी आवाज करती है। ऐसे में यह औषधि उत्तम है।

कास्टीकम-30,200 : छोटे जोड़ों में वात-व्याधि के कारण तीव्र पीड़ा होती है। चलते समय हड्डियां बोलती हैं।

बरबेरिस बलगेरिस मूल अर्क : घुटनों में जबरदस्त थकान महसूस होती है। दर्द होता है। एक बार बैठकर चला जाता है, तो घुटने जवाब दे जाते हैं। उनमें कड़ापन आ जाता है। ऐसे में रोगी को यह औषधि देनी चाहिए।

ऐगनस कैक्टस-3,6 : घुटनों के जोड़ों में गठिया का दर्द रहता है। जोड़ों में सूजन रहती है, ऐसे रोगी के लिए यह दवा उत्तम है।

❑❑

2.
आंख-नाक-कान-गले के रोग

आंखों की बीमारी

कारण—

गुहेरी—इसमें आंख की पलक के ऊपर व नीचे प्रदाह भरी एक तरह की फुन्सी होती है। कभी-कभी यह एक से ज्यादा भी होती है। कभी-कभी एक ठीक होने पर दूसरी निकल आती है। इसमें बहुत दर्द होता है कभी-कभी इसमें पीप भी निकलता है। यह विटामिन 'ए' और 'डी' की कमी से होती है। ये अजीर्ण, कब्ज से भी निकलती है।

रतौंधी—सूर्यास्त से सूर्योदय तक बिल्कुल न देख सकना। विटामिन 'ए' और 'बी' की कमी के कारण यह रोग होता है।

आंखें दुःखना—ठण्ड लगना, आंख में चोट लगना, आंखों में धूलकण जाना, चोट, संक्रामक रोग, धूप, ओस, ठण्डी हवा लगना, धुआं, खसरा, चेचक, सूजाक आदि कारणों से यह रोग होता है। इसमें आंखें लाल शोथ-युक्त होती हैं। इसमें रड़कन, जलन और पीड़ा होना, पानी बहना, आंखें खोलने, काम करने व देखने से पानी बहुत बहता है तथा पीड़ा होती है। कभी-कभी गाढ़ा स्राव भी निकलता है, जो रात्रि में इकटठा हो जाता है, अतः सुबह आंखें परस्पर जुड़ जाती हैं।

मोतियाबिन्द—जन्म से ही नेत्र में शोथ होना, आंख की रचना में कमी रहना, वृद्धावस्था, आंखों में चोट लगना, घाव हो जाना, नेत्रों पर चिरकाल तक तीव्र प्रकाश व गर्मी का प्रभाव पड़ना, मधुमेह, गठिया, अत्यधिक क्वीनीन खाना, हाथ-पैर से निकलता पसीना अचानक बन्द हो जाना आदि कारणें से मोतियाबिन्द रोग हो जाता है।

उपचार—

घरेलू/आयुर्वेदिक/जड़ी-बूटियों द्वारा—

— आँखों में यदि अभी ताजा फूला हुआ ही हो तो खिरनी (पीला-लम्बा, छोटा सा फल है) के बीज को घिसकर सलाई से आंखों में लगायें। कुछ ही दिनों में आपको लाभ महसूस होगा।

— छुहारे की गुठली साफ पत्थर पर घिस लें। गुहेरी पर इस लेप को लगा दें। एक-दो बार लेप करने से गुहेरी गायब हो जायेगी।
— आंखों में पलक के नीचे फुंसी के रूप में रोहे या कुकरे हो जाते हैं। पाँच ग्राम फिटकरी और पाँच ग्राम सुहागा पीस लें। इसी में सवा-डेढ़ ग्राम कलमी शोरा मिला लें। इसे कपड़छन कर लें। इस दवा को आंख में लगायें। आंखों में तीखी छटपटाहट होगी। आंखों में छम-छम पानी बहेगा, किन्तु घबरायें नहीं। यह दवा आंखों को नुकसान नहीं देगी। पानी के साथ कुकरे या रोहे गलकर बह जायेंगे। बड़ों को एक रत्ती और बच्चों को आधा रत्ती दवा ही बहुत है।
— एक छोटा चम्मच शहद में रत्ती फूली फिटकरी का महीन चूर्ण मिलाकर आंखों में सलाई से लगायें, आंखों की लाली छंट जायेगी।
— फिटकरी का बारीक चूर्ण एक रत्ती, जरा-सी दूध की मलाई मिलाकर पलकों पर लेप कर दें और सो जायें। सुबह तक आंखों की जलन ठीक हो जायेगी।
— फिटकरी के बारीक चूर्ण में हल्की-सी परत सलाई में लेकर आंखों में लगा दें फिर गुलाबजल की दो-दो बूंदें ड्रापर से डालें। रात को जलन शान्त होगी और आंखें निर्मल स्वच्छ हो जायेंगी।
— पाँच-सात बूंद पानी में सफेद फिटकरी घिस लें फिर सलाई से आंखों में लगायें। लाली व धूल की गन्दगी पानी बनकर बह जायेगी। रात को देर तक पढ़ना व **T.V.** देखने से आंखें दु:खती हैं, वह भी ठीक हो जायेंगी।
— गर्मी की वजह से आंखों में दर्द हो तो फिटकरी को मलाई के साथ फेंटकर किसी कपड़े पर लगाकर आंखों पर थोड़ी देर लगा रहने दें।
— आंखों की रोशनी के लिये काली मिर्च का चौथाई चम्मच चूर्ण एक चम्मच शुद्ध घी तथा आधा चम्मच पिसी हुई मिश्री के साथ सवेरे तथा रात को शयन से पूर्व लेना उचित रहता है।
— गुलाब अर्क में शुद्ध रसौत, फिटकरी का फूला, सेंधा नमक और मिश्री को समान मात्रा में मिलाकर बारीक वस्त्र से छानकर बूंद-बूंद नेत्रों में डालने से लाभ होता है।
— कैमिस्ट से डिस्टिल वाटर लायें, उसमें पाँच-पाँच ग्राम फिटकरी और कलमी शोरी डालें। कुछ देर में वह पिघलकर पानी बन जायेंगे, ड्रापर से दो-दो बूंदें सुबह-शाम डालें।
— गुलाब जल में फिटकरी घोलकर दो-दो बूंदें सुबह-शाम डालें। बच्चों के लिये बीस ग्राम गुलाब जल में आधा ग्राम फिटकरी काफी है। बड़ों के लिये डेढ़ ग्राम फिटकरी बीस ग्राम गुलाबजल में डालें। दु:खती आंखों को आराम मिलेगा।
— सौ ग्राम हल्के गर्म पानी में दो-ढ़ाई ग्राम फिटकरी घोल दें। हथेली में पानी लेकर दोनों नथुनी से खींचें। दो-तीन बार तो नथुनों से खींचकर नथुनों से निकाल दें फिर नथुनों से खींचकर मुँह से निकाल दें। दो-चार बार इसी पानी से गरारे गले तक ले जाकर करें।

बायोकैमिक/होमियोपैथिक उपचार—

फेरम-फास 12x—नेत्रों की लाली, प्रदाह, ज्वर, सर में दर्द व करकराहट में यह श्रेष्ठ दवा है। स्वाभाविक दशा में लेने पर रोगों से बचा भी जा सकता है।

काली-म्योर 3x—आंखों में घाव, पलकों पर सफेद पीली फुन्सियां आदि में 'फेरम-फास' के साथ इसे पर्यायक्रम से देने से शीघ्र लाभ मिलता है।

काली-सल्फ 3x—नेत्रों में प्रदाह होने की तृतीय अवस्था में यह बहुत उपयोगी है, जबकि लसदार पीला तथा पानी जैसा स्राव निकल रहा हो।

काली-फास 3x—किसी रोग के कारण दुर्बलता आ जाने से कम दिखाई देने लगे, थोड़ा या आंशिक अन्धापन का हो जाना, बहुत कमजोरी, दुर्गन्धमय कफ निकले, मल-मूत्र आये।

नैट्रमसल्फ 3x—यकृत की शिथिलता के कारण नेत्रों में पीलापन हो तब इसका व्यवहार करना चाहिए।

कल्केरिया-सल्फ 3x—गाढ़ा-पीला स्राव व पलकों में सूजन होने पर दें।

नैट्रम-म्यूर 3x—पानी जैसा पीव निकले। जहाँ यह पतला स्राव लगता है वहीं दाने पड़ जाते हैं। कोर्निया पर छाले, रोहे व मोतियाबिन्द। दूर की वस्तु दिखलाई न पड़ने की स्थिति में उपयोगी।

मैग्नेशिया-फास 3x—पलक फड़कना, पुतली सिकुड़ी हो तथा नेत्रों में तीव्र दर्द होने पर लाभप्रद है।

कल्केरिया-फास 12x—एक ही वस्तु का दिखाई देना, आंखों की पुतली फैल जाना, कंडमाला के कारण नेत्र रोग हो तो इसे दें।

मिश्रित-योग—नैट्रम-सल्फ 3**x**, नैट्रम-म्योर तथा काली म्योर 3**x**, रोगी व्यक्ति को बेचैन रखने वाले रोहे (**Trachomo**) या पड़बाल रोग में इस योग के होने से अवश्य लाभ हो जाता है।

मोतियाबिन्द का योग—काली-म्योर 12**x**,-कल्कै0-फ्लोर 3**x**, नैट्रम-सल्फ 3**x**तथा साइलीशिया 12**x**—यह मोतियाबिन्द (**Cataract**) रोग का विशेष लाभप्रद योग है।

नोट:—'सक्कस साइनेरेरिया-मेरिटीमा' नामक औषधि भी आंखों में डालते रहना चाहिए लेकिन यह 25**%** अल्कोहल में ही निर्मित हो।

मोतियाबिंद के प्रारम्भ में कास्टिकम 200 व साइलीशिया 30 कुछ दिन लें। लाभ न मिले तो सर्जरी (शल्य क्रिया) करवा लें।

अंजनहारी STYLES—यदि ऊपर की पलक पर अंजनहारी हो तो पल्स-200 उपयोगी है। इससे लाभ न होने पर स्टेफिसैग्रिया-200 देनी चाहिए। यदि उपरोक्त दोनों औषधियो से लाभ न हो, अंजनहारी नीचे की पलक पर हो और रोग यदि पुराना भी हो तो हिपर सल्फ-200-यह औषधि उपयोगी है।

पलकों का सूजना LID SWOLLEN—नीचे की पलक सूजने पर ऐपिस-30, ऊपर की पलक सूजने पर कैलिकार्ब-30 औषधि उत्तम रहती है।

पलकों का झपकना BLINKING-WINKING—आंखों का लगातार झपकते रहना भी एक रोग है। इस रोग में यूक्रेशिया-3 देनी चाहिए। रोग स्नायविक कमजोरी के कारण हो तो लाइकोपोडियम-30 एवं यदि पढ़ने के बाद थकावट महसूस होने पर यह रोग हो तो रोगी को कैलेकेरिया कार्ब-30 देनी चाहिए।

पड़बाल ENTROPIUM—यह भी आंखों का एक रोग है। इसमें पलकें अंदर दिशा में मुड़ जाती हैं, और पलकों में आंखों के बाल चुभने लगते हैं। इस रोग में पहले बोरेक्स-30 देना चाहिए। इससे लाभ न होने पर पल्स-30 दें। इसके अतरिक्त यूक्रेशिया लोशन से आंखों को धोते रहें।

भौं एवं पलकों के बालों का झड़ना FALLING OF EYE BROWS AND LASHES—यदि भौं के बाल झड़ते हैं तो रोगी को कैलिकार्ब-30 देना चाहिए। लाभ न होने पर ऐनेनथेरम-3-दें। यदि पलकों के बाल झड़ते हैं तो रस टाक्स-30- देना चाहिए।

पलकों में खुजली ITCHING—पलकों के कोनों में खुजली होने पर मेजेरियम 6-30- या स्टैफिसैग्रिया-30- देना चाहिए। पाइलो कार्पस-3 भी पलकों की खुजली में लाभदायक है।

पलक लटकना PTOSIS—इस रोग को आंखों की ऊपरी पलक का पक्षाघात भी कहते हैं,। इसमें पलक निर्जीव-सी होकर नीचे की दिशा में लटक जाती है। इसकी प्रमुख औषधि जेलसीमिया-30-है। यदि रोग का कारण गठिया है तो रस-टाक्स-30- देना चाहिए। यदि रोग मासिक धर्म की गड़बड़ी से हुआ है और रोगिणी के मस्तक में दर्द रहता है, तो उसे सीपिया-200- देनी चाहिए।

आंखें आना—इस रोग का मुख्य कारण आंखों के गोलक अर्थात कोर्निया में शोथ हो जाना होता है। इसके परिणामस्वरूप गोलक में पस एवं खून नजर आने लगता है। इस रोग के आरम्भ में हिपरसल्फ-6 दें। यदि कोर्निया में अल्सर के लक्षण दिखलाई दें तो मर्ककौर-3 देना चाहिए।

नाखूना PTERYGIUM—इस रोग का मुख्य कारण आंखों की श्लैष्मिक झिल्ली का कड़ा पड़ जाना है। इसमें आंखों के कोने में तिकोना-सा बन जाता है। इस रोग की मुख्य औषधि अर्जेंटम नाइट्रिकम- अथवा यूक्रेशिया-6 है।

आंखों का नासूर FISTULA OF EYE—आँख का नासूर-जिसमें स्राव होता रहता है। इस रोग में साइलीशिया-6 फ्लोरिक एसिड, एवं मर्क कौर-6 में से कोई भी औषधि दी जा सकती है।

आंखों में आंसू बहना LACHRYMATION—इस रोग में आंखों से आंसू बहते रहते हैं। इसमें एलियम सीपा-30 अथवा यूक्रेशिया-6 अथवा नेट्रम म्यूर-30- ये औषधियां उपयोगी सिद्ध हो सकती हैं।

क्षीण दृष्टि AMBLYOPIA—कमजोरी, अधिक रक्त बहना अथवा नशे के कारण दृष्टि क्षीण हो सकती है। कम दिखलाई देता है। इस रोग के और भी कारण हो सकते हैं। औषधियां इस प्रकार हैं— चायना-30:शरीर से किसी कारण अधिक रक्त निकल जाये, व्यक्ति कमजोर हो और उसकी वजह से दृष्टि क्षीण हो जाये।

फास्फोरस-30 : यदि उपर्युक्त औषधि से लाभ न हो तो यह औषधि देनी चाहिये।

बेलाडोना-30 : यदि अत्यधिक रक्त बह जाने के कारण दृष्टि क्षीण हो तो यह औषधि देनी चाहिए।

सिग्विनेरिया-3 : यदि रोगी व्यक्ति को तेज सिरदर्द की शिकायत रहती हो और उसकी वजह से दृष्टि क्षीण हो जाये, कम दिखलायी देता हो तो ऐसे लक्षणों वाले रोगी के लिये यह औषधि उपयुक्त है।

दूर से कम दिखयी देना MYOPIA—आंखों का यह दूर-दृष्टि दोष है। इसमें रोगी व्यक्ति को करीब से ठीकं दिखलायी देता है किन्तु दूर से कम दिखलायी देता है। यदि यह रोग निरन्तर बढ़ता रहे तो फाइसोस्टिग्मा-3- यह औषधि देने से लाभ होता है।

आधा भाग दिखायी देना HEMIOPIA—इस दृष्टि-दोष में रोगी को पूरा चित्र दिखलायी नहीं देता। यदि केवल वस्तु का दायाँ भाग नजर आये तो उसे कोक्यूलस-30 देना चाहिए। बायाँ हिस्सा नजर आने पर कैलिकेरिया कार्ब-30 और नीचे का हिस्सा नजर आने पर ओरज-30 देना चाहिये। ऊपर का हिस्सा नजर आने पर आर्क्स-30 उपयोगी है।

प्रकाश सहन न होना PHOTOPHOBIA—यह भी आँख का दृष्टि दोष है। इसमें रोगी व्यक्ति से प्रकाश सहन नहीं होता। यदि रोग का कारण अत्यधिक नशे का सेवन है तो नक्स-30 यदि रात के समय आंखें खोलने में परेशानी हो तो रस टाक्स-30, और यदि आँखें खोलने पर पानी बहने लगे तो ऐसे लक्षणों वाले रोगी को यूक्रेशिया-6 औषधि उपयोगी रहती है।

दिनोंधी DAY BLINDNESS—रोगी को दिन के समय अर्थात तेज रोशनी में कुछ भी दिखलायी नहीं देता। किन्तु वह रात के समय देख लेता है। ऐसे रोगी के लिये बेथरोप्स-30 देनी चाहिए साइलीशिया-30 एवं फास्फोरस-6 भी उपयोगी हैं।

रतौंधी NIGHT BLINDNESS—रोगी व्यक्ति दिन के समय ठीक देख सकता है, किन्तु धीमे प्रकाश में अर्थात शाम एवं रात के समय देख नहीं पाता। ऐसे व्यक्ति के लिये फ्राइसोस्टिग्मा-3 उत्तम औषधि है। यदि इस रोग का कारण जिगर सम्बन्धी कोई रोग है तो नक्स वोमिका-30, चाइना-30, लाइका-30 औषधियाँ उपयोगी रहती हैं। लाभ न होने पर एक के बाद दूसरी दी जा सकती है।

नाक से खून आना (नकसीर)

कारण—नाक में चोट लगना, दिमाग में चोट लगना, रक्त भार में वृद्धि होना, नाक खुरचना, पुराना जुकाम, रक्ताल्पता, अधिक ज्वर आदि के कारण आमतौर पर नकसीर आ जाया करती है। नकसीर प्रायः गर्मियों में शरीर में गर्मी बढ़ जाने के कारण आती है। गर्म चीज खाने-पीने तथा नंगे पाँव धूप में घूमने से नकसीर आ जाती है।

लक्षण—नकसीर आने से पहिले सिरदर्द, चक्कर आना या माथे में कष्ट आदि लक्षण प्रकट होते हैं। फिर रोगी की नाक से खून बहने लगता है। कभी एक नाक से कभी दोनों नाक से रक्त गिरता है। कभी स्वर यंत्र में चला जाता है तो जोर की खाँसी आती है और खाँसी के साथ मुँह में खून आता है। रोगी को सीधे बैठा कर गर्दन पीछे की ओर लटका दें।

उपचार—

घरेलू/आयुर्वेदिक/जड़ी-बूटियों द्वारा—

- नकसीर आने पर नाक पर ठण्डा पानी या बर्फ लगाने से रक्तस्राव रुकने में सहायता मिलती है।
- रात को कुछ किशमिश भिगो दें तथा सुबह चबाकर खा लें। कुछ दिन नियमित लेने से बार-बार नकसीर आना बन्द हो जाता है।
- काली मिर्च, दही एवं पुराने गुड़ में मिलाकर पिलाने से नाक से बहने वाला रक्त बंद हो जाता है।
- जिन्हें अक्सर नकसीर फूटती हो तो उनको प्रात: एक से दो आँवले का मुरब्बा चाँदी का वर्क (असली)लगाकर कुछ माह तक खिलाएं।
- 10 से 15 ग्राम गुलकन्द प्रात:-सायं दूध या पानी में कुछ माह खिलायें।
- सौंफ का अर्क 10 से 15 मि.ली. इतना ही पानी मिलाकर भोजन के आधे घण्टे बाद कुछ दिन दें।
- गर्मी के मौसम में प्रात: ठण्डाई घर में पीसकर कुछ दिन लें।
- रात में गुलाबजल में 20 से 25 दाने किशमिश के भिगोकर प्रात: बासी मुँह खिलायें।
- दूधा रस 5 ग्राम, चन्द्रकला रस 5 ग्राम, संगजराहत भस्म 5 ग्राम, छोटी इलायची का चूर्ण 15 ग्राम मिलाकर रख दें। आधा चम्मच चूर्ण सुबह-दोपहर-शाम दूध की मलाई या कच्चे दूध से लगातार 15 से 25 दिन तक दें।
- नाक में फुन्सी हो, नाक में सूखापन हो या जब नकसीर फूट जाये तो घृत 2 से 4 बूंदें हर चार-पाँच घण्टे बाद नाक में डालें।

  घृत बनाने का तरीका अत्यन्त सरल है। आप घर में बना सकते हैं। 100 ग्राम अनार की हरी पत्ती का रस, 100 ग्राम हरी दूब का स्वरस, 50 ग्राम गेंदे की पत्ती का रस लें। उसको 50 ग्राम गाय के घी में कड़ाही पर चढ़ा दें। जब रस जल जाये, केवल घी बचे तो छानकर एक शीशी में रस लें। यही घृत नकसीर में रामबाण है।
- आँवले और मुलेठी का समभाग चूर्ण एक से आधा चम्मच की मात्रा में सुबह-शाम मिश्री मिले कच्चे दूध से कुछ दिन लें।
- नकसीर में मरीज को गर्मी में बर्फ का सेवन खाने में कम से कम या बिल्कुल नहीं करना चाहिए।
- अंगूर का रस नाक में डालने से नकसीर तुरन्त बन्द हो जाती है।
- प्याज एवं पुदीने का रस मिलाकर नाक में डाल देने से लाभ मिलता है। पुदीने के साथ अनार के फूलों का स्वरस भी मिलाया जा सकता है।
- नकसीर आए (नाक से खून बह रहा हो) तो फिटकरी का लेप माथे पर करें। गाय के दूध में फिटकरी मिलाकर नाक में छोड़ने से भी नकसीर में आराम मिलता है।
- नकसीर आने पर प्याज के रस में घी एवं मिश्री को समान मात्रा में मिलाकर सेवन करने से लाभ होता है।

— गन्ने के रस की दो चार बूंदें दोनों नथुनों में डालें।

— लौकी के रस में भीगा फाहा माथे पर रखने से नकसीर बन्द हो जाती है।

— आम की गुठली की गिरी का रस नाक में टपकायें, खून का बहना बन्द हो जायेगा।

बायोकैमिक/होमियोपैथिक—

फेरम-फॉस 12x—चोट अथवा अन्य किसी कारण से नाक से लाल रंग का रक्त निकलकर थक्का बंध जाये तो यह अधिक लाभ करती है।

काली—फार्स 2x—पतला, काले रंग का व बदबूदार रुधिर निकले तो यही दवा उपयोगी रहती है।

नासार्बुद (NOSAL POLYPUS)

लक्षण—नाक के अन्दर श्लैष्मिक झिल्ली की एक गाँठ-सी बन जाती है। ये गाँठें अनेक भी हो सकती हैं। इनमें पीप भी पैदा हो सकती है। यही गाँठें नासार्बुद कहलाती हैं। इन गाँठों की वजह से रोगी को बोलने में परेशानी होती है। बोलते समय लगता है, जैसे रोगी नाक से बात कर रहा हो। रोगी को साँस भी मुँह से लेना पड़ता है। इसकी औषधियां इस प्रकार हैं—

फार्मिका रूफा 1x—नासार्बुद की यह उत्तम औषधि है। रोगी को आरम्भ में इसी औषधि का प्रयोग करना चाहिए।

थूजा-30: इस औषधि का लगातार सेवन एवं इसके मूल अर्क को नासार्बुद पर लगाने से लाभ होता है।

लेम्ना माइनर-30: यह नाक के इस रोग की प्रमुख औषधि कही गयी है।

स्यूक्रियम मैरम-6: नाक में नासार्बुद वाले रोगी के लिये यह उपयोगी औषधि है।

फॉस्फोरस-30: यदि नासाबुर्द के कारण नाक से पीला-हरा मवाद निकले, छूने से खून निकल आये तब यह औषधि उपयोगी कही गयी है।

सोरिनम-200: रोग यदि पुराना हो जाये, नाक एवं गले के अन्दर मवाद गिरता-सा महसूस हो तो यह औषधि देनी चाहिए।

नासिका-प्रदाह (RHINITIS)

लक्षण—सर्दी अथवा अन्य कारणों से नाक के अन्दर की झिल्ली का प्रदाह हो जाता है जिसके परिणामस्वरूप नाक सूज जाती है। नाक बन्द हो जाती है और नाक से किसी प्रकार की गंध भी महसूस नहीं होती। इस रोग की औषधियां इस प्रकार हैं—

एकोनाइट-30 : सर्दी के कारण नाक की झिल्ली का प्रदाह, नाक सूजकर लाल हो जाती है। छूने से गर्म लगती है, ऐसे में यह औषधि उपयोगी है।

बेलाडोना-30 : नाक में किसी कारण से रक्त संचय हो जाये। अन्दर-बाहर बहुत अधिक लाली हो। ऐसे लक्षणों वाले रोगी के लिये यह औषधि उपयोगी है।

मर्क सोल-30 : नाक की श्लेष्मिक झिल्ली में यदि मवाद पड़ जाये तब यह औषधि उपयोगी है।

लेम्ना माइनर-30 : नाक में अर्बुद होने पर यदि नाक बंद हो जाये, नाक से गंध भी न आये, तो इस औषधि का प्रयोग करना चाहिए।

खर्राटे मारना (SNORING)

लक्षण—नाक में किसी प्रकार की रुकावट होने के कारण रोगी व्यक्ति खर्राटे मारता है। कभी-कभी तो नाक से बहुत तेज आवाज निकलती है। ऐसे में रोगी को ये औषधियां देनी चाहिए—

लेम्ना माइनर-30 : नाक के खर्राटे में यह एक प्रसिद्ध एवं उपयोगी औषधि है।

हिपोलेनियम-200 : नाक में सड़े हुये जख्मों के कारण खर्राटे लेने पर रोगी के लिये यह औषधि उपयोगी है।

ओपियम-30 : यह भी इस रोग की एक प्रमुख औषधि है। इसके प्रयोग से खर्राटे मारना रुक जाता है।

पल्सेटिला-30 : मुख तथा नाक के भीतरी भाग के शिथिल पड़ जाने के कारण यदि खर्राटे आते हैं जो यह औषधि दें।

नाक से बदबूदार स्राव

लक्षण—रोगी की नाक से बदबूदार स्राव निकलता है जो गाढ़ा पीला अथवा हरा हो सकता है। औषधियां इस प्रकार हैं—

कैलि बाइक्रोम : नाक से बदबूदार स्राव निकलता है। मवाद गाढ़ा पीला अथवा हरा हो सकता है। गले से मवाद गिरने से दोनों नासिकाओं के बीच के पर्दे पर जख्म बन जाते हैं। नाक के भीतर शोथ का रोग हो सकता है।

ओरममेट-30 : नाक साफ करते समय गंदा सड़ा-सा स्राव निकलता है। ऐसे में यह औषधि उत्तम है।

साइलेशिया-6, 30 : नाक बंद हो जाती है। दोनों नासिकाओं के बीच के पर्दे में छेद हो जाता है। गंध-शक्ति का लोप हो जाता है। ऐसे में रोगी को यह औषधि देनी चाहिए।

नाक में गंध-शक्ति का लोप

लक्षण—इस रोग में नाक से किसी प्रकार की गंध नहीं आती। नाक की सूंघने की शक्ति जैसे लोप हो जाती है। इस रोग की औषधियां इस प्रकार हैं—

मेजेरियम-6, 30 : नाक खुश्क हो जाती है। नाक का भीतरी भाग छिलने के कारण गंध शक्ति लोप हो जाती है।

पल्सेटिला-30 : नाक के भीतर श्लैष्मिक झिल्ली का शोथ हो जाने से गंध-शक्ति चली जाती है।

नैट्रम म्योर-30 : नाक से गाढ़ा स्राव निकलता है। स्राव के कारण गंध शक्ति चली जाती है।

अर्जेंटम नाइट्रीकम-3, 30 : यदि टाइफाइड के कारण गंध-शक्ति चली गयी हो तो यह औषधि देनी चाहिए।

ओरम मेट-30 : यदि नाक को हडडी की बनावट के कारण, पुराने जुकाम के कारण अथवा सिफलिस रोग के कारण गंध-शक्ति चली गयी हो तो यह औषधि उपयोगी है।

थूजा-30, 200 : यदि सर्दी के कारण नाक की झिल्ली में शोथ हो गया हो और उसकी वजह से गंध न आती हो तो यह औषधि लाभकारी है।

लेम्ना माइनर-3, 30 : नाक में सूजन, अर्बुद अथवा प्रदाह के कारण गंध न आने में यह औषधि देनी चाहिए।

मैग्नेशिया म्यूर-6 : जुकाम एवं इन्फ्लुएंजा के कारण यदि गंध-शक्ति चली जाये तो यह औषधि उत्तम है।

कान के रोग

कान में दर्द— सर्दी लगने, कान को बार-बार कुरेदने, कान में पानी घुसने, कान में चोट लगने, कान में अधिक मैल हो जाने या कान में फुंसी हो जाने, कान में सूजन हो जाने, चर्म रोग दब जाने आदि कारणों से कान में टपकना का-सा दर्द या सुई बिंधने का-सा दर्द हो जाता है।

कान बहना—कारण— आतशक, कण्ठमूलग्रन्थि-प्रदाह, पुराना जुकाम, कान में गन्दा पानी चले जाना, खसरा, काली खाँसी आदि रोगों के कारण यह रोग हो जाता है।

लक्षण—कान में भारीपन, कान में शूल, शिरशूल, पलकों पर सूजन या भारीपन, कान में सूजन, सर्दी के साथ ज्वर, कान में घूँ-घूँ के शब्द, श्रवण शक्ति का कम हो जाना, कान के रक्त, श्लेष्मा, पीप आना आदि लक्षण प्रकट होते हैं।

कान में आवाज होना—इस रोग में कान में गुन-गुन या फस-फस की या घण्टियाँ बजने की आवाज सुनाई देती है। दिमागी दुर्बलता, कान में खुश्की या कान में कीड़ा चले जाने से कान में खड़खड़ाहट हो सकती है।

उपचार—

घरेलू/आयुर्वेदिक/जड़ी-बूटियों द्वारा—

- कान दर्द या कान में घाव हो तो नीम के पत्ते पानी में उबालें और इसमें उठने वाली भाप पर कान झुका कर सेंकें। लाभ होगा।
- लहसुन,मूली और अदरक का रस मिलाकर हल्का-सा गर्म करके कान में बूँद-बूँद डालने से कान में पकी फुँसी शीघ्र नष्ट होती है।
- पीपल के चूर्ण को निर्धूम अंगारे पर रखें। उससे जो धुआं निकले उसे किसी नली के द्वारा दुखते कान में प्रविष्ट करायें, इससे कान दर्द ठीक होता है।
- पुदीने का रस कान में डाल देने से कान के कीड़े मर जाते हैं।
- एक कप गुनगुने पानी में चौथाई चम्मच फिटकरी चूर्ण मिलाकर कान धोने से कान का बहना बन्द होता है।

— भुनी फिटकरी चावल भर कान में डालकर ऊपर से नींबू रस डालने से कान दर्द में तुरन्त आराम होता है।

— चुकन्दर के पत्ते का रस गुनगुना करके कान में डालने से कान का दर्द बन्द हो जाता है।

— मूली के सूखे पत्तों की राख को तिल-तेल में मिलाकर तेल पका लें। इसे कान में डालने से दर्द दूर होता है।

— प्याज को कूटकर बारीक कपड़े से निचोड़कर रस निकालें और इस रस को थोड़ा-सा गर्म करके दो-तीन बूँद कान में डालें। कान में कैसा भी दर्द हो, आराम होगा। कान में मवाद होने पर भी यह प्रयोग लाभदायक है।

— अगर कान बहने की शिकायत हो तो लहसुन के साथ नीम की दस कोंपलें या पाँच-सात पत्तियाँ सरसों के तेल में पकाकर कपड़े से छान लें। फिर दो बूँद रात में सोने से पहले कान में कुछ दिनों तक डालते रहें। इससे कान का जख्म और कान का बहना ठीक हो जाता है।

— लहसुन की एक गाँठ में से दो कली लेकर उनका छिलका उतार लें। अब दो चम्मच सरसों के तेल में डालकर धीमी आग पर गर्म करें। जब लहसुन काला पड़ने लगे तब तेल का बर्तन आग से उतारकर तेल को कपड़े से छान लें। इस गुनगुने तेल को रुई के फाहे से कान में दो-चार बूंद डाल लें। इससे कान का दर्द दूर हो जाता है साथ ही जमा हुआ मैल निकालने में आसानी होगी।

— कान में कीड़ा जाने पर सरसों के तेल को गुनगुना गर्म कर कान में डालने से कीड़ा फौरन बाहर निकल आता है।

— तुलसी की पत्तियों का रस कपूर में मिलाकर हल्का गर्म करके कान में डालने से कान का दर्द तुरन्त दूर हो जाएगा।

— थोड़ी हल्दी लेकर उससे दुगने पानी में बारीक पीस कर छान लें। इस मिश्रण की बराबर मात्रा में तिल का तेल मिलाकर धीमी आँच पर पकायें। जब हल्दी पक कर मात्र तेल रह जाए तो इसे छान कर शीशी में भर लें। कुछ गुनगुना करके दो-तीन बूँद कान में डालें। इससे कान बहना, पीव, मवाद निकलना बंद हो जायेगा।

बायोकैमिक/होमियोपैथिक—

फेरम-फास 12x—ज्वर के साथ-साथ कर्ण का प्रदाह, सुई बेधने जैसा तीव्र दर्द तथा कान में भौं-भौं की आवाज के साथ बहरापन भी होने पर।

काली-म्योर 3x—गिल्टियों में सूजन, कान के छेद से पानी-सा निकलना, सफेद रंग का स्राव होने आदि लक्षणों में उपयोगी है।

मैग्नेशिया-फास 3x—स्नायु-शूल की तरह का दर्द होने की स्थिति में।

कल्कैरिया-फास 12x—गण्डमाला ग्रसित रोगियों का कर्ण-प्रदाह व स्राव आदि में लाभदायक है।

कल्कैरिया-सल्फ 3x—पीला हरा व सफेद स्राव व बहरापन तथा नीचे के भाग में दर्द हो तब उपयोगी।

नैट्रम-म्योर 3x—कान से पानी की तरह स्राव, कुनैन के व्यवहार के पश्चात भौं-भौं की आवाज, लार बहना तथा जिह्वा पर फेन-सा जमा होने की स्थिति में दें।

कान के बाहरी भाग के रोग

लक्षण—कान के बाहरी भाग की त्वचा सूज जाती है। सूजन के साथ-साथ बुखार भी हो जाता है। एक्जिमा भी हो सकता है। लक्षणों के अनुसार रोग की औषधियाँ इस प्रकार हैं-

बेलाडोना-3 : त्वचा यदि सूज जाये, इसके साथ-साथ ज्वर भी हो, ऐसे में यह औषधि उत्तम है

रस टाक्स-6 : कान के बाहरी भाग पर फुँसियाँ होने की स्थिति में यह औषधि देनी चाहिए।

कैलिबाईक्रोम-3 : कान के बाहरी भाग में छेद में यदि सूजन आ जाये, उसमें से पस निकलता हो। ऐसे रोगी के लिये ये औषधि उपयुक्त है।

गन पाउडर 3x : कान के बाहरी भाग में पुराना एक्जिमा यदि हो तो यह औषधि देनी चाहिए।

ग्रेफाइटिस-6 : एक्जिमा यदि कान के पिछले भाग में हो तो रोगी को यह औषधि देने से लाभ होता है। इसे प्रत्येक छह घंटे बाद देना चाहिए।

कान के मध्य भाग की सूजन

लक्षण—कान का मध्य भाग सूज जाता है। कान में असहनीय दर्द होता है। रोग पुराना होने पर सफेद रंग का पस भी बहता है। लक्षणों के अनुसार रोग की औषधियां इस प्रकार हैं-

एकोनाइट-30 : यदि ठण्ड के कारण कान के मध्य भाग में दर्द हो तो यह औषधि प्रत्येक आधे घण्टे बाद देनी चाहिए।

प्लान-टैगो, मूल अर्क : कान के मध्य भाग में दर्द होने पर इस औषधि का समान भाग पानी में मिलाकर प्रत्येक दस मिनट बाद इसकी कुछ बूँदें कान में डालनी चाहिए। साथ ही उपर्युक्त औषधि भी देते रहें।

मर्क सौल-6 : रोगी यदि दर्द से छटपटा रहा हो और उसे ऐकोनाइट देने से लाभ न हो तो यह औषधि दें।

पल्सेटिला-30 : अंदर की सूजन यदि बाहर तक आ जाये और रोगी का दर्द के बारे में बुरा हाल हो तो यह औषधि प्रत्येक आधे घंटे बाद देनी चाहिए।

कैली म्यूर 3x : कान से यदि सफेद पस निकलता हो ओर रोग पुराना हो जाये तो यह औषधि लाभदायक है

हाइड्रैस्टिस-30 : कान के मध्य भाग से स्राव बहता हो तो इस औषधि के मूल अर्क की आठ बूँदें आधा औंस ग्लिसरीन में मिलाकर कान में डालनी चाहिए।

हिपर सल्फ-6 : रोगी व्यक्ति यदि फोड़े-फुंसियों का भी शिकार हो एवं उसके कान से खटटी बू वाला स्राव बहता हो तो यह औषधि प्रत्येक आठ घंटे बाद देनी चाहिए।

मर्क सौल-30 : कान के मध्य भाग से होने वाले स्राव के लिये यह औषधि भी उत्तम हैं।

बहरापन (DEAFNESS)

लक्षण—बहरापन अर्थात् बहरा हो जाना, कुछ भी सुनाई न पड़ना कान के मुख्य रोगों में से एक रोग है। इस रोग के पीछे कनपटी पर घातक चोट लगना, कान की ट्यूब का बंद होना अथवा ऐसा ही और कोई कारण भी हो सकता है। होम्योपैथिक चिकित्सा में इस रोग की औषधियां इस प्रकार हैं।

मर्क सौल-3, 6 : यदि कान की यूस्टेकियन ट्यूब बंद होने के कारण बहरापन हुआ हो तो यह औषधि प्रत्येक तीन घंटे बाद देनी चाहिए।

हाइड्रैस्टिस-1 : यदि उपर्युक्त औषधि से एक सप्ताह तक भी कोई लाभ न हो तो यह औषधि उत्तम है

मैजेरियम-1 : यह औषधि उपर्युक्त दोनों औषधियों से अधिक प्रभावशाली है। लाभ न होने पर इसी का प्रयोग करके देखें।

चिनिनम सल्फ 3x : यदि बहरेपन का मुख्य कारण कनपटी पर चोट लगना है तो यह औषधि लाभकारी है। इसे प्रत्येक तीन घंटे बाद देना चाहिए।

कैल्केरिया कार्ब-30 : इस औषधि को प्रत्येक आठ घंटे बाद देना चाहिए। बच्चों में होनेवाले बहरेपन की अच्छी औषधि है।

मैग्नीशिया कार्ब-200 : यदि बहरापन अधेड़ आयु अथवा वृद्धावस्था में हुआ है तो यह औषधि उत्तम है।

बैरबैस्कम-1 : यदि रोगी व्यक्ति को अपना कान बंद लगता है तो प्रत्येक आठ घंटे बाद इस औषधि का प्रयोग करना चाहिए।

गले के रोग

गले में दर्द—

कारण—सामान्यत: अत्यधिक धूम्रपान, शराब पीने से, ठण्डे पदार्थो के बाद एकदम गर्म पदार्थ अथवा गरम पदार्थ के बाद एकदम ठण्डे पदार्थो के सेवन से, अत्यधिक अम्ल पदार्थो के सेवन से, भीषण कब्ज से, मौसम बदलने की हवा लगने से, कच्चे फल खाने अथवा क्षोभक गैसों को नाक से सूँघने या मुख मार्ग से ग्रहण करने से तथा ज्यादा बोलने से, ज्यादा जोर से बोलने से आदि कारणों से गले में सूजन व दर्द होने लगता है। थूक निगलने में दर्द होता है।

लक्षण—गले में सूजन, कण्ठ में पीड़ा, दर्द, थूक निगलने में दर्द, कण्ठ में खुजली, कण्ठ में खुश्की, सूखी खाँसी तथा ज्वर आदि लक्षण प्रकट होते हैं। गले में सूजन होने पर कभी कभी थूक या कफ के साथ रक्त भी आने लगता है। गला बैठना तथा स्वरभंग होना भी इसके लक्षण हैं।

टॉसिल रोग—

कारण—गले के प्रवेश द्वार के दोनों तरफ लसिका ग्रन्थि जैसी एक-एक माँस की गाँठ होती है। टॉसिल के बढ़ने का कारण निशास्ते का अधिक प्रयोग है। मैदा, चावल, आलू,चीनी,अधिक ठण्डा, अधिक खटटा आदि का जरूरत से ज्यादा खाना। इन चीजों से अम्ल पैंदा होता है तथा कब्ज रहने लगता है। टॉसिल बढ़ने का मुख्य कारण सर्दी लगना भी है। ऋतु परिवर्तन, रक्त की अधिकता, डिफ्थीरिया, आतशक, बाय का बुखार, गन्दी वायु और अशुद्ध दूध पीना आदि कारणों से भी ये बीमारी हुआ करती हैं।

उपचार-

घरेलू/आयुर्वेदिक/जड़ी-बूटियों द्वारा-

— गले के रोगों में जामुन की छाल के सत को पानी में घोलकर 'माउथ वॉश' की तरह इसका गरारा करना चाहिए।

— स्वरभंग में अदरक के साथ गन्ना चूसना चाहिए।

— गले में जलन व सूजन होने पर पालक के पत्ते थोड़े पानी में उबालकर लुगदी को गले में बाँध लीजिए। थोड़ी देर में आराम आ जायेगा।

— गले में रुकावट हो या बैठा हो तो अनन्नास का रस धीरे-धीरे पियें।

— दस ग्राम अनार के छिलके सौ ग्राम पानी में उबालें, इसमें दो लौंग भी पीसकर डाल दें। जब पानी आधा रह जाये तब थोड़ी-सी फिटकरी डाल दें। गुनगुने पानी से गरारे करें। गले की खराश मिट जायेगी।

— लिसोड़े (गोंदा) की छाल दस ग्राम, सौ ग्राम पानी में मंदी आँच पर चढ़ा दें। आधा पानी होने पर उस पानी से गरारे करें। गले की खराश ठीक हो जायेगी।

— 10 ग्राम फिटकरी तवे परं भूनकर पीस लें। एक-एक ग्राम की दस पुड़ियाँ बना लें। दूध के साथ दिन में तीन पुड़ियाँ फाँक लें। इससे गला फेफड़े, श्वास नली और ब्रोंकाई के सारे घाव भर जायेंगे। कफ जम जाने के कारण थूक के साथ खून आ रहा होगा तो वह भी बन्द हो जायेगा। दूध-चाय, चिकनाई, तम्बाकू, खटाई, लाल मिर्च आदि का परहेज रखें।

— गले में सूजन आने पर हरे धनिए को पीसकर उसमें गुलाब जल या बेसन मिलाकर गले पर लेप करें।

— गले की खराबी को दूर करने के लिये काशीफल या कददू की गरम-गरम सब्जी चपातियों के संग खानी चाहिए।

— गर्म पानी में फिटकरी घोलकर चुटकी भर नमक डालें। सुहाते गर्म पानी से गले में अन्दर तक गरारे करें। गले में सूजन, दर्द, टॉसिल, फूला हुआ आदि सब सिकुड़ते

हुए जायेंगे। यदि गले की गिल्टियां ज्यादा फूल गयी हों तो एक-एक घण्टे बाद गरारे करें।

— कच्चे पपीते के रस (दूध) को पानी में मिलाकर गरारे और कुल्ले करने से बढ़े टॉंसिल ठीक होते हैं।

— एक मिलास गरम पानी में घर पर पिसी हुई हल्दी का चूर्ण तीन ग्राम तथा नमक दो ग्राम डालकर गरारे करें। ऐसा दिन में तीन-चार बार करें।

— ताम्बूल पत्र (पान-मीठा पत्ता) में लवंग, मुलैठी, पिपरमेंट लगाकर दिन में तीन चार बार सेवन करें। पान का डंठल भी डाला जा सकता है।

— चार रत्ती भुनी हुई फिटकरी का चूर्ण बराबर मात्रा में मिश्री मिलाकर, गर्म पानी से प्रतिदिन तीन बार सेवनीय है, बहुत हितकारी नुस्खा है।

— गले में सूजन व दर्द होने पर हल्दी चूर्ण आधा-आधा छोटा चम्मच प्रात:सायं गाय के दूध, शहद या जल के साथ दें।

— टॉंसिलाइटिस में सिंघाड़े का कच्चा फल खाना लाभदायक होता है क्योंकि इसमें आयोडीन होता है।

— टॉंसिल, गले में सूजन होने पर अनन्नास खाने पर लाभ होता है।

— टॉंसिलाइटिस होने पर आधी गाँठ लहसुन को बारीक पीसकर गर्म पानी में मिलाकर गरारे करने से लाभ होता है।

— गले में काग (कौआ) की वृद्धि होने पर दालचीनी बारीक पीसकर अंगूठे से प्रात: काग पर लगायें और लार टपका दें। इससे काग-वृद्धि दूर हो जायेगी।

गला बैठना (HOARSENSS)

लक्षण—अधिक सर्दी, गर्मी अथवा बहुत अधिक रोने या फिर बोलने से गला बैठ जाता है। रोगी के गले से धीमी एवं भर्रायी हुई आवाज निकलती है। रोगी को बोलने के लिए जोर लगाना पड़ता है। इस रोग की औषधियाँ इस प्रकार हैं-

इपिकाक-6 : गला यदि पूरी तरह बैठ गया हो, बोलने में कठिनाई होती हो, ऐसे में यह औषधि उपयोगी है। इसके प्रयोग से रोगी ठीक प्रकार से बोलने लगता है।

कास्टीकम-30 : यदि अधिक सर्दी के कारण गला बैठ गया हो तो इस औषधि का प्रयोग करें।

एण्टिम क्रूड-6 : यदि गर्मी के कारण गला बैठने की शिकायत हो तो यह औषधि उपयोगी है।

बैराइटा कार्ब-30 : यदि क्रोनिक रोग का आक्रमण होने पर गला बैठ जाये तो यह औषधि लाभकारी है।

जैलसीमियम-30 : इस औषधि का प्रयोग उस स्थिति में उपयोगी है, यदि गला ऋतुकाल के कारण बैठ गया हो।

ड्रोसरा : इस रोग के लक्षण वक्ताओं में अधिक पाये जाते हैं। यदि अधिक अथवा जोर-जोर से बोलने के कारण गला बैठ गया हो, बोलते समय आवाज रुंधी-सी लगती हो, तो रोगी को यह औषधि देनी चाहिए।

आर्निका-30 : अत्यधिक रोने अथवा गाने के कारण यदि गला बैठ गया हो तो उपयोगी है।

स्वर-यंत्र का शोथ (LARYNGITIS)

लक्षण—गले के स्वर-यंत्र में शोथ होने के कारण मुख्यत: खाँसी का रोग होता है। यह खाँसी खुश्क भी हो सकती है और तर भी। लक्षणों के अनुसार औषधियाँ इस प्रकार हैं-

एकोनाइट-30 : स्वर यंत्र अर्थात् वायु नली का वह ऊपरी भाग जिसमें से आवाज निकलती है, यदि उसमें सूजन आ जाने के कारण खाँसी उठती है, खाँसी के साथ बुखार भी होता है तो यह औषधि उत्तम है।

स्पंजिया-30 : यदि रोगी का गला बैठ गया हो, रोगी को बोलने में कठिनाई होती है, रोगी को कुत्ता खाँसी हो जाती है। ऐसे रोगी को यह औषधि दी जाती है।

हिपर सल्फ-6 : कफ मुलायम हो किन्तु खाँसने से निकलता न हो। गले में ही अटका रहे।

कास्टिकम-30: खाँसी पुरानी हो जाये, बोलना भी मुश्किल। खाँसी के साथ गाढ़ा कफ निकले। रोगी को खाँसते समय पेशाब भी महसूस हो तो यह औषधि उत्तम है

गला दुखना व टाँसिल

बेलाडोना-30 : गला दुखता है गले में दर्द होता है जो कानों तक महसूस होता है। टाँसिल सूज जाते हैं। गले में खुश्की रहती है, कुछ अटका-सा महसूस होता है।

मर्क सौल-30 : टाँसिल सूज जाते हैं। गले में तेज जलन होती है। गला सूज जाता है। गले में थूक अथवा सैलाइवा जमा होता है। रोगी उसे बार-बार निगलना चाहता है किन्तु निगलने में दर्द होता है, रोगी के मुँह से दुर्गंध आती है।

फाइटोलैक्का-6 : गले में श्लेष्मा जम जाता है। टांसिल सूज जाते हैं। उनमें जख्म हो जाते हैं। रोगी गले में तेज जलन एवं दर्द महसूस करता है।

गुआएकम मूल अर्क : टांसिल सूज जाते हैं, गला सूख जाता है। गले में बोलते समय भी जलन एवं दर्द महसूस होता है। खुश्की के लिये रोगी को पानी पीना पड़ता है। इस रोग का आक्रमण मुख्यत: गले के दायें भाग पर होता है।

कैलीम्यूर 12x : यदि यह रोग पेट की गड़बड़ी के कारण हो तो यह औषधि उत्तम है।

कैलीबाइक्रोम-3x : रोगी के गले में श्लेष्मा चिपटा रहता है, जो बाहर निकलने की कोशिश करता है। कर्ण नली में दर्द महसूस होता है

लैकेसिस-30 : गले में तेज दुखन महसूस होती है। छुआ भी नहीं जाता। गले में कुछ अटका-सा लगता है, जो कुछ निगलने पर नीचे चला जाता है किन्तु फिर ऊपर आ जाता है। कुछ भी निगलने पर दर्द होता है। रोग नींद से जागने पर बढ़ता है।

कैन्थरिस-30 : गले के पिछले भाग में दर्द महसूस होता है। ऐसा लगता है जैसे गले में अंगारे भर गये हों। ऐसे लक्षणों वाले रोगी के लिये यह दवा उत्तम है।

हिपर सल्फ-30: रोगी को गले में कुछ चुभने जैसा महसूस होता है। गले में पस पड़ जाती है। गले में प्रत्येक समय कुछ अटका-सा लगता है। बेचैनी बनी रहती है

फेरम फास-6x : गले में यदि साधारण किस्म की दुखन एवं जलन हो तो यह औषधि उपयोगी है।

एलुमिना-30 : गले में साधरण किस्म की जलन। अधिक बोलने पर गले को बार-बार साफ करने की जरूरत पड़ती है। ऐसे लक्षणोंवाले रोगी को यह औषधि देनी चाहिए।

ब्रायटा कार्ब-30 : गले में दर्द, सूजन, जल्दी-जल्दी जुकाम होना।

बायोकाम्बीनेशन (10) भी उपयोगी रहती है।

❑❑

3.
मुख व दंत रोग

मुँह के छाले

कारण—मुँह में छाले होने का मुख्य कारण है अजीर्ण व कब्ज। यदि अजीर्ण व कब्ज ठीक हो जाये तो ये स्वयं ही ठीक हो जाते हैं। अधिक मिर्च-मसाले व तेज चूना खाने से भी छाले हो जाते हैं।

लक्षण—ये छाले जीभ के किनारों पर तथा कभी-कभी पूरी जीभ पर हो जाते है। इनमें पानी भरा रहता है। छाले होने पर मुँह में पानी आता रहता है, कुछ भी खाने में असुविधा होती है। इनमें जलन व दर्द महसूस होता है। होंठ पर छाले विटामिन 'बी' की कमी से होते हैं। विटामिन 'बी' की पूर्ति होते ही छाले होना बन्द हो जाते हैं।

उपचार—

घरेलू/आयुर्वेदिक/जड़ी-बूटियों द्वारा—

— शहतूत का शर्बत एक चम्मच एक कप पानी में मिलाकर गरारे करने से लाभ होता है।

— जिन्हें बार-बार छाले होते है उन्हें टमाटर अधिक खाने चाहिए। टमाटर का रस पानी में मिलाकर कुल्ला करने से छाले मिट जाते हैं।

— साबुत धनिया पानी में उबालकर गरारे करें। पिसा हुआ धनिया छालों पर डालकर लार टपकायें। धनिये का बारीक चूर्ण, बोरेक्स अथवा खाने वाला सोडा मिलाकर छालों पर लगाने से लाभ पहुँचता है।

— तुलसी और चमेली के पत्ते चबाने से छाले ठीक हो जाते हैं।

— टमाटर के रस को पानी में मिलाकर कुल्ला करने से मुँह, होंठ, जीभ के छाले दूर हो जायेंगे।

— हरा पुदीना, सूखा धनिया और मिश्री समान भाग लेकर चबाएँ और लार बाहर निकालते रहें। ऐसा करने से मुख के छाले बहुत जल्दी मिट जाते हैं।

— अमरूद की नरम पत्तियों को पानी में उबालकर कुल्ला करने से मुँह के छाले एवं मसूढ़ों का दर्द दूर होता है। मुँह की दुर्गन्ध भी दूर होती है।

— 600 ग्राम पानी में 40 ग्राम सौंफ उबालिये। जब पानी आधा रह जाये तब उसमें भुनी हुई फिटकरी की छोटी-सी डली डाल दीजिये। इस पानी से दिन में दो तीन बार गरारे करने पर मुख के छाले ठीक हो जाते हैं।

— भोजन के उपरान्त थोड़ी सौंफ खाने से छाले नहीं होते।

बायोकैमिक/होमियोपैथिक+

कालीम्यूर 6x, नेट्रम म्योर 6x—इन दोनों औषधियों के शक्ति के लोशन से कुल्ला करना चाहिए। यदि छालों का रंग सफेद हो और थूक आता हो तो यह चिकित्सा अत्यन्त लाभकर सिद्ध होती है।

फेरम फास 3x यदि छालों का रंग लाल हो तो यह औषधि लाभकारी है। बच्चों के दाँत निकलते समय मुँह में डालें, प्रदाह, जलन आदि।

कैल्केरिया सल्फ 3x—काली सल्फ 3x और नैट्रम फास 3x मिलाकर दीजिये।

नैट्रम म्योर 6x30—छाले मोती की तरह मुँह के किनारों पर।

नैट्रम फास, नैट्रम सल्फ, नैट्रम म्यूर-जीभ की नोक पर डालें।

नेट्रम फास 3x,6x —पीला स्राव, जख्म, जीभ पर मैल, पाकाशय में अम्ल की अधिकता के कारण मुँह में घाव।

कैलिम्यूर 3x,6x—मुख के घाव तथा मुख गव्हर के जख्मों में, बच्चों के मुँह में सफेद जख्म, दूध पिलाने वाली माँ के मुँह में घाव, मुँह में छाले के साथ अत्यधिक लार, मसूढ़े फूलना, सफेद लार, सफेद मैली जीभ।

कैलिसल्फ 3x, 30x—निचले होंठ की भीतरी झिल्ली का रूखापन तथा उसका टूटकर निकलना, मुँह में जलन, गर्मी का अनुभव, जीभ पीली, चिकनी जैसी, कभी-कभी किनारे पर मैल, खुली हवा व सर्दी में रोग अच्छा रहना।

मर्कसौल 200, तीसरे दिन व बोरेक्स 30 तथा एसिड सल्फ 6 या 30 में कुछ दिन लें। बोरोग्लिसरीन से सुबह-शाम छालों को धोयें।

मुँह में दुर्गंध

कब्ज, अजीर्ण, भोजन के कण दाँतों में फँसे रहने के कारण उनका सड़ना व आँतों में सूजन के कारण भी मल को पूरी तरह न निकाल पाने की स्थिति में उनमें अमीबा जम जाता है, उसके कारण भी मुख से दुर्गन्ध आने लगती है। इस हेतु निम्न दवाओं का प्रयोग करना चाहिए।

उपचार—

घरेलू/आयुर्वेदिक/जड़ी-बूटियों द्वारा—

— मुख शुद्धि के लिये जायफल, जावित्री, मरवा के पुष्प, तुलसी के पत्ते समान भाग लेकर सबके बराबर गुड़ मिलाकर गोली बनाकर चूसने से मुख सुवासित रहता है।

— लाल टमाटर पर सेंधा नमक डाल कर खाने से जीभ का मैलापन दूर होता है।
— नागरमोथा के चूर्ण की एक मात्रा कुछ दिनों तक लें।
— एक गिलास गुनगुने पानी में एक चम्मच अदरक का रस मिलाकर कुल्ले करें।
— गाजर, पालक, खीरा प्रत्येक का रस आधा-आधा कप पियें। एक गिलास पानी में एक नींबू का रस मिलाकर 1-2 सप्ताह तक नित्य प्रात: कुल्ले करें।
— इलायची को खस के चूर्ण के साथ पान में रखकर खाने से मुँह की बदबू दूर होती है।
— कुछ दिनों तक नियमित जीरे को भूनकर खाने से मुँह में आती बदबू दूर होती है।
— खाना खाने के बाद तुलसी के 4-5 पत्ते चबाने से दुर्गंध दूर होती है।
— जामुन के पत्तों का रस गुनगुने पानी में मिलाकर कुल्ला करने से मुख की दुर्गंध दूर होती है तथा मसूढ़े मजबूत होते हैं। दाँत के अन्य रोग भी ठीक हो जाते हैं।
— एक नींबू ताजा पानी में निचोड़कर कुल्ला करने व निचोड़े नींबू से दाँत रगड़ने से मुँह की दुर्गंध दूर होती है।
— मुँह की दुर्गंध, प्याज और लहसुन की मुँह से दुर्गंध आदि हरा धनिया चबाने से दूर होती है।

बायोकेमिक/होमियोपैथी द्वारा—

1. **कालीम्योर—**मुँह से दुर्गंध आए। मुँह लाल फूला हुआ। गाढ़ी पानी-सी लार आए। मसूढ़े फूले हुए, रंगत सफेद या पीली। मसूढ़ों से खून आये। मसूढ़ों के आतशकी घाव, मुँह का सड़ाव।
2. **काली फास—**मुँह के गले-सड़े घाव, मुँह से दुर्गंध आए, मसूढ़े नर्म और फूल जाएँ, गाढ़ी और नमकीन लार अधिक आए।
3. **कालीफॉस और मैग्नेशिया फॉस—**दोनों ही औषधियां सर्वश्रेष्ठ हैं। दांतों पर मैल जमी हो और मुँह से बदबू आती हो। दोनों ही औषधियां शानदार काम करती हैं।
4. होंठों के भीतर और होंठों के ऊपर के घाव। दातुन या ब्रश करने से मसूढ़ों से खून गिरने लगे तथा मुँह से बदबू आती हो तो **साइलीशिया 12x** लें।

दाँतों के रोग

कृमिदन्त-कारण—दाँतों में विकृति होने पर पाचन संस्थान पर पूर्ण प्रभाव पड़ता है। इसलिये नियमित रूप से दाँत साफ करने चाहिये। खाने के बाद भोजन के कण दाँतों में न रहने दें। दाँतों को साफ न रखने से सूक्ष्म कीटाणु दाँत के तने में घुस जाते हैं। फिर ये दन्त मज्जा में फैल जाते हैं, अन्त में दन्त मज्जा के गढ़े में पहँच जाते हैं जहाँ खतरनाक सड़न उत्पन्न करके 'कृमिदन्त' रोग पैदा कर देते हैं।

लक्षण—इसमें दाँत के भीतर खोल-सा बन जाता है अथवा दाँत-दाढ़ गल कर गिर जाता है या स्वयं टुकड़े-टुकड़े होकर निकल जाते हैं या डॉक्टर से निकलवाने पडते हैं। इनमें समय-समय पर तीव्र दर्द के दौरे पड़ते हैं जिसके कारण रोगी अत्यन्त बेचैन रहता है। यदि ये

बढ़ जाये तो दाँत दर्द, स्नायु, शूल, अस्थि-आवरण, प्रदाह, मज्जा में पीप आना, दन्त व्रण, गठिया, मुँह से दुर्गंध आदि उपसर्ग पैदा हो सकते हैं।

पायोरिया (PYRRHOEA)—कारण—यह रोग दाँतों की सफाई न रखना, दाँतों में कीड़ा लगना, विटामिन 'सी' वाला भोजन उचित मात्रा में न खाना, ऐसे रोग जिनमें रोगी बहुत दुर्बल हो जाता है, जैसे— मधुमेह, क्षय, पाण्डु, गर्भावस्था आदि कारणों से हुआ करता है, उदर के विकारों के कारण भी यह रोग हो जाता है।

लक्षण—प्रात: उठने पर मुँह का स्वाद खारा-खारा लगता है। मुँह से दुर्गंध आती है। दाँतो में ठण्डी व गरम चीज लगती है जिससे तीव्र पीड़ा होती है। मसूड़े फूल जाते हैं और उनमें से पीप व रक्त निकलता है। रोग के पुराने हो जाने के पर मसूड़ों की विकृति के कारण दाँत ढीले पड़ जाते हैं। रोग बढ़ने पर हाथ-पैर में दर्द, जाड़ों में सूजन आ जाती है।

उपचार—

घरेलू/आयुर्वेदिक/जड़ी-बूटियों द्वारा—

— मौलसिरी की दातुन करना या दाँतों के नीचे रखकर चबाने से हिलते दाँत सुदृढ़ हो जाते हैं।

— नागकेशर चूर्ण, लोध्र रक्त, चंदन एवं मुलहठी-इन सबको समान मात्रा में मिलाकर कपड़छन चूर्ण बना लें। इस चूर्ण में शहद मिलाकर मंजन करने से पायरिया रोग में लाभ होता है।

— सरसों डालकर पानी गर्म करें। इस पानी से कुल्ला करने पर दाँत का दर्द दूर होता है।

— राई चूर्ण को मलने से दाँत के दर्द में राहत मिलती है।

— अरण्ड का तेल और कपूर मिलाकर प्रतिदिन सुबह-शाम मसूड़ों पर मलने से पायरिया ठीक होता है।

— लौकी का गूदा 50 ग्राम, लहसुन 10 ग्राम-दोनों को खरल करके 1 लीटर पानी में खूब पकायें। जब पानी आधा जल जाये तो गुनगुने पानी से कुल्ली करने से दाँत का दर्द फौरन बंद हो जायेगा।

— मेथी के साथ उबला पानी दाँतों पर मलने से मुँह की दुर्गंध दूर होती है तथा दाँत स्वस्थ व चमकीले हो जाते हैं।

— रात को सोने से पहले अच्छे मंजन से दाँतों की सफाई करें। भुनी हुई फिटकरी और अकरकरा को पीसकर सिरके में मिला लें और मसूड़ों व दाँतों पर हल्के हाथ से मलकर पोटेशियम परमैगनेट मिले नीम की उबली हुई पत्तियों के गर्म पानी से कुल्ला करें।

— नीला थोथा, सोंठ, काली मिर्च, पीपल, पीपला, मूल, हीरा कसीस, माजूफल, वायविडंग और पाँचों नमक बराबर मात्रा में लेकर बारीक पीसकर कपड़छन चूर्ण बना लें। इस मंजन से दाँतों के समस्त रोग दूर होते हैं।

— भुनी हुई फिटकरी, कत्था, सौंठ, काली मिर्च, पीपल, आँवला, मजीठ, माजूफल, कसीस,

रूमी मस्तगी, पीपल और मौलसिरी का छाल, सेंधा नमक, दक्षिणी सुपारी-इन सबको समभाग लेकर कपड़छन चूर्ण बना लें। पायरिया के लिये यह एक अचूक दवा है।

— फिटकरी, सुहाग खील और सेंधा नमक-समान भाग लेकर नित्य प्रति मंजन करने से बढ़ा हुआ पायरिया भी मिट जाता है।

— क़त्था, मौलसिरी की छाल, नीम की छाल, सेंधा नमक का समान भाग कपड़छन चूर्ण कर मंजन करने से दाँतों के हिलने में लाभ होता है।

— पीपल की जटा ताजी काटकर नित्य दातुन करने से हिलते हुए दाँत जम जाते हैं। और दुर्गंध का नाश होता है।

— सेंधा नमक और फिटकरी 5 ग्राम डालकर पीतल के बर्तन में रखें और तेज आग पर चढ़ा दें। सब चीजें जल कर भस्म हो जायें तब उतार कर ठण्डा होने पर बारीक खरल करें। यह दवा नित्य प्रति दाँतों पर थोड़ी-सी मलकर थोड़ी देर बाद कुल्ला करें। इससे पायरिया की सभी विकृतियां दूर हो जाती हैं। दाँत का दर्द भी मिट जाता हैं और जबड़े दृढ़ होते हैं।

बायोकैमिक/होमियोपैथिक औषधियां—

बच्चों के दाँत निकलना (Dentition) कल्केरिया-फॉस 6x—दाँत निकलने तथा हरे दस्त व कब्जियत आदि की यह प्रमुख दवा है।

फेरम-फॉस 12x—ज्वर, खाँसी, चेहरा लाल व मसूढ़े फूले हुए हों तो इससे बहुत लाभ होता है।

कल्केरिया-फ्लोर 3x—दाँतों को सुन्दर व चमकीला बनाता है।

मिश्रित-योग—कल्केरिया-फ्लोर 3 **x**, कल्केरिया-फॉस 3 **x** व फेरम-फॉस 6 **x** बच्चों के दाँत निकलते समय की सब व्याधियों को दूर कर बच्चों को स्वस्थ रखता है।

दाँतों में दर्द बने रहना (TOOTHACHE)

दाँतों में दर्द बने रहना (Toothache) फेरम-फॉस 12x—स्नायु-प्रदाह की वजह से दाँत का दर्द, ठंडे जल से रोग में वृद्धि तथा मसूड़ों का लाल हो जाना आदि लक्षणों में लाभदायक रहती है

काली-म्योर 3x—मसूड़ों में सूजन आने पर उपयोगी।

कैमोमिला-30 : यदि रोगी के मसूड़े सूजकर लाल हो जाते हैं, गर्म वस्तु से दर्द बढ़ता है। तब यह औषधि दें।

ऐण्टिप क्रूड-3, 6 : दाँत में कीड़ा लगने से दर्द होता है। कुछ भी खाने के समय दर्द होता है। ठण्डी हवा से राहत मिलती है।

मर्कसोल-30 : दाँत में कीड़ा लगने से दर्द होता है। ठण्डी एवं गर्म वस्तु खाने से दर्द बढ़ जाता है।

स्टेफिसेग्रिया-3, 30 : रोगी के दाँत काले पड़ जाते हैं। छूने मात्र से ही दर्द होता है। दाँत टुकड़ों के रूप में टूटते जाते है।

कोफिया-200 : दाँत में तेज दर्द। किन्तु यदि मुँह में ठण्डा पानी भरा जाये तो दर्द से कुछ क्षणों के लिये राहत मिलती है। ऐसे में यह औषधि उपयुक्त है।

क्रियोसोट-3, 30 : मसृड़े सूज जायें, मसूड़ों से खून निकले, दाँत पर मसूड़ों की पकड़ ढीली पड़ जाये, दाँतों में कीड़ा लग जाये और दर्द तेज हो। ऐसे में यह औषधि उत्तम है

मैग्नीशिया कार्ब-30 : यदि दाँतों में दर्द हो, रात के समय पीड़ा और बढ़ जाये, दाँतों में सड़न न हो।

मसूड़ों से खून आना (BLEEDING)

लक्षण—यह भी पायरिया जैसा ही रोग है। इसमें मसूड़ों में जख्म हो जाते हैं। मसूड़ों से खून भी आता है पस भी आता है। दाँत सड़ने लगते हैं। मसूड़े अपना स्थान छोड़ देते हैं। इस रोग की औषधियां इस प्रकार हैं।

फॉस्फोरस-30 : मसूड़े सूज जायें, मसूड़ों से खून बहने लगे, तब यह दें।

मर्क सोल-30: यदि उपर्युक्त औषधि से लाभ न हो तो रोगी को यह औषधि देनी चाहिए।

कार्बोवेज-30 : दाँत यदि मसूड़ों से अलग हो जाएँ, दाँत सड़ने लगें और हिलने लगें, मसूड़ों से खून निकले। ब्रश करते समय मसूड़े हिल जाएँ और खून बहने लगे—ऐसे में यह औषधि उत्तम है।

कैलि कार्ब-200 : रोगी के मुँह में प्रत्येक समय लार भरी रहती है मसूड़े अपना स्थान छोड़ देते हैं। दाँतों से पस भी निकलता है। ऐसे लक्षणों वाले रोगी के लिये यह औषधि उपयुक्त है।

दाँतों का क्षय (CARIES)

लक्षण—इस रोग का कारण भी दाँतों में अन्न कणों का सड़ना होता है। इसके परिणामस्वरूप दाँत काले पड़ने लगते हैं। दाँतों की जड़ें खोखली पड़ जाती हैं। दाँतों से खून निकलता है। दाँतों में कीड़ा लगने के कारण तेज दर्द होता है। विभिन्न लक्षणों के अनुसार इस रोग की औषधियां इस प्रकार हैं—

कैलकेरिया फ्लोर-6x : दाँतों में कीड़ा लग जाता है। दाँतों पर चढ़ी सफेद पर्त हटने लगती है। ऐसे में रोगी को यह औषधि देनी चाहिए।

स्टेफिसैग्रिया—30 : दाँतों में कुछ भी खाने के बाद दर्द होता है। दाँत काले पड़ जाते हैं। ऐसे में यह दें।

क्रियोसोट—30 : बच्चे के दूध के दाँत काले होकर सड़ने लगते हैं। ऐसे दाँतों में दर्द होता है।

मर्कसोल—30 : रोगी व्यक्ति के मसूड़ों से खून निकलता है। दाँत हिलने लगते हैं। नीचे से सड़ जाते हैं। ऐसे लक्षणों वाले रोगी के लिये यह औषधि उपयुक्त है।

फॉस्फोरस—30 : जबड़ों में क्षय-रोग लग जाता है। मसूड़ों से खून निकलता है। दाँतों का रंग बदल जाता है। दाँतों की जड़ों से भी खून निकलता है। दाँत खोखले हो जाते हैं।

मसूड़ों से पस निकलना (PYORRHEA)

लक्षण—दाँतों से सम्बंधित रोगों में यह एक प्रमुख रोग है जिसे आमतौर पर पायरिया के नाम से जाना जाता है। इस रोग में दाँतों से मवाद निकलता है। मसूड़े सड़ जाते हैं। मसूड़ों से खून भी निकलता है। दाँत काले पड़ जाते हैं। मुँह से बदबू आती है। इस रोग की औषधियां इस प्रकार हैं—

कैलेंडुला-30: इस रोग की यह प्रमुख औषधि है। इसे लाभ होने तक देते रहना चाहिए।

मर्कसोल-6:यदि मसूड़े फूल जाते हैं, मुँह से दुर्गंध आती है तब यह औषधि उत्तम है।

कैलिकार्ब-30: मसूड़ों में फोड़े हो जाते हैं। मसूड़े सूज जाते हैं। ऐसे में ये औषधि उपयुक्त है।

साइलीशिया-3x : यदि मसूड़ों से मवाद निकलता है तब रोगी को यह औषधि देनी चाहिए।

गन पॉउडर-3x : मसूड़ों में फोड़े हो जाते हैं। मसूड़े सूज जाते हैं। उनमें दर्द होता है।

सिस्टस-530 : मसूड़ों से मवाद के साथ-साथ खून भी निकलता है। मसूड़े सूज जाते हैं। मुँह से बदबू आती है। जीभ बाहर निकालने में कष्ट होता है। ऐसे में यह औषधि दें।

क्रियोसोट-30 : दाँत काले पड़ जाते हैं। दाँतों की ऊपरी परत छूटती रहती है। मसूड़ों से खून आता है।

स्टैफिसैग्रिया-30 :रोगी के मुँह में लार भरी रहती है। दाँत काले पड़ जाते है। मसूड़े फूल जाते हैं। ऐसे लक्षणों वाले रोगी के लिये यह औषधि उपयुक्त है।

❑❑

4.
श्वसन संस्थान के रोग

खाँसी

कारण—खाँसी खुद कोई रोग नहीं है बल्कि यह दूसरे रोग का लक्षण भर है। सर्दी, न्यूमोनिया, तपेदिक,दमा, ब्रोंकाइटिस और जिगर की खरीबी आदि रोगों में हुआ करती है। वायु नली में जलन, अधिक बलगम बनने से (जो बदहजमी, कब्ज, अफारा, ठण्डी हवा लगना आदि के कारण) होती है। धुआँ-धूल आदि में रहने, काम करने से स्नायुओं में गड़बड़ी होने से भी खाँसी होती है। यह हमेशा गले और फेफड़े के विकारों से उत्पन्न होती है। सर्दी लग जाने पर जुकाम हो जाता है और जुकाम के साथ या जुकाम ठीक होने पर खाँसी हो जाती है। फालतू कफ को बाहर निकालने के प्रयत्न को ही खाँसी कहते हैं।

लक्षण—सूखी खाँसी में बलगम नहीं आता या बहुत खाँसने पर जरा-सा बलगम निकलता है। इसमें रोगी की छाती में जकड़ाहट महसूस होती है। तर खाँसी में बलगम आराम से और ज्यादा मात्रा में निकलता है। दौरे के रूप में उठने वाली खाँसी को काली खाँसी कहते है। मल-मूत्र, उबासी, नींद आदि रोगों के रोकने से भी खाँसी हो जाती है।

उपचार—

घरेलू/आयुर्वेदिक/जड़ी-बूटियों द्वारा—

— मौसमी के रस में रस का आधा भाग गर्म पानी, जीरा, सौंठ मिलाकर पीने से खाँसी में आराम मिलता है।

— पके हुए सेब का रस एक गिलास निकालकर मिश्री मिलाकर प्रातः पीते रहने से पुरानी खाँसी ठीक हो जाती है।

— पिसा हुआ आँवला एक चम्मच, एक चम्मच शहद में मिलाकर दो बार नित्य चाटें।

— आठ भाग अनार के छिलके का चूर्ण, एक भाग सेंधा नमक मिलाकर पानी डालकर गोलियाँ बना लें। एक-एक गोली तीन बार चूसने से खाँसी ठीक हो जाती है।

— 60 ग्राम सरसों के तेल में लहसुन की एक गाँठ को साफ करके उसमें डालकर रख लें। इस तेल की सीने व गले पर मालिश करें।

— खाँसी में दमा खाँसी होने पर एक चम्मच मेथी एक गिलास पानी में उबालें, आधा पानी रहने पर छान कर गर्म-गर्म ही पियें।

— 20 ग्राम गेहूँ, 9 ग्राम सेंधा नमक, पात्र भर पानी में औटाकर तिहाई पानी रहने पर छानकर पीने से सात दिन में खाँसी मिट जाती है।

— खाँसी, कुकर खाँसी, जुकाम आदि में मक्की का भुटटा जलाकर उसकी राख पीस लें। इसमें स्वादानुसार सेंधा नमक मिला लें। नित्य चार बार चौथाई चम्मच गर्म पानी से फंकी लें। लाभ होगा।

— लहसुन मुनक्का के साथ दिन में तीन बार खायें।

— दूध में 5 पीपल डालकर गर्म करें। शक्कर डालकर नित्य सुबह-शाम पियें। इससे जुकाम, खाँसी, दमा आदि रोग में लाभ होगा।

बायोकैमिक व होमियोपैथिक—

फेरम-फास 12x—सूखी, ज्वरयुक्त खाँसी, रोग की प्रथमावस्था में अत्यन्त लाभदायक है।

कालीम्योर 3x—पेट की गड़बड़ी के कारण खाँसी, जीभ पर सफेद मैल, गाढ़ा श्लेष्मा जमा होने पर इसे दें।

कल्कैरिया-सल्फ 3x—छाती में श्लेष्मा घर्र-घर्र करता है। पीले बलगम के साथ खाँसी उठने पर लाभप्रद ।

मैग्नेशिया-फास 3x—हूपिंग खाँसी, फेफड़े में दर्द, सूखी खाँसी, रात में खाँसी का बढ़ना आदि लक्षण होने पर विशेष उपयोगी। बच्चों की सूखी खाँसी में बहुत लाभ करती है।

मिश्रित-योग—फेरम-फास 12 **x**, काली म्योर 3 **x**, मैग-फास 3 **x**, कल्कैरिया सल्फ 3 **x**, काली सल्फ 3 **x**, नेट्रम म्यूर 3 **x**, और साइलीशिया 12 **x** है।

फास्फोरस-30 : इस रोग के रोगी की छाती सिकुड़ी-सी रहती है। रोगी को खाँसी आती है। खाँसते-खाँसते पसीना आता है। रोगी साधारण-सी ठण्ड बर्दाश्त नहीं कर पाता। ठंड के कारण छाती भरी-भरी से रहती है। गले में कफ चिपका रहता है। रोगी अत्यंत दुर्बल हो जाता है। बुखार रहता है।

लाइकोपोडियम-30 : ऐसे रोगी जिन्हें पुराना निमोनिया हो अथवा श्वास नली का कोई पुराना रोग हो, उनके फेफड़ों में सूजन आ जाती है। फेफड़े रोग ग्रस्त हो जाते हैं। ऐसे रोगियों को कब्ज की शिकायत रहती है। पेशाब भी गाढ़ा आता है।

हिपर सल्फ-6 : यदि रोगी के फेफड़े रोगग्रस्त हो गये हों। खाँसते समय पीले रंग का कफ निकलता हो और छातो में घड़घड़ाहट-सी महसूस होती हो।

ब्रायोनिया-30 : रोगी को सुबह अधिक खाँसी आती है। खाँसते समय छाती में काटने जैसा दर्द होता है। दर्द कंधों के बीच भी महसूस होता है।

ड्रोसरा-12 : तेज खाँसी उठती हो। खाँसने से अपच, भोजन की उल्टी भी होती हो। रोगी को खाँसते समय काफी पसीना आता हो।

स्टैनम-30 : रोगी को अपनी छाती चपटी लगती हो एवं थूक का स्वाद मीठा हो तो यह औषधि दें।

कार्बोएनीमेलिस-30 : इतनी खाँसी कि रोगी खाँसते-खाँसते बेहाल हो जाये। गला सूखने लगे। रोगी हाँफने लगे और मुँह से बदबूदार थूक निकले। ऐसी स्थिति में यह औषधि उत्तम कही गयी है।

जुकाम

कारण—जुकाम आमतौर पर कब्ज होने पर, सर्दी लग जाने से होता है। कब्ज की हालत में नंगे पैर ठण्डे पानी में चलने फिरने से, गरम जगह से उठकर एकदम ठण्डी जगह जाने से, आग के पास काम करते-करते ठण्डा पानी पीने से, बारिश में भीगने से, ऋतु-परिवर्तन होने पर, चाय पीकर ठण्डा शरबत पीने से, सोकर उठते ही नहा लेने से, व्यायाम के तुरन्त बाद स्नान करने आदि कारणों से जुकाम हो जाता है। यह एक आम संक्रामक रोग है। इसमें रोगी की नाक की श्लेष्मिक कला में शोथ हो जाता है।

लक्षण—नया जुकाम होने पर नाक से पानी गिरता है। छींकें आती हैं, सिर और शरीर भारी-भारी या गिरा-पड़ा रहता है। नाक में जलन-सी रहती है, आँखें लाल हो जाती हैं, गला भारी हो जाता है। एक दो दिन तो नाक से पतला पानी बहता है फिर बलगम गाढ़ा होने लगता है। कई बार नाक बन्द हो जाती है। प्राय: तीन चार दिन में जुकाम ठीक हो जाता है।

उपचार—

घरेलू/आयुर्वेदिक/जड़ी-बूटी उपचार—

- जुकाम के साथ बुखार भी हो तो गर्म पानी, शहद और अदरक रस में चुटकी भर मीठा सोडा डालकर पिला दें तथा पसीना आने दें। पसीने के दौरान शरीर को हवा न लगने दें।
- सोंठ को कूटकर पानी में डालिए। जरा-सा गुड़ डालकर पकाइए। जब पानी चौथा हिस्सा रह जाए जो उतारकर पी लीजिए।
- पुराना या बिगड़ा हुआ जुकाम हो तो काली मिर्च 3 ग्राम, गुड़ 25ग्राम और गौ का दही 50 ग्राम ले लें। काली मिर्च को खूब बारीक पीसकर तीनों चीजों को अच्छी तरह मिला लें। प्रात:काल एक-एक ग्राम लेकर सेवन करें।
- जिनको नजले की शिकायत है वे बारहों महीने हल्के गर्म पानी से धूप में बैठकर ही स्नान करें। फ्रूट का सेवन करें, नजले में लाभप्रद है।
- साधारण जुकाम हो तो दो रत्ती फिटकरी भस्म फाँक कर तुलसी की चाय पियें और ओढ़ कर सो जायें। जुकाम में बुखार हो तो प्याज के रस में शहद मिलाकर एक घण्टे बाद चाट लें।
- राई पीसकर सूँघें व शहद में मिलाकर चाटें।
- लौंग 7 नग लीजिए। इन्हें 120 ग्राम जल में उबालिए। जब जल 30 ग्राम शेष रह

जाए जो उतारकर छान लीजिए। इससे जब भाप उठ रही हो तो उसका भपारा (बफारा)नाक को दीजिए। जब यह काढ़ा शीतल हो जाय तो पी लीजिए।

— दालचीनी व जायफल को बराबर मात्रा में पीसकर सुबह-शाम लेने से जुकाम ठीक हो जाता है।

— सर्दी, जुकाम होने पर तुलसी के पत्ते व कालीमिर्च को गुड़ के साथ उबाल कर पियें।

— 10 तुलसी के पत्ते, 4 काली मिर्च और दो बताशे के साथ प्रतिदिन सेवन करने से जुकाम में बड़ा ही लाभ होता है।

— कफ अधिक हो तो 100 ग्राम सरसों पीसकर उसमें 100 ग्राम हल्दी (मंद आँच पर भूनकर)मिलाकर इस चूर्ण को 5-5 ग्राम सुबह-शाम, शहद के साथ लेने से लाभ होता है।

— यदि अमरूद के फल को गर्म राख या बालू में भूनकर खाया जाय तो पुराने से पुराना जुकाम भी शीघ्र नष्ट हो जाता है।

— 30 ग्राम सौंफ एवं 6 लौंग लेकर एक किलो पानी में उबाल लें। उबालने पर जब एक चौथाई शेष रहे तो चीनी मिलाकर घूँट-घूँट करके पियें, लाभ होगा।

— थोड़ी सी अजवाइन को गर्म करके पतले कपड़े में बाँध लें, हथेली पर रगड़कर बार-बार सूँघना जुकाम में आराम देता है एवं सिर व भारीपन तुरन्त मिट जाता है। एक गिलास पानी में थोड़ा सा अजवाइन (लगभग एक चम्मच)एवं इससे चार गुना गुड़ डालकर उबालें। उबालने पर जब आधा पानी शेष रहे तो छानकर गर्म-गर्म ही पिएं एवं कुछ ओढ़कर सो जाएं।

— सर्दी-जुकाम, कफ-खाँसी, पेट के कृमियों के लिये मूली के बीजों का चूर्ण फायदेमंद रहता है।

बायोकैमिक व होमियोपैथिक उपचार—

— एलियम सीपा 30, आर्सेनिक 30 व जेलसीमियम 30 में दें।

— यूक्रेशिया 30 व नेट्रम सल्फ 6 भी लाभप्रद हैं।

न्यूमोनिया

कारण—फेफड़े में प्रदाह हो जाने को न्यूमोनिया कहते हैं। शुरू में ठण्ड लग जाने से फेफड़े में सूजन हो जाती है और साँस लेने में तकलीफ होती है। दूसरी अवस्था में बलगम बन जाता है और सारे फेफड़े में फैल जाता है। दोनों फेफड़ों में सूजन हो जाये तो डबल न्यूमोनिया कहलाता है। रोग भयंकर हो तो फेफड़े साफ न होकर फेफड़ों में बलगम बढ़ जाता है। हाथ पैर ठण्डे हो जाते हैं और रोगी की मृत्यु हो जाती है।

लक्षण—तेज ज्वर बढ़ता है। पसलियों में पीड़ा होती है। सिरदर्द, पैरों में दर्द, छाती में हल्का-सा दर्द, बेचैनी, प्यास अधिक लगना, जीभ सूखी-सी ओर काली-सी हो जाती है, श्वास लेने में कष्ट होता है, खाँसी हो जाना। आदि लक्षण प्रकट होते हैं।

उपचार—

घरेलू/आयुर्वेदिक/जड़ी-बूटियों द्वारा—

— न्यूमोनिया होने पर 2 रत्ती हींग एक मुनक्का में भर कर रोगी को कुछ दिन खिलाते रहें। न्यूमोनिया ठीक हो जायेगा।

— अदरक की एक गाँठ और इक्कीस पत्ते तुलसी के पीसकर रस निकाल लें और शहद मिलाकर चटा दें। दस-बारह दिन भर में दें।

— बच्चों को न्यूमोनिया, श्वास आदि स्थिति में थोड़ी-सी हींग पानी में घोलकर पिलायें। इससे कफ पतला होकर निकल जाता है। दुर्गंध और कीटाणु नष्ट हो जाते हैं।

— न्यूमोनिया में लहसुन का रस एक चम्मच गर्म पानी में मिलाकर पिलाना गुणकारी है। इससे सीने का दर्द कम होता है।

— इस रोग में पाचन अंग भली प्रकार कार्य करने के अयोग्य हो जाते हैं। उबले हुये पानी के गिलास में शहद डालकर रोगी को गरमागरम पिलाते रहने से रोगी दुर्बल नहीं होता तथा सीने ओर पसलियों पर शहद की मालिश करें।

— 20 तुलसी के हरे पत्ते और 5 काली मिर्च पीसकर पानी में मिलाकर पिलाने से न्यूमोनिया में पिलाने से लाभ होता है।

— न्यूमोनिया हो जाने पर तारपीन के तेल में कपूर मिलाकर रोगी की छाती पर मलने से शीघ्र आराम मिलता है।

बायोकैमिक व होमियोपैथिक—

एकोनाइट-30: रोगी घबराहट एवं बेचैनी महसूस करता है। थोड़ी-थोड़ी देर बाद खाँसी उठती है। साँस लेने में दिक्कत होती है

सल्फर-30: यदि उपर्युक्त औषधि से विशेष लाभ न हो तो इस औषधि का प्रयोग करना चाहिए।

फॉस्फोरस-30: रोगी को प्रत्येक समय आलस्य बना रहे। कफ काले अथवा मटमैले रंग का निकले।

कार्बोवेज-6: रोगी को साँस लेने में कठिनाई हो। रोगी ठण्डा पड़ता जाये। बेहद कमजोरी महसूस करे। ऐसी स्थिति में यह औषधि उपयोगी है।

नेट्रम सल्फ 6x व काली **सल्फ 6x** में लेते रहें।

दमा

कारण—यह एक गम्भीर एलर्जिक और जटिल चिकित्सकीय बीमारी है जो विभिन्न एलर्जन्स् के कारण श्वास नलिकाओं की ऐंठन के फलस्वरूप होती है। वंश परम्परा से इसका सम्बन्ध है। धूल के कण श्वास नलिकाओं में प्रवेश करने के कारण भी यह रोग हो सकता है।

लक्षण— इस रोग में तीव्र खाँसी, सूँ-सूँ की आवाज के साथ दम फूलना व श्वास क्रिया में कठिनाई हो जाना। ठण्ड के दिनों में वर्षा में भीगने व आँधी के दिनों में तेज दौरा पड़ता है।

दौरे के समय श्वास लेने में कठिनाई होती है, कभी-कभी भय, तनाव और भावुकता से भी इस स्थिति को बढ़ावा मिलता है।

उपचार—

घरेलू/आयुर्वेदिक/जड़ी-बूटियों द्वारा—

- चकोतरा (फल) के शर्बत की चार-पाँच बोतलें बना लें। सर्दी या बरसात का मौसम हो तो पानी मत डालें और अकेला शर्बत ही चखते रहें। पाँच-पाँच ग्राम दिन में आठ बार तक दे सकते हैं। यदि खाँसी, बलगम से ज्यादा परेशान हों तो आम की गिरी के चूर्ण (पाँच ग्राम)की फंकी चकोतरी शर्बत की चाशनी में मिलाकर चटा दें। गर्मियों में मटकी का पानी मिलाकर शर्बत बनाकर पियें। खाँसी भी रुक जायेगी और दमा भी जाता रहेगा।
- फूली हुई फिटकरी आधा रत्ती मुँह में डाल लें और चूसते रहें। न कफ बनेगा और न ही दमा सतायेगा।
- पुराने दमे वाले फूली हुई फिटकरी और मिश्री दस-दस ग्राम पीसकर रख लें। दिन में एक-दो बार डेढ़ ग्राम की फंकी ताजा पानी के साथ लें। दूध, घी, मक्खन,तेल, खटाई, तेज मिर्च मसाले का परहेज रखें। मक्खन निकला मट्ठा, सब्जियों के सूप आदि लें।
- दमे के रोगियों के लिये शहद, प्याज, लहसुन, तुलसी की चाय और गुड़ अमृत है। दालचीनी मुँह में डालकर चूसते रहें।
- बिना छिलका उतारे एक पके केले में चाकू से गड्ढा बना लें। उस गड्ढे में जरा-सा नमक तथा काली मिर्च का चूर्ण भरकर उसे रात भर चाँदनी में पड़ा रहने दें। सवेरे उस केले को छिलके सहित आग पर भूनें और छीलकर खायें, इससे दमे में आराम पहुँचता है।
- दमा तथा श्वास रोग में शहद के साथ अनार के सूखे छिलकों को पीसकर सेवन करें।
- कपूर को उबलते पानी में डालकर सूँघने से श्वसन सम्बन्धी रोगियों को विशेष लाभ मिलता है।
- अंगूर का रस फेफड़ों के कोषों को शक्ति देता है इसलिए दमा, खाँसी, टी बी के रोगियों को अंगूर बहुत लाभकारी रहता है।
- दस बूँदें नीम का तेल पान पर लगाकर खाने से दमा व खाँसी में फायदा होता है।
- दमा होने पर अजवाइन की गर्म पुल्टिस से रोगी के सीने का सेंक करना चाहिए।
- जाड़े के मौसम में तिल-गुड़ के लडडू या गजक का सेवन करते रहने से दमा, खाँसी, जुकाम आदि रोगों में फायदा पहुँचता है। इनका सेवन वैसे भी रोग-प्रतिरोधक शक्ति बढ़ाने में सहायक रहता है।
- नमक सेंधा और सरसों का तेल छाती पर मलने से खाँसी, दमा में आराम होता है
- ईसबगोल साबुत लें आएँ। ईसबगोल का सत या भूसी नहीं लेना है। इसका कचरा

मिटटी हटा कर साफ कर लें। सुबह-शाम 10-10 ग्राम ईसबगोल पानी के साथ निगल जाएँ। एक माह में दमा विदा हो जायेगा। परहेज में चावल, तेल पदार्थ, गुड़, तेल, खटाई, बादी वाले पदार्थ कतई बन्द रखें और ठीक हो जाने के बाद भी कम से कम छ: माह तक परहेज जारी रखें।

— यदि साँस फूलती है या हल्का दमे का रोग है, तो रोगी को पीपल, काली मिर्च, सौंठ व चीनी को बराबर मात्रा में पीसकर दिन में तीन-चार बार मुँह में रखकर चूसना चाहिए या शहद मिलाकर खा लेना चाहिए। इसके अलावा घी, चावल, सिगरेट, आलू, ठण्डी लस्सी, फ्रिज का पानी व उड़द की दाल का कम से कम या बिल्कुल प्रयोग न करें।

बायोकैमिक/होमियोपैथिक औषधियों द्वारा—

कारण—माता-पिता को दमा होने पर प्राय: यह रोग सन्तान में हो जाता है श्वास-यंत्र में श्वास के साथ धूल के कण या धुआँ प्रवेश करने, दुर्गन्धित स्थान में रहने, ठण्डे पदार्थो के अधिक सेवन, अतिमैथुन आदि से रोग की उत्पत्ति के कारण हैं।

लक्षण—श्वास-कष्ट, छाती में दबाव। इसके आक्रमण के समय रोगी न तो सो सकता है और न बैठ ही सकता है। खुली हवा पाने को व्याकुल हो उठता है और बेचैन रहता है।

फेरम-फास 12x—यकायक सर्दी के प्रकोप, धुआँ अथवा धूल के कण जाने से वाय-नली में उत्तेजना होने पर तुरन्त लाभ करती है।

काली म्योर 3x—यकृत-दोष से रोग का आक्रमण, जीभ पर सफेद मैल की परत जम जाने पर उपयोगी।

काली फास 3x—इस रोग की प्रधान दवा है। तेज श्वास को घटाने के लिये इससे बहुत फायदा होता है। गुनगुने पानी में लें।

नेट्रम-सल्फ 3x—युवक-युवतियों तथा छोटे बच्चों के दमा (अस्थमा) में अधिक फायदा करता है। वर्षा या सर्दी के कारण रोग बढ़े तो इससे अवश्य लाभ होता है।

मैग्नेशिया-फास 3x—श्वास नली की अकड़न, छाती में तीव्र दर्द आदि श्वास-कष्ट हों तो 'फेरम-फास' के साथ पर्यायक्रम से व्यवहार करें।

मिश्रित-योग—फेरम-फास 12 **x**, काली म्योर 3 **x**, काली-फास 3 **x**, मैग्नेशिया-फास 3 **x**, कल्कैरिया-फ्लोर 3 **x**, कल्कैरिया-फास 3 **x**, नैट्रम-सल्फ 3 **x**, नैट्रम-म्योर 3 **x**, और साइलीशिया 12 **x**—दमा-रोग का यह अद्वितीय योग है।

गरिष्ठ, बासी, तले पदार्थों से परहेज करना चाहिए। यदि दूध पीने की इच्छा हो तो उसमें तुलसी व चाय की पत्ती डाल लेनी चाहिए।

एकोनाइट-6 तथा इपिकाक : रोगी को यदि साँस लेने में कठिनाई होती है और कफ भी बहुत आता है तथा मुश्किल से निकलता है।

इपीकाक-30 : रोगी को हिलने-डुलने में भी परेशानी होती है। छाती में कफ भरा रहता है जो आसानी से नहीं निकलता। रोगी न तो सर्दी को बर्दाश्त कर पाता है और न गर्मी को। छाती सिकुड़ी रहती है। छाती में कफ के कारण घड़घड़ाहट सुनाई देती है।

ब्लैटा ओरियण्टेलिस मूल अर्क : यह दमे के रोगियों के लिये एक उत्तम औषधि है। रोगी को दौरे के समय इसकी दस-पन्द्रह बूँदें बार-बार गर्म पानी के साथ देनी चाहिए।

आर्सेनिक-30 : यदि रोग का आक्रमण आधी रात के बाद होता है। रोगी लेट नहीं सकता। लेटने से बेचैनी और घबराहट बढ़ती है। रोगी बैठना पसन्द करता है।

कैलीब्राइक्रोम-30 : रेशेदार कफ निकलता है। रोगी को साँस लेने में तकलीफ होती है। यह रोग भी आधी रात के बाद आक्रमण करता है और रोगी लेट नहीं पाता।

कैलीकार्ब—6x, 30 : रोगी की पीड़ा यदि प्रात: तीन बजे के आस पास बढ़ जाती है, छाती में काटने जैसा दर्द महसूस होता है। कफ गाढ़ा चिपकनेवाला होता है तो यह औषधि दें।

कार्बोवेज-30 : ऐसे रोगी, जो वृद्ध हैं, दमे के शिकार हैं और अत्यन्त दुर्बल हो गये हैं। दमे के दौरे के समय अत्यन्त घबराहट और बेचैनी महसूस होती है। डकार आने से राहत मिलती है।

लैकेसिस-200 : रोगी आराम से सोता है किन्तु एकाएक दमे का आक्रमण होने से उठ जाता है। खाँसने से ढेर सारा पतला कफ आता है। इससे रोगी को राहत मिलती है।

नैट्रम सल्फ 6 **x**, ऐसा दमा, जो बरसात का मौसम आते ही शुरू हो जाये। रोगी बेचैनी महसूस करे।

ब्रोमियम—1, 3 : रोगी को यदि खुश्क हवा से दमे का आक्रमण होता हो तो यह औषधि उपयोगी है।

मैडोराइनम—200 : रोगी यदि छाती, पेट अथवा घुटनों के बल सोता है और दमे का मरीज है। ऐसी स्थिति में यह एक लाभंकारी औषधि है।

ऐलुमेन विचूर्ण—1 x, इस औषधि का चूर्ण मुँह में रखने से दमे का दौरा शांत हो जाता है।

❑❑

5.
रक्त व हृदय रोग

हाई ब्लड प्रैशर (उच्च रक्तचाप)

कारण—उच्च रक्तचाप कोई रोग नहीं है बल्कि एक लक्षण है तो हृदय, गुर्दे या रक्त संचालन प्रणाली में रोग हो जाने से उत्पन्न होता है।

1. यह रोग वंशानुक्रम द्वारा हो जाता है। व्यक्ति जीवन में किसी भी अवस्था में ग्रसित हो सकता है।
2. तनावपूर्ण जीवन उच्च रक्तचाप का महत्त्वपूर्ण कारण है। व्यक्ति क्रोध, डर, दु:ख आदि संवेगों से ग्रस्त रहता है तो शीघ्र रक्तचाप में वृद्धि हो जाती है।
3. जो व्यक्ति वसा युक्त पदार्थों का अधिक सेवन करते हैं, अधिक मोटे लोग जो शारीरिक परिश्रम कम करते हैं, उनके रक्त में कोलेस्ट्रोल की मात्रा बढ़ जाती है।
4. गर्भवती व वृद्ध भी उच्च रक्तचाप के शिकार हो जाते हैं।
5. धूम्रपान, मदिरापान, अन्य नशीले पदार्थों का सेवन, सुजाक, बहुस्त्री सहवास, मूत्रग्रन्थि की बीमारी, मधुमेह, गठिया, बहुत मानसिक परिश्रम करने वाले, पाचन में गड़बड़ी, यकृत दोष, कब्ज, बहुत खाना, दाँतों में पीप होना, दूषित गलग्रन्थि, पुरानी पित्तनली की बीमारी आदि कारणों से उच्च रक्तचाप हो सकता है।

लक्षण—प्रारम्भिक अवस्था में सिर दर्द, चक्कर आना, दिल की धड़कन तेज होना, सिर में भारीपन होना, आलस्य आना, काम में मन न लगना। दूसरी अवस्था में उल्टी होना, जी घबड़ाना, अत्यधिक बेचैनी, पाचन सम्बन्धित विकारों का होना, अफारा, कब्ज, अजीर्ण, तथा अरुचि, आँखों के आगे धुँधलापन छाना, नींद न आना। तीसरी अवस्था में नाक से रक्त आना, हृदय में दर्द, हाथ-पैर में भुनभुनी आना, कानों में घूँ-घूँ शब्द होना, हृदय गति अवरुद्ध होने लगती है तथा मृत्यु भी हो सकती है।

उपचार—

घरेलू/आयुर्वेदिक/जड़ी-बूटियों द्वारा—

— तरबूज का रस पीने से लाभ होता है।

— तरबूज के बीज छाया में सुखाये हुए, दो चम्मच बीज कूटपीस कर एक कप उबले गर्म पानी में एक घण्टा भीगने दें। ठण्डा होने पर हिलाकर छान नें और पी जायें। इस प्रकार की चार खुराक नित्य पियें।

— अतिरिक्त दबाव होने पर शहद शरीर पर शामक प्रभाव डालकर रक्त वाहिकाओं की उत्तेजना को घटाकर उनको सिकोड़ कर अतिरिक्त दबाव को घटाता है।

— उच्च रक्तदाब वाले रोगियों के पैरों के तलवों व हथेली पर मेहँदी का लेप समय-समय पर करने से आराम मिलता है।

— प्याज, लहसुन व अदरक की समान मात्रा लेकर, इनका सेवन करने से उच्च रक्तचाप में अत्यन्त लाभ होता है। तीनों का मिश्रण रस एक-एक तोला सवेरे-शाम सेवनीय है।

— उच्च रक्तचाप के रोगियों को नियमित रूप से पके पपीते का सेवन करना चाहिए। पपीते में वह गुण है जिससे कि उच्च रक्तचाप नियंत्रित रहता है। यदि उच्च रक्तचाप के रोगियों ने इस प्रयोग को अभी तक नहीं आजमाया है तो आज ही आजमाएँ, चमत्कारिक फायदा होगा।

— सेंधा नमक उच्च रक्तचाप वालों को साधारण नमक की जगह सेवन करना चाहिए।

— आधा किलो लहसुन को छीलकर चार-पाँच दिन तक धूप में सुखाएँ। फिर काँच की बर्नी में रखकर इतना शहद भरें कि लहसुन डूबा हुआ रहे। इस बर्नी को 15 दिन तक धूप में रखें। इसके बाद इसमें से 2-2 कली सुबह-शाम खाकर एक कप दूध पीना चाहिए। कुछ दिन तक यह उपाय करते रहने से उच्च या निम्न (हाई या लो ब्लड प्रेशर)रक्तचाप सामान्य हो जाता है।

— उच्च रक्त-चाप वाले व्यक्ति को तरबूज-रस में सेंधा नमक व काली मिर्च डालकर देना लाभप्रद रहता है।

बायोकैमिक/होमियोपैथिक औषधियों द्वारा—

औरम म्यूरियेटिकम नैट्रोनेटम 2x, 3x तथा ओरममेट-30 : रोगी साधारण-सा परिश्रम करते ही हाँफने लगता है। उसे अपनी छाती पर बोझ सा महसूस होता है। यदि वह चढ़ाई चढ़ता है तो उसे आराम के लिये रुकना पड़ता है।

ग्लोनायन-6, 30 : रोगी को सिरदर्द रहता है। चक्कर आते हैं। हृदय की धड़कनें बढ़ जाती हैं। हृदय के स्थान पर भी दर्द महसूस होता है। ऐसे रोगी के लिये भी यह औषधि उत्तम है।

बेलाडोना-30 : रोगी उत्तेजित-सा नजर आता है। चेहरा तमतमा जाता है। गला सूखने लगता है, गले की नसें उभर आती हैं। स्नायुओं में दर्द आता-जाता रहता है।

जेलसीमियम-1M : रोगी को सिरदर्द रहता है। माथे पर बोझ-सा महसूस होता है। माथा सुन्न-सा लगता है। सिर के पिछले भाग में दर्द की शिकायत हो जाती है। आमतौर पर ये लक्षण उस रोगी में पाये जाते हैं जिसके हाईब्लड प्रेशर का कारण कोई मानसिक आघात लगना होता है।

नैट्रमम्यूर-200 : ऐसे व्यक्ति जो हर समय चिंतित-से रहते हैं। कुछ न कुछ सोचते-से लगते हैं और अधिक खाना पसन्द करते हैं। उनके हाई ब्लड प्रेशर में यह औषधि उपयोगी है।

क्रेटेगस मूल अर्क—हाई ब्लड प्रेशर का मुख्य कारण धमनियों में कैल्सियम जमा होना होता है। यह औषधि ऐसे तत्वों को घोलकर धमनियों का कड़ापन मिटा देती है।

लो ब्लड प्रैशर (निम्न रक्तचाप)

कारण—दौर्बल्य, उपवास, भोजन तथा जल की कमी, शारीरिक तथा मानसिक परिश्रम, इंफ्लूएंजा के पश्चात, बाँयें निलय के रोग, यक्ष्मा, मानसिक आघात, निपात तथा रक्त बहने आदि के कारणों से यह रोग होता है।

लक्षण—इसमें नब्ज धीमी व छोटी हो जाती है, जरा-सा परिश्रम करने से रोगी थक जाता है। शरीर का दुर्बल होना, आलस्य, अनुत्साह, शक्ति का घटते जाना, बातें भूल जाना, मस्तिष्क अवसाद, विस्मृति, थोड़ी-सी मेहनत में चिड़चिड़ापन, सिरदर्द, सिर चकराना आदि लक्षण होते हैं।

उपचार—

घरेलू/आयुर्वेदिक/जड़ी-बूटियों द्वारा—

— रक्तचाप (**Blood Pressure**)— सर्पगन्धा का सत तथा शिलाजीत समभाग लेकर दोनों को घोटकर गोलियाँ बना लें। प्रात:-मध्याह्न-सायं 1— 1 गोली दूध या पानी के साथ लें।

— दिल बैठता हो, लो— ब्लड प्रेशर हो, दिल बहुत धड़कता हो जो प्रात:बासी मुँह सेब का एक मुरब्बा चाँदी के वर्क के साथ सेवन करें।

— आक के फूल और कालीमिर्च बराबर मात्रा में पीसकर आधा ग्राम की गोली बना लें। सुबह-शाम एक गोली खाने से निम्न रक्तचाप में लाभ होगा। गोली खाने के एक घण्टे तक कुछ न खायें।

— लहसुन का रस या तुलसी का रस शहद में मिलाकर लें। शहद दुगनी मात्रा में लें।

— हींग के सेवन से रक्त जम नहीं पाता अत: रक्त संचार ठीक रहता है। अत: निम्न रक्तचाप में हींग का सेवन लाभदायक है।

— छाछ का सेवन इसमें लाभदायक है।

बायोकैमिक/होमियोपैथिक औषधियों द्वारा—

वेरेट्रम एल्बम 30 व कैम्फट 30 कुछ दिन तक लेने पर फायदा मिलता है।
साथ में फाइव फास 4—4 गोली सुबह— शाम लेनी चाहिए।

अनियमित हृदय स्पंदन
(दिल की धड़कनों का घटना-बढ़ना)

कारण—हृदय एक निश्चित लय में धड़कता है। यदि यह धड़कन किसी वजह से बढ़ जाती है, तो इसे ही हृदय का धड़कना कहते हैं। यह अधिक मानसिक उत्तेजना अथवा

अवसन्नता, स्नायु-मण्डल के रोग, उत्तेजन पदार्थों के सेवन, भय, परिश्रम, शोक, दौड़, हस्तमैथुन आदि कारणों से यह रोग होता है।

उपचार—

घरेलू/आयुर्वेदिक/जड़ी-बूटियों द्वारा—

— पिस्ता हृदय की धड़कन कम करता है।

— जिनके हृदय की धड़कन बढ़ गई हो, हृदय रोग से बचना चाहते हों वे एक प्याज नित्य खाना खाते समय खायें। इससे धड़कन सामान्य हो जायेगी। हृदय को शक्ति मिलेगी।

— अंगूर खाने से घबराहट दूर हो जाती है।

— यदि दिल बहुत धड़कता हो तो गुलाब के चूर्ण में बराबर मिश्री मिला लें। एक-एक चम्मच की मात्रा में इस चूर्ण का गाय के दूध से सेवन करें या गुलाब के चूर्ण व धनिया के चूर्ण में बराबर मिश्री मिलाकर 2-2 चम्मच गाय के दूध से दिन में दो बार दें।

— अनार के कोमल पत्तों को पीसकर प्रात:सायं पीने से दिल की धड़कन कम होती है।

— गर्मी के दिनों में कुछ लोगों को घबराहट और बेचैनी महसूस होती है। उस दौरान दिल की धड़कन तेज हो जाती है। ऐसे में गुलाब के पुष्पों को प्रात:काल धोकर चबाकर खाने से आराम मिलता है

— पके सुगंधित बेल का गूदा मलाई में मिलाकर रोज खाते रहिये। दिल को ताकत मिलेगी। बेलपत्र का दस ग्राम रस निकालकर गाय के घी में मिलाकर पी जाएँ। एक बार में पूरा आराम न आये तो दो घण्टे बाद एक और मात्रा ले लें।

— सेब का शर्बत भी दिल की घबराहट को दूर करता है। बीज निकालकर 100 ग्राम सेब के टुकड़े काट लें और दो सौ ग्राम रस पानी में उबालें। थोड़ी ही देर में सेब के टुकड़े गल जायेंगे। दो सौ ग्राम मिश्री की चाशनी बना लें और पच्चीस ग्राम नींबू निचोड़ दें। इस चाशनी में उबले हुए सेब पानी सहित डाल दें। शर्बत बनाकर पी लें और टुकड़े अलग से खा लें। दिल बैठता हुआ-सा लगे तो यह शर्बत पी लें।

— सूखे आँवले (यदि ताजा हों तो उन्हें थोड़ा कूट लें, ताकि उनके टुकड़े से हो जायें और फिर छाया में सुखा लें)का चूर्ण करके उसमें बराबर की मिश्री मिलाकर एक साफ सूखी चौड़े मुँह की बोतल में भरकर रख दें। नित्य इस चूर्ण की एक छोटी चम्मच भर मात्रा प्रात: निराहार मुँह तथा रात को सोने से पहले ताजा जल से लेते रहें। इस साधारण से प्रयोग से दिल की बढ़ी हुई धड़कनें सामान्य होती हैं, दिल को शक्ति मिलती है तथा रक्तचाप में भी काफी फायदा पहुँचता है।

— पपीता भारी प्रोटीनों को शीघ्र पचाने की क्षमता रखता है। दिल के मरीजों के लिये लाभप्रद है।

बायोकैमिक/होमियोपैथिक/औषधियों द्वारा—

काली-म्योर 3x—अपच तथा यकृत की गड़बड़ी के कारण रोग उत्पन्न होने की दशा में उपयोगी।

काली-फास 3x—हृदय की क्रिया दुर्बल व रुक रुककर होना, निद्रा का अभाव, समस्त शरीर में सुस्ती व स्वाभाविक कमजोरी के लक्षणों में इसकी व्यवहार करना चाहिए।

नैट्रम-म्योर 3x—रक्ताभाव के कारण रोग का आक्रमण होने पर।

मिश्रित-योग—फेरम-फास 12x, काली फास 3x, कल्कैरिया-फ्लोर 3x, नेट्रम-म्योर 3x, और काली-म्योर 3x—यह हृदय की विविध व्याधियों को नष्ट करने, हृदय को शक्ति देने में बहुत उपयोगी मिश्रण है।

ऐकोनाइट-3-30 : हृदय की धड़कनें तो बढ़ जाती हैं किन्तु हृदय कमजोर महसूस नहीं होता।

नक्स वोमिका-30 : यदि कब्ज के कारण पेट में वायु भरी रहे और उसकी वजह से हृदय की धड़कनें बढ़ जायें तो यह औषधि उत्तम है।

पल्सेटिला-30 : अर्जीण रोग के कारण स्पंदन बढ़ती है। पेट में वायु इधर-उधर घूमती है इसके कारण हृदय पर दबाव-सा महसूस होता है। रोगी को साँस लेने में परेशानी हो सकती है। रोगी को गर्मी सहन नहीं हो पाती।

कार्बोवेज-30 : रोगी को कब्ज की शिकायत रहती है। पेट में हवा भरी रहती है। रोगी के हृदय की धड़कनें बढ़ जाती हैं। डकारें आती हैं तो इस औषधि से राहत मिलती है।

मौस्कस-1, 3 : हृदय की धड़कनें इतनी बढ़ जाती हैं कि रोगी घबरा जाता है। बेहोश भी हो सकता है। ऐसे में रोगी को यह औषधि दें।

क्रेटेगस मूल अर्क : यदि धड़कनें इतनी बढ़ जायें कि रोगी को अपना हृदय बंद होता-सा लगे, रोगी को मौत का भय सताने लगे। ऐसे में यह औषधि दिन में पाँच-पाँच बार देनी चाहिए।

रक्ताल्पता/शरीर में खून की कमी (एनीमिया)

कारण—पौष्टिक भोजन का अभाव, अधिक समय तक रक्तस्राव या शुक्र-क्षय होना, मलेरिया हो जाना, आदि इसके प्रमुख कारण हैं।

लक्षण—शरीर में लाल कणों की कमी होकर निर्बलता आ जाती है। इस रोग में शोथ होने का डर भी रहता है।

उपचार—

घरेलू/आयुर्वेदिक/जड़ी-बूटियों द्वारा—

— पीपल का दूध रक्त—वर्धक और दर्द-निवारक होता है। इसके अलावा, पीपल कान के दर्द, गुर्दे के दर्द, उदर-शूल, क्षय-रोग आदि में भी समान रूप से उपयोगी है।

— लाल टमाटरों का रस पीते रहने से कमजोरी व थकावट दूर होती है। भूख खुलती है।

— 4 माशा गोंद व 4 माशा गेरू इनको पीसकर प्रात:काल फंकी देने से माहवारी में अधिक गिरता खून कम हो जाता है।

— दालचीनी और काला तिल समान मात्रा में लेकर पीस लें। इस चूर्ण को आधा कप दूध या पानी के साथ लेने से कमजोरी दूर होती है।

— दिन में तीन बार शहद का शर्बत बनाकर पीजिये, यह रक्त की कमी को पूरी करता है।

— पके हुए मीठे आठ दस आड़ू दस-बारह दिन बराबर खाइये।

— दस-पन्द्रह काजू खूब चबाकर ऊपर से गर्म दूध पी लें।

— एक मुटठी फालसा रोज चूसने से रक्त की कमी नहीं रहती।

— आम को दूध में घोंट कर रोज़ पीने से रक्ताल्पता दूर होती है।

— थोड़ी मात्रा में रोज आलूबुखारा खाने से रक्त की कमी दूर होती है।

— पाँच-सात चीकू एक साथ खा जाइये। बेजान शरीर में जान आयेगी और कमजोरी दूर हो जायेगी।

— रक्ताभाव से पीड़ित रोगी के लिए पालक एक बेहतर औषधि है।

— गाजर, पालक, टमाटर के रस का मिश्रण रक्तहीनता के रोगियों के लिए गुणकारी है।

— तिल का प्रयोग करने से शरीर में खून की मात्रा बढ़ जाती है क्योंकि इसमें लौह तत्व पाया जाता है।

— यदि खून की कमी (एनीमिया) हो या रक्त कम बनता हो तो चुकंदर का रस एक कप की मात्रा में तीन बार लेना चाहिए।

— विटामिन और खून की कमी को दूर करने के लिये मरीज को गाजर खिलाने से लाभ मिलेगा।

— मूली के रस में समान मात्रा में अनार का रस मिलाकर पीने से रक्त में हीमोग्लोबिन बढ़ता है और रक्ताल्पता का रोग दूर होता है।

— शरीर एकदम कमजोर पड़ गया हो और आँखों के आगे अँधेरा छाने लगता हो तो समझ लीजिए कि शरीर में खून की कमी बढ़ रही है। ऐसे में आँवले के चूर्ण को तिल के चूर्ण में मिलाकर रख लें। अब एक चम्मच चूर्ण हर रोज शहद मिला कर चाटें। देखते-देखते महीने भर में हालत सुधर जायेगी।

— आधा कप प्याज का रस व इतना ही शहद मिलाकर चाटने से खून की कमी दूर होती है।

— अनार के रस को एनीमिया के रोगी को पिलाना फायदेमंद है।

— जामुन के रस में शहद, आँवले का रस या गुलाब के फूल का रस मिलाकर नित्य एक दो माह लेने से रक्त क्षति, सभी प्रकार की दुर्बलता दूर होती है और स्मरण शक्ति भी बढ़ती है।

बायोकैमिक/होमियोपैथिक औषधियों द्वारा—

कल्केरिया-फास 12x—सभी प्रकार की रक्ताल्पता में यह औषधि लाभप्रद है। इसी कारण रक्त की स्वल्पता की यह सर्वप्रधान औषधि है। रक्त के लाल कण बढ़ने में यह अद्वितीय औषधि है।

फेरम-फास 12x—यदि रक्त के लाल कण यथेष्ट मात्रा में न बढ़ें तो इसकी प्रयोग करना ठीक रहता है।

काली-फास 3x—अधिक मानसिक परिश्रम के कारण रक्त की कमी।

नेट्रम-म्यूर 200 सप्ताह में एक बार व फेरम-मेट 30 रोजाना कुछ दिन तक लेते रहें।

❑❑

6.
पाचन संस्थान के रोग

अजीर्ण (DYPSEPSIA)

कारण—अधिक भोजन कर लेने, मानसिक उत्तेजना, चाय, काफी, बीड़ी, सिगरेट आदि का अत्यधिक प्रयोग, शारीरिक परिश्रम न करना, प्रकृति विरुद्ध रहन-सहन ही इस रोग की उत्पत्ति के प्रमुख कारण हैं।

लक्षण—खट्टी डकारें आना, भूख का अभाव, सिर में चक्कर आना, सीने में जलन तथा पेट में दर्द व भारीपन आदि प्रतीत होना।

उपचार—

घरेलू/आयुर्वेदिक/जड़ी-बूटियों द्वारा—

- अपच, मार्निंग सिकनेस के लिए ताजी मीठे नीम की पत्तियों के रस में नींबू का रस मिलाकर दिया जाता है। ताजे पानी के साथ मिलाकर दें। यह दवा बहुत तेज है, इसे स्टील की कटोरी में बनायें।
- घी, तेल, चिकनी चीजें न पचने पर गाजर का रस 300 ग्राम, पालक का रस 150 ग्राम मिलाकर पियें।
- फूलगोभी और गाजर का रस समान मात्रा में मिलाकर पियें। अपच दूर होगी।
- चिकनाई खाने से अपच है तो छाछ में सिंका जीरा, सेंधा नमक, कालीमिर्च मिलाकर पियें।
- सेंकी हुई हींग, जीरा और सौंठ में सेंधा नमक मिलाकर चौथाई चम्मच गर्म पानी से फाँक लें।
- दो चम्मच जीरा उबाल लें, ठण्डा करके आधा-आधा कप दिन में तीन बार पियें।
- जीरा, पीपल, कालीमिर्च, सौंठ, सेंधा नमक मिलाकर रख लें। भोजन के बाद एक चम्मच चूर्ण के साथ लेने से अपच नहीं होती।
- जिसे खाना हजम न होता हो, खाना खाते ही दस्त हो जाता हो, वे 60 ग्राम सूखा

धनिया, 25ग्राम नमक, 25 ग्राम काली मिर्च—तीनों को पीसकर रख लें। खाना खाने के बाद नित्य आधा चम्मच फंकी लें।

— हल्का खाना खाने के बाद भी दस्त हो जाये जो काला नमक 5 ग्राम गर्म पानी में मिलाकर पी जायें।

— अजवाइन, छोटी हरड़ समान मात्रा, सेंधा नमक, हींग स्वादानुसार लेकर सबको पीस लें। भोजन के बाद एक चम्मच पाचक चूर्ण गर्म पानी से लें।

— 3 काली मिर्च, 3 लौंग, 25 नीम की पत्तियां मिलाकर पीस लें। इसमें थोड़ा पानी, शक्कर मिलाकर दिन में दो बार तीन दिन तक पियें, अपच ठीक हो जायेगी।

— कॉफी पीने से अपच दूर होती है।

— अपच और कब्ज की शिकायत में लौंग, हरड़ और सेंधा नमक का काढ़ा बहुत आराम देता है।

— अपच में प्याज के रस में नमक मिलाकर पी जायें। काफी आराम मिलेगा।

— मूली काटकर उस पर कुछ बूँदें नींबू का रस, सेंधा नमक, काली मिर्च, अजवायन का चूर्ण बुरक कर खाने से अजीर्ण तथा कब्ज दूर होता है।

— पेचिश—छोटी पीपल (पिप्पली) का महीन चूर्ण 10 ग्राम लेकर 1-1 ग्राम की पुड़िया बना लें। 1-1 पुड़िया प्रातः-सायं गुनगुने दूध 1 प्याला के साथ लें।

— आधा चम्मच पपीते का दूध, चीनी के साथ लेने से अजीर्ण खत्म हो जाता है।

बायोकैमिक व होमियोपैथिक औषधियों द्वारा—

फेरम फास—पाचन क्रिया की गड़बड़ी, ज्वर की प्रथमावस्था में इसका प्रयोग नितान्त लाभदायक है। अग्निमांद्य, दूध में अरुचि, नींद न आना, खाई हुई वस्तु जैसी क्री तैसी वमन द्वारा निकल जाये। नींद न आना आदि लक्षणों में फेरम फास 12x दें।

कालीम्योर 3x—जीभ मैली, भूरी-सी लेप, यकृत का निष्क्रिय होना, मुँह का स्वाद फीका, तली वस्तुओं के सेवन से तबियत खराब मालूम पड़े, कब्जियत आदि लक्षणों में इसका प्रयोग लाभकर रहता है।

नैट्रम म्योर 3x—मुँह में पानी भर आना व श्वास लेने में दुर्गंध आना, तेज प्यास व भूख लगने की दशा में लाभप्रद।

नेट्रम फास 3x—खटटी डकारें आना, जीभ व तालू पर सफेद मैल जमा हो जाये।

कल्के फास 12x—खाई हुई वस्तु के अनुसार शरीर में रक्त, माँस आदि की वृद्धि न होने की दशा में उपयोगी है।

नक्स वोमिका-30 : भोजन के कुछ समय बाद पेट में वायु होना, पेट में दर्द, पेट का भारी होना एवं सीने में जलन महसूस होना।

पल्सेटिला-30 : खाने के डेढ़ दो घण्टे बाद पेट में गड़बड़ी महसूस होना, प्यास न लगना, मुँह में खटटा पानी, खटटी डकारें, पेट में जलन एवं बोझ-सा महसूस होता हो ता उपर्युक्त औषधि देने से लाभ होता है।

कार्बोवेज-30 : उस स्थिति में दें—यदि पाचन धीमी गति से होता है, भोजन पचने से पहले सड़ने लगता हो। पेट में हवा, हवा का दबाव छाती की ओर, छाती में वायु के कारण

चुभन महसूस होती हो एवं खट्टी डकारें आती हों। कभी-कभी वायु के दबाव के कारण हृदय की धड़कनें भी मंद हो जाती हैं। वायु खारिज होने पर रोगी यदि आराम महसूस करता हो।

चायना-30 : यदि पूरे पेट में वायु का अनुभव हो, डकारें आती हों किन्तु डकारों से राहत महसूस नहीं होती। खाना खाने की इच्छा नहीं होती। रोगी बार-बार ठण्डा पानी पीना चाहता है। ऐसे रोगी को यह औषधि अत्यंत लाभ पहुँचाती है।

लाइकोपोडियम-30 : यह औषधि उस रोगी को दें जिसे भूख तो महसूस होती है किन्तु थोड़ा खाते ही पेट फूल जाता हो। हर समय कब्ज रहता हो। टट्टी नहीं आती हो एवं सिरदर्द रहता हो।

ऐण्टिम क्रूडा-3, 6 : भूख नहीं लगती, जीभ पर सफेद मैल जमा रहता है। खट्टी डकारें, कभी-कभी पतले दस्त। छोटे बच्चे दूध नहीं पीते हों, पीते हों तो उल्टी करते हों। स्वभाव चिड़चिड़ा रहता हो।

एनाकार्डियम-30, 200 : रोगी को भूख लगती है किन्तु पेट खाली-ख़ाली सा लगता है। रोगी स्वयं को नर्वस महसूस करता है। ऐसे में यह औषधि लाभकारी है।

अर्जेन्टम नाइट्रिकम-30 : पेट में हवा, हरे दस्त लगना, पेट में हवा के कारण दर्द, हवा से पेट फूल जाना। हवा गड़गड़ाती है किन्तु निकल नहीं पाती। दर्द किसी एक स्थान पर नहीं रुकता, पेट में चारों ओर फैलता है और फिर शाँत भी हो जाता है।

सल्फर-30 : थोड़ा-सा ख़ाने से ही पेट भर जाता है और फूल जाता है। रोगी स्टार्च युक्त भोजन नहीं पचा पाता। दूध पीता है तो उल्टी हो जाती है। ऐसी शिकायतों के लिये यह उत्तम औषधि है।

अपच/खाने के प्रति अरुचि

कारण—नियम विरुद्ध दिनचर्या, बुखार बने रहना, त्रुटिपूर्ण गरिष्ठ व बासी भोजन करना आदि इस रोग के प्रमुख कारण हैं।

लक्षण—रोगी को भूख का अभाव हो जाता है। वमन, पेट में भारीपन व हरारत सी मालूम पड़ती है। रक्ताभाव आदि लक्षण दृष्टिगोचर होते है। खट्टी डकारें आती हैं, पेट में भारीपन मालूम देता है।

उपचार—

घरेलू/आयुर्वेदिक/जड़ी-बूटियों द्वारा—

— अपच व आँतों की सूजन दूर करने के लिये पका केला या केले की सब्जी खायें।

— एक नींबू दो हिस्सों में काटकर उस पर नमक व काली मिर्च लगाकर गर्म राख पर रखकर भून लें। फिर इसे गर्म-गर्म ही चूसें। इससे खाना शीघ्र पचेगा, अपच की शिकायत खत्म हो जाएगी।

— अदरक के रस में नींबू रस व नमक मिलाकर खाने से अजीर्ण व अपच नहीं होता।

— दो लौंग लेकर उन्हें पीस लें। फिर उबलते हुए आधे कप पानी में डालें। फिर कुछ

ठण्डा होने पर इस पानी को पी जायें। रोजाना ऐसा दिन में तीन बार करें। लाभ अवश्य होगा।

— अपच या आँतों में मल सूखने पर पेट में दर्द (शूल) होता है, सौंठ, हींग और काली मिर्च प्रत्येक दो ग्राम चूर्ण भोजन के बाद गुनगुने जल से दो वक्त लें। आराम मिलेगा।

— दही में भुना हुआ जीरा, नमक तथा काली मिर्च डालकर रोजाना खाने से अपच रोग जड़ से खत्म हो जाता है।

— सेंधा नमक, अदरक, और नींबू का रस मिलाकर खाने से पहले व खाने के बाद सेवन करना भी लाभ पहुँचाता है।

— प्याज काटकर, उस पर दो नींबू का रस निचोड़कर नित्य भोजन के साथ सेवन करें। अपच की शिकायत नहीं रहेगी।

— पिसी हुई अजवाइन एक चम्मच और मामूली सेंधा नमक मिलाकर सवेरे खाली पेट पानी के साथ लेना भी लाभ पहुँचाएगा।

— नींबू को काटकर उसकी एक फाँक पर चुटकी भर काला नमक एवं पिसी हुई कालीमिर्च लगा लें। फिर धीमी आग पर या तवे पर रखकर गर्म कर लें। इसको चूसने से मुख की कड़वाहट दूर होकर मुँह का बिगड़ा स्वाद ठीक होता है। अपच की शिकायत दूर होती है और भूख बढ़ती है।

— लौग तथा हरड़ पानी में अच्छी तरह उबाल लें और उसमें थोड़ा-सा सेंधा नमक मिलाकर पिएँ। इससे अपच, पेट का भारीपन, खट्टी डकारें आदि शिकायतें दूर होती हैं।

— खट्टी डकारें आती हों तो मूली के रस में मिश्री मिलाकर पीने से लाभ होता है।

— अजवाइन 200 ग्राम, हींग 4 ग्राम, काला नमक 20 ग्राम— ये सब एक साथ पीसकर रख लें। पेट के समस्त रोगों— गैस, अफारा, दर्द, अजीर्ण, अपच आदि में 1 ग्राम की मात्रा में सुबह— शाम गर्म जल से दें।

— एक गाँठ की कलियाँ, 1 चम्मच नींबू का रस, अदरक का 1 टुकड़ा, हरा धनिया या पोदीना, काली मिर्च, काला नमक और जीरा— इन सबको पीस कर चटनी बना लें। भोजन के साथ इस चटनी का प्रयोग करना भोजन में रुचि व स्वाद भी पैदा करता है और भोजन को शीघ्र पचा कर अपच मिटाता है।

— देशी कपूर 10 ग्राम, अजवाइन के फूल 10 ग्राम, पोदीना के फूल 10 ग्राम, तीनों को सम मात्रा में लेकर एक साफ शीशी में डाल दें। पाँच मिनट में घुलकर अमृतधारा बन जायेगी। कई वैद्य इसमें लवंग का तेल (2 ग्राम) भी बनने के बाद डालते हैं, जिससे उत्तम श्रेणी की अमृतधारा बन जाती है जो जल्दी असर करती है।

बायोकैमिक व होमियोपैथिक उपचार—

फेरम×फास 3x—बुखार, रक्ताल्पता तथा जीर्ण ज्वर में उपयोगी।

कल्के-फास 3x—रक्ताल्पता, दुर्बलता की अचूक औषधि है, इसके व्यवहार से पाचनतंत्र दृढ़ होता है।

काली-फास 3x—सन्निपात या बीमारी के कारण आक्रमण के पश्चात भूख न लगे तब देना ठीक रहता है।

नक्स वोमिका-30 : खाने के पश्चात् खट्टी डकारें, जी मितलाना किन्तु उल्टी न होना, पेट का भारी होना। ऐसे में यह औषधि लाभकारी सिद्ध होती है।

रोबेनिया-3 : लगातार खट्टी डकारें, पेट में ऐंठन एवं हल्का-हल्का दर्द, आँतों में वायु भर जाना एवं रात में खटटी कै होना।

कार्बोवेज-6-30 : यदि खाना खाने से गैस अधिक बनती हो, गैस के कारण पेट फूलता हो एवं वायु निकलने से राहत महसूस होती हो—ऐसे में रोगी को उपर्युक्त दवाई दें।

सल्फ्यूरिक एसिड-30 : खट्टी कै, खट्टी डकारें, खाने के पश्चात पेट में दर्द एवं हिचकियों की शिकायत होने पर।

लाइकोपोडियम-30 : पेट में वायु के कारण गड़गड़ाहट, पेट में काटता हुआ दर्द, डकारें एवं पेट फूल गया हो एवं वायु का दबाव सीने की दिशा में महसूस हो।

एसाफेटिडा-2-6: रोगी को यह दवाई तब दें यदि पेट में वायु भर गई हो, वायु के कारण पेट फूल गया हो एवं वायु का दबाव सीने की दिशा में महसूस हो।

अर्जेण्टम नाइट्रिकम-3-30 : पेट में दर्द, दर्द के साथ खट्टी डकारें एवं डकारों के पश्चात राहत महसूस हो तो रोगी को उपर्युक्त दवाई दें।

ओलिएंडर-3, 30 : ऐसे रोगी जो बिना भूख के ही खाने पर टूट पड़ते हैं और खाना जल्दी-जल्दी खाने की कोशिश करते हैं, किन्तु खाना हजम नहीं होता और खाने के तुरन्त पश्चात् या तो उल्टी कर देते हैं या फिर दस्त आ जाते हैं। कभी-कभी अपान वायु के साथ मल भी बाहर आ जाता है। उनके लिये यह औषधि अत्यंत प्रभावशाली कही गयी है।

एब्रोटेनम-3, 30 : रोगी को भूख ठीक लगती है, किन्तु शरीर क्षीण होता जाता है। अपच भोजन का मल निकलता है। ऐसे में यह औषधि दें।

कमजोर पाचन

उपचार—

घरेलू/आयुर्वेदिक/जड़ी-बूटियों द्वारा—

- पाचन शक्ति कमजोर हो जाने पर आहार अच्छी तरह नहीं पचता और उसमें सड़न होने लगती है। पाचन शक्ति में वृद्धि के लिए, जीरा, सौंठ, सेंधा नमक, पीपल, कालीमिर्च, सब समान मात्रा में लेकर पीस कर रख लें। एक चम्मच भोजन के बाद पानी से लें। भोजन शीघ्र पचने लगेगा।
- मूली की मुलायम फलियों को सरसों के तेल में भूनकर भोजन के साथ खाने से अन्न का पाचन शीघ्र होता है, भूख खुलकर लगने लगती है एवं जीभ का स्वाद भी बदल जाता है।
- खाना खाने के पश्चात् तरबूज का रस पीने से भोजन शीघ्र पच जाता है। इससे जठराग्नि तीव्र होती है खून बढ़ता है।

- पाचन शक्ति कमजोर होने के कारण भोजन अच्छी तरह नहीं पचता, जिससे मल में दुर्गंध आने लगती है। ऐसी स्थिति में काली मिर्च, जीरा, सौंठ, सेंधा नमक, पीप्रल को समान मात्रा में लेकर पीस लें। प्रतिदिन भोजन के उपरान्त एक चम्मच पानी के साथ सेवन करें। इससे भोजन शीघ्र पचने लगेगा और पाचन क्रिया सही रहेगी।
- पाचन शक्ति बढ़ाने के लिये पीपल के फल छाया में सुखाकर प्रतिदिन 6 ग्राम दूध या पानी के साथ लेने से कुछ ही दिनों में आराम हो जाता है।
- मूँग, उड़द, चना आदि की दालें खाने के बाद सिरका सेवन करने से वे सुपाच्य हो जाती हैं।
- खाना अच्छी तरह से हजम हो इस हेतु काली मिर्च, सौंठ, पीपल, सेंधा नमक— समान मात्रा में लेकर पीस लें एवं चूर्ण बनाकर रख लें। दोनों समय भोजन करने के बाद आधा— आधा चम्मच पानी से फंकी लें।
- 10 ग्राम सौंफ को 400 ग्राम जल में औटाकर आधा रहने पर भूना सुहागा 1 माशा, 250 ग्राम देशी खांड मिश्रित करके शर्बत तैयार कर लें। 2—3 ग्राम शर्बत यथा समय देते रहने से बच्चों की भूख बढ़ती है।
- भोजन करते समय दाल— सब्जी या सलाद आदि के साथ जरा-सा सिरका मिला लेने से भोजन शीघ्र पच जाता है।
- अजवायन का अर्क निकालकर पीने से वायु विकार मिट जाता है और पाचन क्रिया सुचारू रूप से होती है।
- खाना खाने के पश्चात् इलायची चूसने से खाना शीघ्रता से पचता है।

बायोकैमिक/होमियोपैथिक औषधियों द्वारा—

कल्केरिया-फास 30x—पेट में भारीपन, जलन, आँव मिले हरे अथवा अपच के दस्त, वमन में दूध की फुटकियाँ— सी निकलें, छाती में दर्द हो तो इसे प्रातः-सायं देना चाहिए।

काली-फास 30x—पेट में गुड़गुड़ाहट का शब्द हो, अफारा, सफेद दुर्गंधयुक्त दस्त, रुधिर के दस्त, पेचिश, पानी पीने या खाना खाने के बाद पेट में दर्द, रात्रि को अन्न की वमन, संग्रहणी आदि के लक्षणों में इसे देकर लाभ उठायें।

नैट्रम-सल्फ 30x—मुँह का स्वाद कड़वा, वमन कटु उबकाई आये, सिर में दर्द हो तो फेरम फास के साथ दें।

नेट्रम-फास 6x—खट्टी वमन, खट्टी डकारें, मुँह में खट्टा पानी आने पर उपयोगी।

काली म्यूर 6x—अजीर्ण, संग्रहणी, मिटटी के रंग की भाँति दस्त, जीभ का रंग सफेद हो तो प्रति 3 दिन बाद रात के समय दें।

नैट्रम-म्यूर 12x व नैट्रम सल्फ 12x—मुँह में झागदार चूने के समान पानी निकलता हो, पेट खाली हो, परन्तु प्यास तीव्र लगती हो, तब इन्हें पर्यायक्रम से देना चाहिए।

नक्स-वोम 200 रात में व **कार्बोवेज 30** तथा **लाइको** 30 दिन में एक-एक खुराक कुछ दिन तक लेने से पाचन सुधरता है।

मन्दाग्नि

उपचार—

घरेलू/आयुर्वेदिक/जड़ी-बूटियों द्वारा—

— पीपल के चूर्ण को गुड़ के साथ सेवन करने से मन्दाग्नि तीव्र होती है। इस योग से अरुचि, पीलिया, हृदय रोग व कृमिरोग भी मिटते हैं।

— सौंठ का चूर्ण आधा चम्मच, थोड़े से गुड़ में मिलाकर भोजन करने के बाद कुछ दिन खाने से पाचक अग्नि तीव्र होती है और उदर रोग नष्ट हो जाते हैं।

— अजवाइन, कालीमिर्च और काला नमक समभाग लेकर चूर्ण कर लें। इसे 3 से 5 चम्मच तक की मात्रा में गर्म जल से लेने से मन्दाग्नि नष्ट होती है।

— मन्दाग्नि, अपच, अरुचि, अजीर्ण आदि में सौंठ एवं सेंधा नमक के समभाग चूर्ण को 1—1 चम्मच गर्म पानी से सुबह-शाम फाँकना चाहिए। सोंठ की जगह अजवाइन लेने से भी उपर्युक्त रोगों के साथ गैस में भी आराम मिलता है।

— पाचन-शक्ति और जठराग्नि मन्द होने पर जायफल का 1 ग्राम चूर्ण, शहद में मिलाकर सुबह-शाम चाटने से लाभ होता है। यह प्रयोग हृदय को भी बलवान बनाता है।

— मन्दाग्नि वाला व्यक्ति कुनकुने गरम पानी का सेवन करे और पान खाकर पहली दो पीक थूक कर बाद में पीक निगलता रहे।

— अंजीर को सिरके में भिगोकर खाने से मन्दाग्नि और अफारा ठीक हो जाता है

— काली मिर्च, सौंठ, पीपल, जीरा, सेंधा नमक सब 10-10 ग्राम मात्रा में, पिसे हुए मिला लें। भोजन के बाद 2 ग्राम मात्रा में थोड़े जल के साथ फाँकने से मन्दाग्नि दूर होती है और हाजमा सुधरता है।

— मूली को काटकर, काली मिर्च, सेंधा नमक डालकर भोजन के साथ खाने से भूख खुलकर लगने लगती है।

पेचिश (आँव)

कारण—यह रोग मुख्यत: मक्खियों द्वारा फैलता है। रोग के कीटाणु रोगी के मल में विद्यमान रहते हैं। मक्खियाँ इस मल पर बैठकर रोगाणुओं को अपने साथ ले जाती हैं और खाने पीने की वस्तुओं पर बैठकर इन्हें वहाँ छोड़ देती हैं। उन वस्तुओं को खाने वाले के शरीर में रोगाणु प्रवेश कर रोग उत्पन्न कर देते हैं। कच्चा व अनपचा अन्न, जब लम्बे समय तक पेट में रहता है तो पाचन संस्थान बिगड़ जाता है तथा आँव व पेट के अनेक रोग पैदा हो जाते हैं।

लक्षण—पेचिश में बार-बार दस्त लगते हैं तथा पेट में ऐंठन होती है। मल के साथ श्लेष्मा तथा कभी-कभी रक्त भी विसर्जित होता है। ये दो प्रकार की होती है—

1. **वैसीलरी पेचिश**—इसमें दिन भर में लगभग 25 दस्त तक हो सकते हैं। इसमें पेट अत्यधिक ऐंठता है। दस्त के साथ रक्त अधिक जाने के कारण रोगी निर्बल एवं ज्वर ग्रस्त हो जाता है।

2. **एमीबा पेचिश**—इसमें रोगी को दिन-भर पेट में मरोड़ होकर 4 से 6 तक दस्त आते हैं। दस्त में आँव निकलता है। ऐंठन के साथ लाल या सफेद आँव वाले दस्त दोनों ही लगते हैं।

उपचार—

घरेलू/आयुर्वेदिक/जड़ी-बूटियों द्वारा—

— अनार का रस पीना लाभदायक है।

— गन्ने के रस में अनार का रस डालकर पिएँ।

— आम की गुठली को पीसकर छाछ के साथ इस रोग में पीने से लाभ होता है।

— काली गाजर का रस पीने से पुरानी से पुरानी पेचिश में लाभ होता है।

— छाछ पीने से लाभ होता है।

— सौंफ को गर्म जल में उबाल कर छान लें और थोड़ा से काला नमक डालकर दो-तीन बार पीने से पेचिश में लाभ होता है।

— पेट में कीड़े हों और आँव जैसी बनती हो, तो रात में सोते समय दो सेब खाकर सोयें।

— एक महीने तक सूखे आँवले रात में भिगोकर सुबह उसका पानी छानकर पीने से पुराने से पुरानी पेचिश मिट जाती है।

— कागजी नींबू की शिकन्जी, ग्लूकोज पीना, दही के साथ मेथी खाना आदि पेचिश रोग में लाभदायक हैं।

— अंदाज से लगभग 1 ग्राम (या जो मात्रा सहनीय हो) सौंठ का चूर्ण गरम पानी के साथ लेना चाहिए। पुरानी पेचिश भी ठीक हो जायेगी।

— जामुन के फल के रस को गुलाबजल में समान मात्रा में मिलाकर तथा थोड़ी सी चीनी मिला लेने के बाद पिलाने से खूनी पेचिश में लाभ पहुँचता है।

— इमली के बीजों के ऊपर का लाल छिलका, पेचिश, अतिसार की उत्तम औषधि है।

— आठ या दस काली मिर्च पीसकर अथवा चबाकर खाएँ और पानी पिएँ। इस प्रकार पेचिश में लाभ होगा।

— दस्त पलता एवं आँवयुक्त हो तो कालीमिर्च, सूखा पोदीना, अजवायन, बड़ी इलायची एवं सेंधा नमक समान मात्रा में लेकर पीस लें। प्रातःसायं भोजन के उपरान्त एक-एक चम्मच पानी के साथ फंकी लें।

— राल 20 ग्राम को कूट-पीसकर कपड़छन कर लें। इसकी तीन पुड़िया बना लें। प्रतिदिन एक पुड़िया 200 ग्राम दही में चीनी मिलाकर रोगी को सेवन करायें। तीन दिन में पेचिश ठीक हो जायेगी।

— केले की फली खांड लगाकर खायें। यह अद्‌भुत अनुपम औषधि है।

— दो आम की गुठली गिरी और दस जामुन की गुठलियाँ— इनको पीसकर चूर्ण बना लें और बराबर की मिश्री डाल लें। दस ग्राम चूर्ण की चार मात्रा बना लें और दिन में चार बार ताजा पानी के साथ फाँक लें। खूनी पेचिश दूर हो जायेगी।

बायोकैमिक व होमियोपैथिक—

कालीम्योर 3x—जीभ पर सफेद लेप तथा पेट फूलना।

कालीसल्फ 3x—अत्यधिक दर्द तथा पेट का चर्म खिंचा रहने की दशा में उपयोगी।

मर्क्यूरियस कौर-6 : मल त्यागने से पहले अथवा मल त्यागते समय असहनीय पीड़ा एवं मरोड़। खून मिला दस्त, दस्त में आँव के टुकड़े। जीभ पर दाँतों के निशान, मुँह में पानी एवं बदबू। पेशाब आने में भी परेशानी।

नक्स वोमिका-6, 30 : दस्त में खून एवं आँव। दस्त थोड़ा होता है। बार-बार होता है। दर्द के बाद राहत किन्तु फिर मरोड़, दस्त की हाजत। पेट में इधर-उधर दर्द। रोगी का स्वभाव अत्यंत चिड़चिड़ा हो जाता है। रोगी को गुस्सा बहुत आता है। सर्दी-सी महसूस होती है। रोगी अपने आप को सर्दी से बचाने की कोशिश करता है। बेचैनी बनी रहती है।

एलो-6, 30 : पेट में गड़गड़ाहट महसूस होती है। असहनीय मरोड़ होती है। दस्त की शिकायत होने पर रुकना कठिन हो जाता है। दस्त के साथ खून एवं आँव आती है, दर्द होता है। पेशाब के साथ टट्टी भी आती है। गुदा की माँसपेशियाँ ढीली पड़ जाती हैं। मल को संभालने की शक्ति नहीं रहती। कभी-कभी मल अपने आप ही निकल जाता है। रोगी को पता नहीं चलता। बेहद पसीना आता है। रोगी कमजोरी महसूस करता है। बेहोश तक हो जाता है।

कोलोसिन्थ-6, 30 : पेट में ऐसी मरोड़ कि रोगी दर्द से बेहाल हो जाये। चिल्ला उठे। पेट को दबाया जाये तो आराम महसूस हो। ऐसी पेचिश में यह औषधि अत्यंत लाभकारी है।

आर्सेनिक एल्बम-30 : दर्द रात के समय बढ़ता है। रोगी को प्यास लगती है। जीभ सूख जाती है। हाथ पाँव ठण्डे पड़ जाते है। बेहद बेचैनी एवं घबराहट महसूस होती है। अनजाने में दुर्गंधयुक्त दस्त हो जाते हैं।

इपिकाक-30 : रोगी को दस्त होते हैं। दस्त के साथ जी मितलाता है। उल्टी करने को मन करता है। जीभ साफ रहती है।

दस्तरोग

कारण—दस्त लगना आँखों की बीमारियों का एक सामान्य एवं महत्वपूर्ण लक्षण है। दस्त लगने के मुख्य कारण अधिक मद्यपान, संदूषित आहार, संक्रामक आमाशयिक-आँत्रिक शोथ, पेचिश एवं स्नायविक सम्बन्धी हैं। दस्त प्रायः अजीर्ण से होता है अतः पेट साफ रखना चाहिए।

लक्षण—जब थोड़े-थोड़े अंतराल से बार-बार पतला मल त्याग होता है जो इस स्थिति को दस्त लगना कहते हैं। पेट में दर्द, मरोड़, गुड़गुड़ाहट, खटटी डकारें आना आदि इसके लक्षण हैं।

उपचार—

घरेलू/आयुर्वेदिक/जड़ी-बूटियों द्वारा—

— जामुन और आम की गुठली का चूर्ण बनाकर भुनी हुई हरड़ के साथ सेवन करने से जीर्णातिसार शीघ्र नष्ट होता है।

— पका हुआ बेल का गूदा दही के साथ खाने से दस्तों में लाभ होता है। बकरी का दूध भी दस्त बन्द कर देता है।
— जीरा और चीनी का चूर्ण बनाकर छाछ के साथ पीने से दस्त बन्द होते हैं।
— कुटज और अनार के वृक्ष की छाल—इन दोनों का काढ़ा बनाकर शहद के साथ देने से दुर्दमनीय अतिसार तथा रक्तातिसार में तुरन्त लाभ पहुँचता है।
— बहुत पतले दस्त हो रहे हों तो आँवला मोटा पीसकर नाभि के चारों ओर लगा दें, इस घेरे के बीच में अदरक के रस में भिगोया कपड़ा रखें और उस पर थोड़ा-थोड़ा अदरक का रस डालती रहें। साथ ही अदरक का रस पिलायें भी। इससे दस्त काबू में आ जाता है।
— अतिसार दस्त होने पर डेढ़ आम की गुठली की गिरी के पाउडर को शहद के साथ चाटने पर बहुत लाभ होता है।
— आम की गुठली का चूर्ण 10 ग्राम ताजा दही मिलाकर खाने से अतिसार के दस्त बन्द होते हैं।
— अतिसार विसूचिका होने पर अर्क विसूचिकान्तक रस में 5 बूँदें मिलाकर देने से तथा लवण भास्कर चूर्ण 3 ग्राम में 5 बूँदें अमृतधारा मिलाकर देने से लाभ होता है।
— बड़ी आयु के स्त्री पुरुषों को अतिसार होने पर जायफल का चूर्ण 1 ग्राम (1 माशा) आधा कप पानी के साथ सुबह-शाम फाँकने से बार-बार पतले दस्त होना तथा पेट फूलना और पेट दर्द में आराम होता है।
— कच्ची बेल को आग पर भूनकर उसका गूदा खा लें। भुना हुआ गूदा दस्त रोकने में बड़ा कारगर है।
— अतिसार होने पर केले को दही में मथकर लेने से लाभ करता है।
— कैसे भी तेज दस्त हों, जामुन के पेड़ की ढाई पत्तियाँ, जो न ज्यादा मोटी हों न ज्यादा मुलायम हों, उन्हें पीस लें। फिर उनमें जरा-सा सेंधा नमक मिलाकर उनकी गोली बना लें। एक-एक गोली सुबह-शाम लेने से अतिसार तुरन्त बन्द हो जाता है।
— एक अनार पर चारों तरफ मिटटी लगाकर भून लें। जब भुन जाये तो दानों का रस निकाल लें। इस रस में शहद मिलाकर पियें। हर प्रकार के दस्त ठीक हो जायेंगे।
— दस्तों में अनार का रस पीना लाभदायक है।
— कच्चा पपीता उबालकर खाने से पुराने दस्त ठीक हो जाते हैं।
— गाजर का रस या गाजर खाने से पुराने दस्त, अपच के दस्त, संग्रहणी ठीक हो जाती है।
— मोगरे के दो-चार कोमल एवं ताजा पत्तों को भाँग की तरह, एक कप ठण्डे पानी में घोंटकर कपड़छन कर लें। इस घोल में थोड़ी-सी मिश्री मिलाकर दिन में तीन बार देने से खूनी दस्तों में तुरन्त लाभ होता है।
— 2.50 ग्राम मेथी की पत्ती को 10 ग्राम घी में तलकर सुबह-शाम खाने से पतले दस्त (अतिसार) में लाभ होता है।

— बथुए के पत्तों को पानी में उबालकर तथा उस पानी में शक्कर मिलाकर पीने से दस्त साफ होते हैं।

— दस्त में आँव या खून आता हो तो आँवला चूर्ण को शहद के साथ लेकर ऊपर बकरी का दूध लेना चाहिए। यह प्रयोग लम्बा रखना चाहिए, अन्यथा लाभ नहीं होता तथा बाद में जो लाभ होगा, वह स्थाई होगा।

— आम के फूल उपयोगी होते हैं। 1-2 चम्मच ताजे फूल के रस को दही के साथ लेने से दस्त रुक जाते हैं।

— दस्त मरोड़ में दही में केला एवं थोड़ी-सी केसर मिलाकर सेवन करें आशातीत लाभ होगा।

— भोजन के ठीक से नहीं पचने तथा मल पतला व आँव होने पर काली मिर्च, सेंधा नमक, अजवायन, सूखा पुदीना और बड़ी इलायची— ये सब समान मात्रा में लेकर पीस लें और भोजन के पश्चात् एक चम्मच पानी के साथ लें। कुछ दिनों में ही बहुत लाभ होगा।

— अतिसार में भुनी व कच्ची सौंफ का समभाग चूर्ण दो-दो चम्मच मट्ठे से चार बार लेना लाभप्रद है।

बायोकैमिक/होमियोपैथिक औषधियां—

कोलोसिन्थ—6, 30 : दस्त बार— बार होते हैं। पेट फूल जाता है। नाभि के आस— पास, तेज असहनीय दर्द होता है— तब दें।

क्यूप्रम—6, 30 : दस्तों के साथ पेट की पेशियों में ऐंठन होती है। हाथ— पैरों की उँगलियों एवं पिंडलियों में खींच-सी महसूस होने पर इस औषधि का प्रयोग करें।

चायना—30 : दस्त भूरे, पीले, बदबू वाले एवं पतले, साथ ही दस्त के साथ गैस भी निकलती है। किन्तु दस्त के समय दर्द नहीं होता। पेट में वायु चक्कर काटती है। डकारें आती हैं किन्तु राहत नहीं मिलती। रोगी अत्यंत कमजोर हो जाता है। ऐसे रोगी के लिये यह उत्तम है।

पोडोफाइलम—6, 30, 200 : दस्त पनीले होते हैं और दर्द के साथ आते हैं। दस्त सुबह प्रारम्भ होकर दोपहर तक आते हैं। यह सिलसिला अगली सुबह फिर शुरू हो जाता है। पेट में हवा भर जाती है। अपान वायु बदबूदार निकलती है। कभी— कभी दस्त के साथ अपच भोजन भी निकलता है।

ऐलू—6, 30 : पानी पीने के तुरन्त बाद अथवा खाना खाते ही दर्द एवं दस्त की शिकायत। पेट में गड़बड़, पेट भरा हुआ लगता है। गुदा की माँसपेशियाँ ढीली पड़ जाती हैं। कभी— कभी मल अपने आप ही बाहर निकल जाता है, मल में श्लेष्मा भी मिली होती है।

नक्सवोमिका—30 : दस्त भारी नहीं होते। बार— बार थोड़े— थोड़े आते हैं। दस्त के साथ आँव भी आती है। मल त्यागते समय शक्ति का प्रयोग भी करना पड़ता है। ऐसे में यह औषधि लाभकारी है।

क्रोटन टिग—6, 30 : दस्त निकलते समय आँतों में पानी-सा महसूस होता है। दस्त नल के पानी की तरह तेजी से निकलता है। बेचैनी बढ़ती है। दस्त के साथ जी मिचलाता है।

सल्फर—3, 30 : रोगी पूरी रात आराम से लेटा रहता है, किन्तु सुबह चार– पाँच बजे दस्त की शिकायत होती है। रुका नहीं जाता। दस्त हरे पीले एवं पनीले हो सकते हैं। बदबू इतनी होती है कि रोगी अपने शरीर में भी बदबू महसूस करता है। दस्त में आँव एवं खून की धारियाँ भी हो सकती हैं। ऐसी स्थिति में यह औषधि सर्वोत्तम है।

आर्सेनिक—30 : पेट मे जलन, दर्द व भोजन के संक्रमण के कारण दस्त होने पर उपयोगी।

हैजा

कारण—हैजा बहुत ही भयंकर संक्रामक रोग है। इसके जीवाणु भोजन या जल के द्वारा शरीर में प्रवेश कर जाते हैं। यह जीवाणु शरीर में प्रवेश करने के एक या दो दिन पश्चात् ही रोग फैलाते हैं। बाह्य रूप से इसका पता 5 दिन में लगता है।

नदियों द्वारा रोगों के रोगाणु दूर-दूर तक उनके किनारों पर स्थित शहरों तक पहुँच जाते हैं। कुछ ऐसे व्यक्ति जिन पर रोग का प्रभाव नहीं होता, रोगाणुओं को साथ ले जाते हैं और उन्हीं से दूसरों को लग जाते हैं। दूध में मिश्रित होकर ये फैलते हैं। हैजा कृमि मनुष्य के मल, मूत्र, थूक, वमन आदि द्वारा भी ये रोग फैलता है। गंदे स्थान में रहना, हजम न होने वाली वस्तुएँ खाना, अनियमित परिश्रम करना, अशुद्ध जल, अधिक भोजन आदि से यह रोग होता है।

लक्षण—इस रोग के रोगी को कै अथवा दस्त लगना। दस्त चावल के माँड जैसा सफेद व पतला होता है। रोगी को प्यास अधिक लगती है तथा पेशाब बन्द हो जाता है। रोगी निर्बलता का अनुभव करने लगता है। हाथ— पैरों में पीड़ा व अकड़न प्रारम्भ हो जाती है तथा शरीर ठण्डा होने लगता है। इस रोग के अतिरिक्त और अन्य रोग में शरीर में पानी की इतनी अधिक कमी नहीं होती है तथा यही मृत्यु का कारण हो जाती है।

उपचार—

घरेलू/आयुर्वेदिक/जड़ी-बूटियों द्वारा—

— हैजा में आधा कप गुलाबजल में एक नींबू निचोड़कर थोड़ी सी मिश्री मिला लीजिये। तीन-तीन घण्टे पर इसे पिलाने से हैजा में तुरन्त आराम होता है।

— हैजे में उल्टियाँ रोकने के लिये नारियल का पानी दिन में चार-पाँच बार थोड़ा-थोड़ा पिलायें।

— गर्म पानी में नमक और नींबू का रस मिलाकर पिलायें। उल्टी होने पर फिर पिलायें। जब तक उल्टी हो पिलाते ही रहें। पेट की सफाई हो जायेगी। हैजे के दिनों में नींबू या नींबू का अचार खाने से हैजा तथा रोग संक्रमण घटता है। जी मिचलाने पर नींबू गर्म करक चीनी लगाकर चूसें।

— हैजा में उल्टी व दस्त होने पर आधा छटाँक प्याज का रस थोड़ा-सा नमक मिलाकर गुनगुना करके घण्टे-घण्टे से पिलाने से लाभ होता है।

— हैंजा फैलने पर इससे बचने के लिये 25 ग्राम प्याज का रस, एक कप पानी, एक नींबू का रस, थोड़ा—सा नमक, कालीमिर्च, अदरक का रस मिलाकर नित्य चार बार पीते रहें। हैजा नहीं होगा।

— रहने के स्थान पर जगह—जगह लहसुन छीलकर रखें। इससे हैजे के कीटाणु मर जायेंगे तथा हैजा नहीं होगा।

— चौथाई कप करेले का रस इतना ही पानी, स्वादानुसार नमक मिलाकर, बार—बार पीने से हैजे में लाभ होता है उल्टी दस्त ठीक हो जाते हैं।

— हैंजा, उल्टी दस्त हो तो आधा कप पोदीने का रस हर दो घण्टे से पिलायें।

— अजवाइन का तेल 5—6 बूँद देने से हैजा तथा उदर—कृमि नष्ट हो जाते हैं।

— हैजा होने पर रोगी को अजवायन का सत्व एवं पुदीने का अर्क देते रहने से रोगी शीघ्र स्वास्थ्य लाभ प्राप्त करता है। जलाल्पता (डी—हाइड्रेशन) की घातक अवस्था से बचाने के लिये भी पुदीना फायदेमंद होता है।

— हैजा होने पर हींग (एक ग्राम), कपूर (एक ग्राम)के साथ दो हरी मिर्चो को पीसकर गोली बनाकर, दिन में तीन—चार बार रोगी को शीतल(गर्म करके ठण्डा किया) जल से निगलवा दें। लाभ रहेगा।

बायोकैमिक/होमियोपैथिक औषधियों द्वारा—

कैम्फट, वैरेट्रम, आर्सेनिक आदि औषधियां कारगर रहती हैं किन्तु हैजा के रोगी को एक बार चिकित्सक को अवश्य दिखा देना चाहिए।

उल्टी होना (वमन)

कारण—उल्टियाँ होने की वास्तविक क्रिया में उदरीय तथा डायफ्रोमेटिक पेशियों का संकुचन और आमाशय के कार्डिअक छिद्र का शिथिलन होता है। उल्टियाँ सामान्यत: आमाशय एवं अन्य उदरीय अंगों की बीमारियों से , व गैस स्नायु के उत्तेजना से, कुछ दवाइयों, मस्तिष्क या कान की बीमारियों में उल्टी केन्द्र के उत्तेजित होने से तथा स्नायविक तनाव, चिन्ता, घबराहट, कभी-कभी तीव्र संक्रमण, तेज उदरीय दर्द, सिरदर्द, मलेरिया, आहार-विषाक्त के मामलों में भी उल्टियाँ हो सकती हैं।

लक्षण—उल्टी होने पर खाया—पिया मुँह द्वारा बाहर आ जाता है। जब पेट में भोजन नहीं रहता है उस स्थिति में पित्त उल्टी के रूप में आने लगता है। उल्टी होने पर पानी पिलाने का विशेष ध्यान रखना चाहिए। उल्टी में मुँह का स्वाद कड़वा अथवा खट्टा हो जाना, प्यास अधिक लगना, जीभ सूखना व उस पर काँटे जमे हुए अनुभव होना, मुँह में पानी भर आना, चक्कर आदि लक्षण हैं।

उपचार—

घरेलू/आयुर्वेदिक/जड़ी-बूटियों द्वारा—

— पीपल का चूर्ण 1 माशा, बिजौरा नींबू का रस 1 माशा, शहद 1 माशा—इन सबको मिलाकर चाटने से वमन व मतली में लाभ होता है।

— पेट की खराबी से उत्पन्न होने वाली बेचैनी व मिचली होने पर पुदीने का रस पिलाने से शीघ्र लाभ होता है।

— सूखा अनारदाना पानी में भिगो दें। तीन—चार घण्टे बाद इस जल को थोड़ा—थोड़ा मिश्री मिलाकर कई बार पिलाने से उल्टी, जलन अधिक प्यास आदि रोग नष्ट होते हैं।

— हरे धनिए के रस में सेंधा नमक और कागजी नींबू का रस मिलाकर लें, लाभ होगा।

— कै होने पर कागजी नींबू को जलाकर उसकी एक चुटकी राख में शहद मिलाकर चाटने पर काफी राहत मिलती है।

— मुलहठी का टुकड़ा खाने से जी मचलना, वमन, जलन, गला बैठना, हिचकी, रक्तविकार तथा चर्मरोगों में फायदा होता है।

— एक चम्मच में 5—7 लौंग रखकर गरम करें॥ इन गरम लौंगों को मुँह में रखें और इनके रस को धीरे—धीरे निगलते जाएँ। इससे श्वास सुगन्धित होगी। गले की खरखराहट मिटेगी। मसूड़े मजबूत होंगे। उल्टी और जी मिचलाने में तो यह प्रयोग बहुत ही लाभकारी है।

— लौंग को मुँह में रखकर चूसने से उल्टी बन्द होती है।

— पित्त वमन होने पर एक गिलास गन्ने के ताजे रस में दो चाय की चम्मच शहद घोलकर पीते रहना हितकर है।

— पीपल की छाल को इतनी जलावें कि उसका धुआँ निकलना बन्द हो जाए। फिर इन कोयलों को पानी में बुझाकर इस पानी को निथार कर घूँट—घूँट भर पिलाते रहें।

बायोकैमिक/होमियोपैथिक औषधियों द्वारा—

'जी मिचलाने' में जो औषधियां बताई गई हैं, वे सभी उल्टी होने पर भी लाभप्रद हैं।

हिक्का, हिचकी आना (HICCOUGH)

यह योग सभी प्रकार की हिचकियों में लाभ करता है—

मिश्रित-योग—फेरम—फास 12 x, काली—म्योर 3 x, मैग्नेशिया—फास 3 x व नैट्रम—म्योर 3 x—यह हिचकी रोग पर अत्यन्त उपयोगी मिश्रण है। किंचित गर्म जल में घोलकर देना चाहिए।

जी मिचलाना—उबकाई आना

उपचार—

घरेलू/आयुर्वेदिक/जड़ी-बूटियों द्वारा—

— जी मिचलाने पर मुँह का स्वाद ठीक करने के लिये काली मिर्च चबाकर खाई जाती है।

— मुलहठी खाने से जी मिचलाना बन्द होता है, खट्टी डकारों का आना भी थमता है।

— जायफल को पानी में घिसकर लेप एक पानी में घोल कर पीने से जी मिचलाना बन्द होता है.।

— लौंग का तेल बदहजमी, उल्टी, जी मिचलाना, उदरशूल और अफारा में बड़ा उपयोगी है। यह वायुनाशक है।

— जी मिचलाना, वमन होना या खट्टी डकारें आने पर इसे वमन कुठार रस 4 रत्ती, सोडाबाईकार्ब 1 ग्राम में पाँच बूँद अमृतधारा की मिलाकर देने से तुरन्त आराम मिलता है।

— जी मिचलाने, घबराहट होने या बेचैनी महसूस होने पर एक—दो लौंग मुँह में रखकर चूसने से लाभ होता है।

— जी मिचलाने पर टमाटर का सेवन कीजिए।

— ठण्डे पानी में गर्म किया हुआ नींबू और शक्कर मिलाकर पिलाने से जी मिचलाने में राहत मिलती है।

— जी मिचलाने पर नारंगी के सेवन से लाभ होता है। मोटर यात्रा करते समय नारंगी का सेवन करते रहना चाहिए।

— जी मिचलाने पर प्याज, नमक के साथ खाने से लाभ होता है।

बायोकैमिक/होमियोपैथी द्वारा—

इपिकाक—30 : जी बार—बार एवं अधिक मितलाता है। खाँसी के बाद अथवा खाना खाने के बाद उल्टी हो जाती है।

इयूजा—30 : जी मिचलाता है। बच्चा दूध पीते ही उल्टी कर देता है। उल्टी में दूध फटा—फटा निकलता है। उल्टी करते ही बच्चा थक जाता है और सो जाता है।

ऐण्टिमक्रूड—6 : जीभ पर सफेद मैल जम जाता है। वयस्क खाने के बाद एवं बच्चा दूध पीते ही उल्टी कर देता है। कभी—कभी दस्त भी हो सकते हैं।

फास्फोरस—30 : रोगी के पेट में जलन महसूस होती है। रोगी ठंडा पानी पीना चाहता है किन्तु पानी पेट में पहुँचकर जैसे ही गर्म होता है, रोगी का जी मितलाता है और उल्टी हो जाती है। पेट में यदि अल्सर हो और उसके कारण जलन महसूस हो—ऐसे में भी यह औषधि लाभकारी है।

कोलाचिकम—30 : जी कच्चा—कच्चा सा रहता है। खाने की गंध से ही जी मितलाने लगता है।

कब्ज

कारण—यकृत का कार्य ठीक—ठीक न करना, रात्रि जागरण, शारीरिक परिश्रम न करना, चाय व कॉफी का अधिक प्रयोग आदि के कारण कब्ज बनी रहती है। इसे ही सब रोगों की जननी कहा जाता है।

लक्षण—पेट में मीठा—मीठा दर्द, हाथ, बदन व सिर में भार मालूम होना, भूख न लगना, थकान, किसी काम में मन न लगना, जी मिचलाना, सिरदर्द आदि।

उपचार—

घरेलू/आयुर्वेदिक/जड़ी-बूटियों द्वारा—

— अरण्ड का तेल दूध में मिलाकर पीने से कब्ज दूर होती है। अरण्ड तेल में छोटी हरड़ को लाल होने तक मंद आँच पर भून लें। फिर पीसकर महीन चूर्ण बना लें। 1-2 चम्मच रात में सोते समय दूध या गर्म जल के साथ लेने से सुबह दस्त खुलासा होता है। 1-2 दस्त होकर पेट साफ हो जाता है।

— अमरूद खाने से आँतों में तरावट आती है और कब्ज दूर होती है। इसे रोटी खाने से पहले खाना चाहिए क्योंकि रोटी खाने के बाद यह कब्ज करता है इसे सेंधा नमक के साथ खाने से पाचनशक्ति में सुधार होता है।

— एक नींबू का रस एक गिलास गर्म पानी के साथ रात्रि में लेने से दस्त खुलकर आता है।

— नींबू का रस और शक्कर प्रत्येक 12 ग्राम एक गिलास पानी में मिलाकर रात को पीने से कुछ ही दिनों में पुरानी कब्ज दूर हो जाती है।

— सुबह नाश्ते में नारंगी का रस कई दिनों तक पीते रहने से मल प्राकृतिक रूप से आने लगता है। यह पाचन शक्ति बढ़ाता है।

— भूखे पेट सेब खाने से कब्ज दूर होती है। सेब का छिलका दस्तावर होता है। अत: कब्ज वालों को सेब का छिलका सहित खाना चाहिए। खाना खाने के बाद सेब खाने से कब्ज हो जाती है। अत: कब्ज वालों को खाना खाने के बाद सेब नहीं खाना चाहिए।

— रात को एक चम्मच पिसा हुआ आँवला पानी या दूध के साथ लेने से सुबह दस्त साफ आता है।

— 250 ग्राम अमरूद खाकर ऊपर से दूध पीने से कब्ज दूर होती है।

— स्थाई रूप से रहने वाली कब्ज अंजीर खाने से दूर हो जाती है।

— सुबह—शाम तीन छुहारे खाकर गर्म पानी पियें या दूध में उबालकर लें।

— नित्य 50 ग्राम कच्चा टमाटर खाने से कब्ज दूर होती है।

— रात को सोते समय फूल—गोभी का रस पीने से लाभ होता है।

— पत्ता गोभी के कच्चे पत्ते नित्य खाने से पुरानी कब्ज दूर हो जाती है।

— पुरानी कब्ज में 2 बड़े चम्मच गुलकन्द को चार मुनक्का व आधा चम्मच सौंफ के साथ—साथ उबालें। जब आधा पानी बचे जो रात में सोते समय, जाड़े में गर्म हो तथा गर्मी में ठण्डा, पी जायें। करीब दो गिलास पानी उबालने के लिये रखना चाहिए ताकि एक गिलास बचे।

— नित्य खाये जाने वाली साग—सब्जी में लहसुन डालकर पकाएँ। इस प्रकार नित्य लहसुन खाने से कब्ज नहीं रहती।

— हरड़ छोटी, सौंफ, मिश्री समान भाग पीसकर मिला लें। इसका एक चम्मच रात को सोते समय पानी से लें।

— खरबूजे के टुकड़ों पर सेंधा नमक तथा कालीमिर्च का बारीक पिसा हुआ चूर्ण बुरककर कुछ दिनों तक अनवरत सेवन करें।

— गुलाब की पत्ती, सनाय तथा छोटी हरड़ तीनों को 3:2:1 के अनुपात में 50 ग्राम लेकर उबाल लें। चौथाई पानी रहने पर रात में गुनगुना ही पी जाएँ। कब्ज पर यह प्रयोग रामबाण है।

बायोकैमिक व होमियोपैथिक औषधियों द्वारा—

काली-म्योर 3x—यकृत की क्रिया का ठीक—ठीक न होना। घी, मसालेदार वस्तुओं का अधिक सेवन करना तथा जिह्वा पर सफेद मैल की परत-सी जमे रहना, कभी—कभी वमन होना।

नेट्रम-म्योर 3x—सूखा व सड़ा मल। मुँह में पानी आ जाना, सोने पर लार का बहना। मलद्वार में जलन आदि लक्षणों में इसका व्यवहार करना चाहिए।

काली- फास 3x—नीचे की आँत का पक्षाघात, मल काला अथवा सफेद रंग का होने की दशा में उपयोगी।

साइलीशिया 12x—मल का कुछ अंश आकर फिर अन्दर चला जाये। विशेषत: बच्चों की कब्ज आदि में अतित्युत्तम।

नक्स वोम 200—बार—बार मल त्यागने की इच्छा होने पर रात में एक—दो खुराक लें।

एलुमिना 30—सामान्य पाखाना भी कठिनता से उतरे, जोर लगाना पड़े तो भी उपयोगी है।

ओपियम—200 : हफ्तों पुरानी कब्ज, मल साफ नहीं आता, सख्त गोलियों के रूप में निकलता है। कब्ज के कारण तेज दर्द। दर्द नाभि के आस पास पैदा होता है और फिर चारों ओर फैलता है।

पेट दर्द

कारण—अपच, कब्जियत एवं दस्त लगने के मामलों व पाकस्थली में विकार के कारणा पेट दर्द उत्पन्न होता है। तेज पेट दर्द, आमाशय एवं ड्यूडीनम की बीमारियाँ, पौष्टिक अल्सर, कैंसर छोटी व बड़ी आँतों की बीमारियों, यकृत एवं पित्ताशय की बीमारियों, गुर्दों की बीमारियों आदि में होता है।

अपच, अजीर्ण, कब्जियत एवं दस्त, बुखार, जी मिचलाने व उल्टियाँ होने के साथ भी उदरीय दर्द हो सकता है।

लक्षण—भूख न लगना, पेट फूलना, पतले अजीर्ण जैसे दस्त, चक्कर आना, खट्टी डकारें, जी मिचलाना, पेट में वायु होना, अफारा, कब्ज आदि लक्षण होते हैं।

उपचार—

घरेलू/आयुर्वेदिक/जड़ी-बूटियों द्वारा—

— पेट दर्द होने पर 3 ग्राम पोदीने में जीरा, हींग, कालीमिर्च, थोड़ा सा नमक डालकर गर्म करके पीने से लाभ होता है।

— पेट दर्द भूखे होने से हो तो छाछ पीने से यह दर्द ठीक हो जाता है।

— उदरशूल और दु:साध्य उल्टियाँ रोकने के लिये पेट पर राई का लेप करें, तुरन्त लाभ होगा।

— सौंफ और सेंधा नमक पीसकर दो चम्मच गर्म पानी से फंकी लें।

— पेटदर्द व अपच होने पर सेंकी हुई हींग, जीरा, सौंठ व सेंधा नमक मिलाकर चौथाई चम्मच गर्म पानी से फंकी लें।

— एक चम्मच पिसा हुआ सिंका जीरा, एक चम्मच शहद में मिलाकर खाना खाने के बाद नित्य चाटें।

— पेटदर्द हो तो पिसी हुई लाल मिर्च में गुड़ मिलाकर खाने से लाभ होता है।

— दालचीनी, हींग, प्रत्येक चौथाई चम्मच मिलाकर पीस लें। एक गिलास पानी में उबालकर ठण्डा कर लें। तीन चम्मच नित्य तीन बार पीने से पेटदर्द ठीक हो जाता है।

— दो-तीन इलायची पीस लें एवं शहद मिलाकर चाटें, आशातीत लाभ होगा।

— पिसी हुई सौंठ एवं सेंधा नमक या काला नमक, जरा—सी हींग, एक गिलास पानी में गर्म करके पीने से कब्ज या अपच से होने वाले पेटदर्द में लाभ होता है।

— शक्कर एवं सूखा पोदीना समभाग लेकर लगभग दो चम्मच की मात्रा में फंकी लेने से लाभ होता है। पानी अगर गर्म हो तो अधिक हितकर रहेगा।

— जीरा पीसकर शहद के साथ मिलाकर चाटना लाभप्रद है। काला नमक एवं अजवाइन समभाग लें। इनसे दो गुना जीरा लेकर सभी पीसकर रखें। एक गिलास पानी में लगभग 2 चम्मच यह पिसा हुआ चूर्ण मिलाएँ एवं नींबू निचोड़कर पियें। पेटदर्द में लाभदायक है। इसके अलावा अपच एवं गैस में भी लाभ करता है।

— नींबू की फाँक में काला नमक, काली मिर्च एवं जीरा भरकर गर्म करके चूसें, पेटदर्द में लाभ होगा। इसके सेवन से पेट में होने वाले कीड़े भी नष्ट हो जाते हैं।

— यदि किसी वस्तु के खाने से पेटदर्द होता है जो कुछ दिन लगातार शहद का सेवन करने से लाभ होता है।

— हरड़ का चूर्ण एक चम्मच गर्म पानी के साथ फंकी लेने पी लाभ होता है। पाचन संस्थान ठीक रखने की दृष्टि से भी हरड़ का चूर्ण सप्ताह में 2—3 बार सेवन करना उपयुक्त है।

बायोकैमिक व होमियोपैथिक औषधियों द्वारा—

मैग-फास 3x—जब दर्द का प्रकोप अत्यधिक हो तथा तड़पन हो।

कल्के0फास 12x—यह आँतों को सिकोड़ने में बहुत लाभदायक है।

फेरम-फास 12x—बुखार व दर्द दोनों अवस्थाओं में हितकर रहती है।

नेट्रम—फास 3x—खट्टी वमन व खट्टा गन्धयुक्त शौच तथा अम्ल के कारण शूल होने की स्थिति में उपयोगी।

नेट्रम-सल्फ 3x—मुँह का स्वाद तीता। पित्त की तेजी और उस कारण पेटदर्द होने की स्थिति में बहुत कारगर ।

कोलोसिन्थ-6, 30 : पेट में यदि तीव्र दर्द हो। रोगी दर्द के मारे दुहरा हो जाये। पेट को तकिये अथवा हाथ से दबाने से आराम महसूस हो। ऐसा दर्द पेट में कहीं वायु रुकने के कारण नाभि के नीचे होता है। आँतें पिसी-सी महसूस होती है। मल त्यागने से आराम मिलता है, किन्तु इसके पश्चात् दर्द फिर आरम्भ हो जाता है। ऐसे रोगी के लिये यह औषधि लाभकारी है।

मैग्नेशिया फोस—6x, 30, 200 : दर्द की यह उत्तम औषधि है। पेट में इतना दर्द कि रोगी छटपटा उठे। खाने से एवं गर्म सेंक से आराम मिलता है। पेट में ऐंठन रहती है।

डायोस्कोरिया—3 : दर्द नाभि से ऊपर होता है। दबाने से आराम नहीं मिलता। चलने और खड़ा होने से आराम मिलता है। पेट में वायु के कारण गड़गड़ाहट-सी होती है। आँतों में भी दर्द महसूस होता है। रोगी पीछे को मुड़े तो राहत मिलती है।

कार्बोवेज—30 : पेट के ऊपरी भाग में हवा भरी रहती है। डकार आने से आराम मिलता है।

लाइकोपोडियम—30, 200 : पेट में हवा भरी होती है। हवा का दबाव ऊपर—नीचे, दोनों ओर होता है। पेट में पड़ा भोजन सड़ जाता है। रोगी को भूख तो लगती है किन्तु एक दो ग्रास खाते ही पेट भरा-सा लगने लगता है। पेट पर कपड़ा बाँधने से भी दर्द होता है।

नक्स वोमिका—30 : पेट में हवा भरी रहती है। पेट में बोझ-सा महसूस होता है। एक बार में पेट साफ नहीं होता। बार—बार मल त्यागना पड़ता है। क़ब्ज रहती है।

कैमोमिला—30 : इतना तेज दर्द कि रोगी चीखता चिल्लाता है। पसीने—पसीने हो जाता है। रोगी किसी प्रकार भी दर्द को बर्दाश्त नहीं कर पाता। रात में यदि गर्मी हो तो दर्द और बढ़ता है।

अल्सर (पेट में घाव)

कारण—बार-बार चाय, कॉफी, सिगरेट, शराब के सेवन व खट्टे गरम, तीखे सूखे, जलन युक्त पदार्थ, अधिक मसाले वाले व अधिक अम्लयुक्त भोजन तथा चिंता, ईर्ष्या, जलन, क्रोध आदि से, कार्यभार के दबाव से, जल्दी काम करने के तनाव से या मानसिक तनाव,

बेचैनी आदि कारणों से अल्सर होता है। पेप्टिक अल्सर में आमाशय और पक्वाशय की श्लेष्मा में घाव हो जाते हैं। धीरे-धीरे क्षय भी होने लगता है तथा ऊतकों का क्षय भी होने लगता है। इसके कारण श्लेष्मा, पाचक रसों की क्रिया को सहन नहीं कर पाती है, फलस्वरूप ऊतकों का विनाश होने लगता है और अल्सर हो जाता है।

लक्षण—पेट जलन सी होने लगती है। खट्टी डकार, खट्टी वमन, मितली, सिर चकराना, भोजन में अरुचि, पित्त का जल्दी-जल्दी बढ़ना, भोजन करने के कुछ देर बाद जलन दूर हो जाना, कब्ज। जब ज्यादा रोग बढ़ जाता है तो शौच के साथ खून आना, पेट में जलन बढ़ जाती है और छाती तक फैल जाती है। शरीर कमजोर, मन बुझा-बुझा सा, चिड़चिड़ापन आदि लक्षण हैं।

उपचार—

घरेलू/आयुर्वेदिक/जड़ी-बूटियों द्वारा—

— पत्तागोभी का रस एक-एक कप दिन में तीन बार पियें। ताजा रस ही पियें, वह कम से कम दो सप्ताह तक पियें। लाभ होगा।

— परिणाम शूल (अल्सर) के रोगी को अनार का रस व आँवले का मुरब्बा खिलायें।

— कच्चे केले की सब्जी अल्सर में फायदा करती है।

— भोजन के कुछ घण्टे बाद व रात को आमाशय के ऊपरी भाग में जलन और दर्द होने लगता है। इस रोगी में खाली दूध नहीं पीना चाहिए क्योंकि इससे अम्ल बढ़ता है। तम्बाकू, कैफीन आदि के प्रयोग से अल्सर की तकलीफ अधिक होती है अत: इसे बन्द कर देना चाहिए। खाना तीन बार की अपेक्षा छ: बार खाना चाहिए। परिणाम शूल के रोगी के लिये चाय बहुत हानिकारक है, अत: इसका सेवन रोगी न करें।

— छोटी हरड़ और मुनक्का पीसकर गोली बनाकर सुबह—शाम खाने के बाद खाने से लाभ होता है।

— परिणाम शूल में जीरा, सेंधा नमक व घी में भुनी हींग का प्रयोग करें।

— आँवले के रस में शहद मिलाकर पीने से भी लाभ होता है।

— खाने के बाद पान खाने से भी लाभ होता है।

— अल्सर के रोगियों को प्रतिदिन कम से कम एक केला खाना चाहिए। यह अम्ल घटाकर सूजन को कम करता है।

— पिसे हुए सूखे आँवले को रात में भिगो दें। प्रात: उसमें आधा चम्मच पिसी सोंठ, चौथाई चम्मच जीरा, पिसी हुई थोड़ी सी मिश्री मिलाकर पीने से काफी आराम होगा।

बायोकैमिक व होमियोपैथिक—

गैस्ट्रिक अल्सर में पेट दर्द, कै, पाखाने में कभी-कभी पीप या पीब आना। इसमें आँतों में जख्म हो जाते हैं। जो अक्सर ज्यादा मिर्च-मसाले, चिन्ता करने से होते हैं।

1. कैल्केरिया फॉस 3x या 12x कैल्केरिया सल्फ 3x, काली फास 3x, नैट्रम फास 3x, नैट्रम सल्फ 3x, साइलीशिया 12x, बराबर मात्रा में मिला कर दीजिये।
2. आँतों में घाव होने पर कैल्केरिया— सल्फ दें।
3. गैस्ट्रिक अल्सर में दूध और केला एक साथ खाने से बहुत लाभ होता है। केला खाते हुए दूध पियें।
4. कैल्केरिया म्योर 3x, कैल्केरिया फास 3x या कैल्केरिया सल्फ 3x, फेरम फास 12x, काली फास 3x, नेट्रम म्यूर 3x, नेट्रम फास 3x, नेट्रम सल्फ 3x तथा साइलीशिया 12x— इन सबको मिलाकर दें। इस रोग में आँतें तथा पेट में जख्म हो जाते हैं अत: रोगी का पेट खाली नहीं रहना चाहिये। हर दो-तीन घण्टे में थोड़ा-थोड़ा दूध पीते रहना चाहिये।

होमियोपैथिक औषधियों में हेमेमोलिस, इपिकाक, आर्सेमिक व फास्फोरस आदि औषधियां लाभप्रद रहती हैं। किन्तु मुँह या पाखाने से रक्त आने पर योग्य होमियोपैथिक फिजीशियन से पराशर्म अवश्य कर लें।

एसिडिटी (पित्त बनना)

उपचार—

घरेलू/आयुर्वेदिक/जड़ी-बूटियों द्वारा—

— आँवले का रस, मिश्री और भुने जीरे का चूर्ण मिलाकर सुबह—शाम पीने से अल्तपित्त की विकृति नष्ट होती है।

— सन्तरे के रस में थोड़ा-सा भुना हुआ जीरा और सेंधा नमक मिलाकर सेवन करने से अम्लपित्त में बहुत लाभ होता है।

— एक कप गुलाब जल, चौथाई कप चूने का पानी, चौथाई कप सन्तरे के रस के साथ दिन में तीन बार पीने से सीने में जलन, गले में जलन, जी मिचलाना आदि रोग नष्ट होते हैं।

— प्यास बहुत लगती हो तो गुलकन्द का शर्बत दिन में दो बार पियें।

— चने के लड्डुओं में काली मिर्च छिड़क कर खाने से पित्त की बीमारी ठीक होती है।

— चने के सत्तू को पानी में घोलकर पीने से कुछ दिन में अम्ल पित्त में आराम होता है।

— गाजर के रस में शहद मिलाकर पीने से अम्लपित्त में पूर्ण लाभ होता है।

— नारियल का पानी पीने से एसिडिटी मिट जाती है।

— सौ ग्राम अनारदाने में दालचीनी, इलायची, तेजपत्ता सभी 50—50 ग्राम और मिश्री सौ ग्राम मिलाकर चूर्ण कर लें। 5 ग्राम की मात्रा का यह चूर्ण दिन में तीन बार सादे जल से लेने से, सीने में जलन, अरुचि, मंदाग्नि, अपच, पेट फूलना आदि तकलीफें नष्ट करता है।

— पित्त के प्रकोप में जामुन का रस और गुड़ बराबर मात्रा में मिलाकर आग पर रखें और भाप को साँस के रूप में खींचें, लाभ होगा।
— मूँग की दाल के साथ पकाये हुए परवल को ठण्डा कर उपयोग में लाने से पेट की जलन मिटती है।
— भुनी हुई ज्वार, जिसे खील कहते हैं, पताशों के साथ खाने से पेट की जलन ठीक होती है।
— पेट की जलन में आधे नींबू का रस पानी के साथ मिलाकर पीने से आराम होता है।
— चंदन को गिलोयरस में घिसकर, दो ग्राम मात्रा में पिलाने से शीतपित्त शीघ्र नष्ट होता है।
— कड़वी जीरी का चूर्ण गुड़ के साथ मिलाकर, जल के साथ सुबह—शाम उपयोग करने से शीत पित्त शीघ्र नष्ट होता है।
— 6 ग्राम पीसे पुदीने को जल में घोल लें। इसमें 10 ग्राम शक्कर मिलाकर सुबह—शाम पियें। इससे शीत पित्त में बहुत लाभ होता है।
— अदरक का 6 ग्राम रस, इतने ही शहद में मिलाकर सेवन करने से शीत पित्त शीघ्र नष्ट होता है।
— शीत पित्त के विकृत होने पर काली मिर्च के चूर्ण को घी में मिलाकर शरीर पर लेप करने से शीत पित्त शीघ्र नष्ट होता है।

बायोकैमिक/होमियोपैथिक औषधियों द्वारा—

'अपच' रोग में जो औषधियां बताई गई हैं, वे सभी 'एसिडिटी' में भी लाभप्रद रहती हैं।

मोटापा (ओबेसिटी)

कारण—त्वचा के नीचे और समूचे शरीर में ज्यादा परिणाम में मेद (वसा या फैट) बढ़ जाने को स्थूलता या मोटापा बढ़ना कहते हैं। यह रोग वंशानुगत, ज्यादा परिणाम में वसा युक्त (चिकनी) चीजें खाने, बहुत ज्यादा खाना-पीना, चीनी चावल व आलू का अत्यधिक सेवन बिना किसी चिन्ता के गृहस्थी का चलना, कोई शारीरिक या मानसिक श्रम न करना, एक ही जगह बैठे रहना, चलना-फिरना बिल्कुल नहीं या कम, थायोरायड और पिट्युट्री का ग्रन्थि का ठीक-ठीक कार्य न करना आदि कारणों से स्थूलता हो सकती है।

लक्षण—सुस्ती, आलस्य साँस लेने में तकलीफ या गहरी साँस लेना, थोड़ी मेहनत में ही हाँफ जाना, रक्त का ठीक-ठीक संचालन न होना, उठने-बैठने में तकलीफ होना आदि लक्षणें से रोगी का शरीर व मन हमेशा ही खराब व उदास रहता है। इन रोगियों की कार्य क्षमता बहुत ही कम होती है।

उपचार—

घरेलू/आयुर्वेदिक/जड़ी-बूटियों द्वारा—

— एक नींबू गर्म पानी में मिलाकर खाली पेट पीने के उपरान्त 12 औंर्स गाजर व 4 औंस पालक का रस पीने से मोटापा कम हो जाता है।

— गन्ने का पुराना सिरका 10 से 20 ग्राम तक पानी से भरे गिलास में डालकर चम्मच से हिलाकर छः मास पीने से शरीर चुस्त, छरहरा, तेज तर्रार हो जायेगा।

— 1 नींबू 250 ग्राम पानी में निचोड़कर निराहार मुँह पियें, दोपहर को 10 ग्राम शहद 125 ग्राम पानी में मिलाकर पियें। केवल गर्मियों में दो महीना पीने से जिस्म हल्का हो जायेगा।

— अन्नाहार पर नियंत्रण, व्यायाम व योगासनों के साथ—साथ नित्य कच्चा टमाटर, नींबू, नमक और प्याज के साथ खाने से आपका बढ़ा भार धीरे—धीरे कम होने लगेगा।

— आलू मोटापा नहीं बढ़ाता। आलू को उतारकर तीखे मसाले घी आदि लगाकर खाने से जो चिकनाई पेट में आ जाती है, वह चिकनाई मोटापा बढ़ाती है। आलू को उबालकर या गर्म रेत में भून कर खाना लाभप्रद और निरापद है।

— छाछ या दही के सेवन से मोटापा कम होता है।

— 100 ग्राम कुलथी की दाल नित्य खाने से मोटापा कम होता है।

— मोटापे में पानी और चावल वाले खाद्य कम लेने में मोटापन घटता है।

— गरम पानी जितना पिया जा सके, लगातार पीते रहने से मोटापन कम होता है।

— करेले के रस में नींबू का रस मिलाकर पीने व उसमें 1/2 ग्राम यवक्षार मिलाकर पीने से मोटापा कम होता है।

— जिन व्यक्तियों को मोटापे की शिकायत हो वे पहले त्रिफला चूर्ण का काढ़ा बनायें फिर इसमें एक चम्मच शहद मिलायें। ऐसा भी कर सकते हैं कि एक चम्मच शहद और एक चम्मच काढ़ा रोजाना पियें, कुछ ही दिनों में मोटापा दूर हो जायेगा।

— त्रिफला चूर्ण को पानी में भिगोकर सुबह मसल छानकर शुद्ध शहद मिलाकर पीने से मोटापा अवश्य दूर हो जायेगा।

— शिलाजीत 2—3 रत्ती या शुद्ध गुग्गल 4—6 रत्ती सेवन किया जाए तो मोटापा बहुत जल्दी दूर हो जाता है। शक्ति बनी रहती है।

बायोकैमिक/होमियोपैथिक औषधियों द्वारा—

फाइटोलक्का मूल अर्क, फ्यूकस वेस मूल अर्क तथा ग्रेफाइटिस 30 रोजाना व कैल्ककार्ब 200, सप्ताह में एक बार कुछ दिन तक लेते/लेती रहें। व्यायाम व भोजन पर नियंत्रण जारी रखें। लाभ मिलेगा।

मधुमेह

कारण—इसमें शरीर इन्सुलिन हार्मोन की कमी के कारण भोजन के साथ ग्रहण की गई शक्कर का पर्याप्त पाचन नहीं कर पाता है। इसलिये इस रोग में पेशाब के साथ चीनी आती है। इस रोग के मुख्य कारण अधिक बैठे रहने की आदत, अधिक मैथुन, यकृत की खराबी, वंशानुगत, मोटापा भी हो सकते हैं।

लक्षण—अत्यधिक प्यास, अत्यधिक भूख, मूत्र बार-बार अनावश्यक गति से विसर्जित होना। रोगी के शरीर में संक्रामक रोगों से बचाव करने की शक्ति नहीं रहती है। फोड़ा, फुंसी, खुजली आदि रोग शुरू हो जाते हैं। घाव के भरने में काफी समय लग जाता है। ज्यादा समय तक मधुमेह पर नियंत्रण न रखने से रोगी को उच्च रक्तचाप हो जाता है। कैटरेक्ट होने की सम्भावना होती है। आँखों की रोशनी धीरे-धीरे कम होती जाती है।

उपचार—

घरेलू/आयुर्वेदिक/जड़ी-बूटियों द्वारा—

— मधुमेह में प्यास अधिक होने पर पानी में नींबू निचाड़कर पिलाने से लाभ होता है।

— मधुमेह में रोगी को नारंगी कम मात्रा में खानी चाहिए।

— ताजे आँवले के रस में शहद मिलाकर पीने से मधुमेह ठीक हो जाता है।

— मधुमेह के रोगी को जब बहुत तीव्र इच्छा मीठा खाने की हो तो खजूर का सेवन कर सकते हैं।

— मधुमेह में करेला महाऔषधि है रोज प्रात: करेले का रस पीने या दिन में तीन बार 15 ग्राम करेले के रस में 100 ग्राम पानी मिलाकर पीने से लाभ होता है। छाया में सुखाये हुए करेलों का चूर्ण 6 ग्राम दिन में एक बार दें। खाने में करेले की सब्जी लें।

— आटे में मेथी का चूर्ण मिलाकर रोटी बनाकर खायें।

— रात को आधा छटाँक काले चने दूध मे भिगो दें और सवेरे खायें। जौ और चने समान भाग मिलाकर इसके आटे की रोटी सुबह—शाम खायें। केवल बेसन की रोटी ही दस दिन तक खाते रहने से पेशाब में शक्कर जाना बन्द हो जांता है।

— यदि बार— बार और अधिक मात्रा में पेशाब आये, प्यास लगे तो आठ ग्राम पिसी हुई हल्दी नित्य दो बार पानी के साथ फंकी लें या आधा चम्मच शहद में मिलाकर चाटें, लाभ होगा।

— मधुमेह के रोगी को मीठा खाने की तीव्र इच्छा हो तो अल्प मात्रा में शहद दे सकते हैं।

— बबूल की गोंद के पानी को पिलाने से आमाशय और आँतों में होने वाले दर्द में आराम मिलता है। इसके सेवन से मधुमेह भी ठीक हो जाता है।

— मधुमेह की बीमारी में नीम की कोंपलें खाने से चीनी की मात्रा कम होती है तथा खून साफ होता है।

— जामुन की गुठली 10 ग्राम, गुड़मार चूरा 20 ग्राम, सोंठ 10 ग्राम, तीनों बारीक चूर्ण के रूप में लें। इन्हें ग्वार पाठे के रस में अच्छी तरह मिलाकर छोटी-छोटी गोलियाँ बना लें। दिन में तीन बार एक-एक गोली शहद के साथ सेवन करने से मूत्र में शुगर (शर्करा) की मात्रा धीरे-धीरे कम होती है।

— दाना मेथी पिसी व सूखा करेला पीसकर बराबर मात्रा में चूर्ण बना लें। प्रात: बिना कुछ खाए-पीए दो चम्मच पानी के साथ नित्य लेने से मधुमेह रोग में फायदा होता है।

— मधुमेह पर काबू पाने के लिये आम की कोमल पत्तियों को रात भर पानी में भिगो कर सुबह उसी में निचोड़कर पानी पीना चाहिए।
— कच्चा केला डायबिटीज में अत्यन्त लाभदायक है।
— तीन पत्ते जामुन के लेकर एक पत्ता मुँह में रखकर चबाते जायँ। प्रात: एक किलोमीटर चलकर दूसरा पत्ता चबाएँ, दो किलोमीटर चलने के बाद तीसरा पत्ता चबाएँ, तो मधुमेह रोग में राहत मिलती है।
— मूँगफली के आटे की रोटी मधुमेह में फायदा करती है।
— मधुमेह के रोगियों के लिये जामुन अमृत समान है। ऐसे रोगियों को जामुन का सेवन नियमित रूप से करना चाहिए। जामुन को पानी में धोकर इन्हें थोड़े से पानी में उबलने दें।

बायोकैमिक/होमियोपैथिक औषधियों द्वारा—

एसिटिक एसिड 30, यूरेनियम नाइट 3 **x** व सीजियम जेम्ब मूल अर्क कुछ दिन लेते रहें। व्यायाम नियमित करें व भोजन पर नियंत्रण रखें।

बवासीर

कारण—बवासीर मलाशय की फूली हुई स्फित शिरायें हैं और ये प्राय: कब्जियत के कारण होते हैं, ये गुदा (**Anus**) की श्लेष्मिक झिल्ली के उत्तेजन और उस स्थान की रक्तवाहिकाओं के दबने से बनते हैं जो अक्सर बैठे रहते हैं। जिन्हें पुराना व भयंकर कब्ज हो और जो मदिरा पान करते हैं, बूढ़ों में प्रोस्टेट ग्रन्थि के बढ़ जाने और मूत्राशय में पथरी बन जाने आदि कारणों से भी बवासीर हो जाती है।

लक्षण—गुदा द्वार के अन्दर या बाहर छोटी गठान के रूप में सूजन (**Piles**)बन जाती है। अर्श (गठान) में जलन, टपक, अकड़न और काट फेंकने जैसा दर्द होता है। इसके रोगी को बैठने में बड़ी तकलीफ होती है। मलत्याग के समय पीड़ा तथा मल के साथ रक्त आना। खूनी बवासीर में खून गिरता है। गुदा में जलन, दर्द, खुजली होती है। बादी बवासीर में गंदी हवा निकलती है। भूख कम लगती है। जोड़ों में टूटने जैसी पीड़ा, जाँघों में दर्द व निरन्तर दुर्बलता आदि लक्षण प्रकट होते हैं।

उपचार—

घरेलू/आयुर्वेदिक/जड़ी-बूटियों द्वारा—

— लगातार एक मास तक प्रात: पाँच अंजीर खाने से हर तरह का बवासीर (अर्श)दूर होता है।
— हल्दी चूर्ण को सेहुँड (थूहर) के दूध में घोलकर बवासीर के मस्सों पर, प्रतिदिन प्रात: शौच के बाद मल दें।

— चौलाई की जड़ का आधा कप रस निकालकर काढ़ा बना लें और चौथाई कप रस में पाँच ग्राम रसौंत और एक ग्राम नागकेशर पीस लें। इसकी लुगदी को गोली बनाकर काढ़े से गटक लें। ऊपर से देशी घी का हलवा खा लें। यह क्रिया तब तक करें जब तक खूनी बवासीर पीछा न छोड़े और तब तक मिर्च, मसाले, चाय, काफी, माँस, शराब आदि न खायें तो 8-10 दिन में लाभ होगा।

— बादी बवासीर में ग्वार की फली के पत्ते, जितने नग पत्ते उतने नग काली मिर्च पीसकर आधा कप पानी मिलायें और छानकर पी जायें।

— बादी की या खूनी बवासीर में आम की गुठली की गिरी का चूर्ण बनाकर शीशी में भर लें। सौ ग्राम मट्ठे या पानी के साथ ढाई ग्राम चूर्ण की फंकी ले लें। दिन में तीन बार सेवन करें। मस्से सूख जायेंगे।

— ढाई ग्राम आँवले के चूर्ण की फँकी मट्ठे या दही के साथ दिन में तीन बार लें। खूनी बवासीर में लाभ होगा।

— मीठे अनार के छिलके का चूर्ण दो-दो ग्राम की मात्रा में दिन में तीन बार ताजे पानी से लेते रहें। दस दिन में खूनी बवसीर से छुटकारा मिल जायेगा। दस दिन तक गर्म चीज से परहेज रखें। कब्ज न होने दें।

— बीस अंजीर लायें। दो सुबह दो शाम पानी में भिगोकर खायें। पाँच दिन में ही खूनी बवासीर में अन्तर नजर आयेगा। सुबह की भिगोई शाम को खायें और शाम की भिगोई सुबह खायें। आश्चर्यजनक लाभ होगा।

— पाँच ग्राम फिटकरी, भुनी हुई बीस ग्राम सुरजान और एक कीकर गोंद मिलाकर कूट लें। सुरजान मीठा प्रयोग में लें। इनकी मटर के बारबर गोलियाँ बना लें, दिन में तीन बार ताजा पानी से सेवन करें।

— मस्से ज्यादा परेशान कर रहे हों तो पन्द्रह-बीस ग्राम मक्खन, दूध-दही की मलाई में 8-10 ग्राम फिटकरी मिलाकर मस्सों पर लेप कर दें।

— खूनी बवासीर में फिटकरी को पानी में घोलकर गुदा में पिचकारी देने से तत्काल राहत मिलेगी। इसके अंलावा, बवासीर के रोगी को दही में मात्रा में फिटकरी का चूर्ण मिलाकर सवेरे-शाम सेवन करना चाहिए।

भगन्दर (FISTULA IN ANO)

कारण—निरन्तर अर्श के रोग से पीड़ित रहने तथा रुधिर के अधिक निकल जाने के बाद प्राय: यह रोग हो जाता है।

लक्षण—मलद्वार के भीतर फोड़े की शक्ल का न ठीक होने वाला घाव हो जाना इस रोग का प्रमुख लक्षण है।

कैल्केरिया—फास 12x—अधिक रस, रक्त निकल जाने से कमजोरी, आदि में साइलीशिया 12 **x** के साथ इसे पर्यायक्रम से देना चाहिए। अवश्य लाभ हो जायेगा।

एसिड फ्लोर 200 सप्ताह में एक बार हेममेलिस मूल अर्क, एलो 30, रह्यूम 30 रोजाना लें। नक्स वोम 200 तीसरे दिन रात में लें। गुनगुने पानी के टब में रोजाना बैठें। लाभ न मिले तो योग्य चिकित्सक से परामर्श करें। कब्ज न रहने दें।

कृमि पेट में कीड़े पड़ना (WARMS)

कारण—अधिक मीठा भोजन करने, अधिक पका केला तथा अधिक कच्चे फलों का सेवन व गन्दे स्थानों के निवास के कारण यह रोग होता है।

लक्षण—सूत की तरह कृमि, केंचुए की भाँति कृमि या चिपटी कृमि और फीते की तरह कृमि होते हैं। कृमि होने पर गुदा मार्ग व नाक में खुजली होती है। अजीर्ण, कम या अधिक भूख लगना, नींद कम आना, पेशाब सफेद आना, चिड़चिड़ा स्वभाव व दुर्बल शरीर आदि लक्षण प्रकट होते हैं।

उपचार—

घरेलू/आयुर्वेदिक/जड़ी-बूटियों द्वारा—

— करेले का ताजा रस दो या ढाई तोला लेकर उसमें नीम का रस, लहसुन का रस, बायबिडंग का चूर्ण 3-4 माशा, इनमें से कोई भी एक रस या चूर्ण इसके रस के साथ पीने से पेट के कीड़े मर जाते हैं।

— अखरोट की छाल का काढ़ा पीने से पेट के कीड़े मर जाते हैं।

— पोदीना 30 ग्राम के साथ 10 काली मिर्च पीसकर एक गिलास पानी में घोलकर पीने से पेट के कीड़े मरकर निकल जाते हैं।

— पेट के कीड़े समाप्त करने में अनार बहुत लाभप्रद है। इसके जड़ की छाल 50 ग्राम को 250 ग्राम पानी में उबालें। जब 50 ग्राम पानी बचे तो उसे बासी मुँह लगातार तीन दिन पिलाने से तथा चौथे दिन कोई रेचक देने से कीड़े निकल जाते हैं।

— आधा ग्राम अजवायन के चूर्ण में चुटकी भर काला नमक मिलाकर रात के समय गर्म पानी के साथ पीने से पेट के कीड़े नष्ट हो जाते हैं।

— नीम की पत्तियों का रस एक चम्मच शहद मिलाकर नित्य दो बार पीने से कीड़े नष्ट हो जाते हैं।

— हल्दी आधा चम्मच पिसी हुई को गर्म पानी से एक सप्ताह लेने से कीड़े नष्ट हो जाते हैं।

— लहसुन की चटनी खाने से कीड़े पैदा नहीं होते हैं।

— बायबिडंग को पीसकर सुबह—शाम आधा—आधा चम्मच शहद से चाटने से कीड़े जड़ मूल से खत्म हो जाते हैं।

— सवेरे सन्तरे का रस पीने से कीड़ों का नाश होता है।

— पेट के कीड़े छाछ में नमक और कालीमिर्च मिलाकर पीने से नष्ट हो जाते हैं।

बायोकैमिक व होमियोपैथिक औषधियों द्वारा—

नेट्रम-फास 3x—यह एक प्रधान दवा है। प्राय: सभी प्रकार के कृमियों में उपयोगी रहती हैं।

फेरम-फास 12x—कृमि के साथ ज्वर तथा प्रदाहादि लक्षणों में इसे देना चाहिए।

काली-म्योर 3x—जीभ सफेद, मलद्वार में खुजलाहट तथा सूत की तरह कृमि में उत्तम है।

मिश्रित-योग—फेरम-फास 12**x**— काली—म्योर 3**x**, कैल्केरिया— फ्लोर 3**x** तथा नैट्रम— फास 3**x**— यह कृमि रोग का अचूक नुस्खा है।

कामला/पीलिया (JAUNDICE)

कारण—यकृत-क्रिया की गड़बड़ी से पित्त अच्छी प्रकार नहीं निकलने पर यह रोग पैदा होता है।

लक्षण—समस्त शरीर पीला हो जाता है। यकृत— प्रदेश में और दाहिने कन्धे में दर्द आदि लक्षण प्रकट होते हैं। रोग पुराना हो जाने पर मल, मूत्र व पसीने में भी पीलापन दृष्टिगोचर होने लगता है। उल्टी होने लगती है।

उपचार—

घरेलू/आयुर्वेदिक/जड़ी-बूटियों द्वारा—

— एक कोरा पान लें। धो-साफकर सिर्फ गीला कत्था लगाकर इस पर चने की दाल बराबर देसी कपूर का टुकड़ा रखें और पान लपेटकर बीड़ा बना लें। इस बीड़े को मुँह में रखकर 20-25 मिनट तक चबाते हुए रस निगलते रहें। इसको चबाने के आधा घण्टे पहले तक और आधा घण्टे बाद तक कुछ भी खाएँ-पिएँ नहीं। खान-पान में परहेज रखें। तीन दिन तक यह प्रयोग करें। पीलिया बढ़ नहीं सकेगा और ठीक हो जायेगा।

— कच्चे प्याज की चटनी नित्य खाने से लाभ होता है। दही छाछ खाने के साथ खाएँ। अनार का रस, मौसमी का रस, अंगूर आदि के सेवन से पीलिया में लाभ होता है। पीलिया में दही चावल ही अधिकतर खाना उत्तम है।

— पीलिया के रोगियों को तरबूज का सेवन करना बहुत लाभकारी रहता है, क्योंकि यह खून को बढाता है व खून को साफ करता है, इसके साथ ही त्वचा रोगों में भी यह फायदेमंद है।

— अनार का रस 6—7 तोले और जरिश्क 6 माशे मिलाकर दोनों समय पिलाने से कामला रोगी को लाभ पहुँचता है।

— सफेद या लाल फिटकरी तवे पर सेंक कर फुला लें। जब फूलकर बताशे जैसी हो जाये तब उतारकर पीस लें। 1 गिलास छाछ में आधा चम्मच (3—4 ग्राम के लगभग) मात्रा में पिसी फिटकरी डाल कर घोल लें और रोगी को सुबह 8 बजे

पिला दें। यह उत्तम गुणकारी उपाय है। दो या तीन दिन प्रयोग करना काफी रहेगा।

— पीलिया होने पर दो पके हुए केलों में एक चम्मच शहद मिलाकर अच्छी तरह से फेंट लें व सुबह—शाम सेवन करें। हफ्ते भर में ही लाभ प्रतीत होने लगेगा।

— टमाटर का एक गिलास रस नित्य पीने से पीलिया ठीक हो जाता है।

— फूलगोभी का रस पीलिया में लाभप्रद है।

— एक बताशा लीजिये, उस पर कच्चे पपीते का रस 10 बूँद डालिए। 10—15 दिन खाने से पीलिया दूर होगा।

— पीलिया रोग में नीम की पत्तियों का रस दो चम्मच की मात्रा में लेकर उसमें उसी अनुपात में शहद मिलाकर प्रात:काल सेवन करें।

— जौ के सत्तू खाकर ऊपर से 200 से 500 ग्राम तक गन्ने का रस पीजिए। पाँच दिन में पाण्डु रोग दूर होगा।

— नीम के पत्तों के रस में सोंठ व शहद मिलाकर लेने से भी पीलिया में लाभ होता है।

— बादाम 8 नग, बड़ी इलायची 5 नग व छुहारा 2 नग लेकर रात्रि को मिट्टी के बर्तन में भिगो दें। सुबह बादाम व इलायची के छिलके तथा छुहारे की गुठली निकालकर अच्छी तरह पीसकर 70 ग्राम मिश्री व 50 ग्राम मक्खन मिलाकर रोगी को दें तो 3—4 दिन में ही पीलिया रोग में आशानुकूल लाभ मिलता है। अनुभूत है।

— मट्ठे में हल्दी चूर्ण मिलाकर दिन में दो बार सेवन करने से पीलिया में लाभ होता है।

बायोकैमिक व होमियोपैथिक औषधियों द्वारा—

नेट्रम-सल्फ 3x—यह इस रोग की प्रधान औषधि है। नेत्र, मूत्र व चर्म आदि पर पीले लक्षण प्रकट होने पर अत्युत्तम कार्य करती है। इसे काली—म्योर के साथ पर्यायक्रम से व्यवहार करना चाहिए।

काली-म्योर 3x—सर्दी लगने अथवा यकृत—क्रिया की गड़बड़ी के कारण से कामला रोग हो, जीभ पर सफेद मैल, यकृत और दाहिने कन्धे के ऊपर दर्द होने की दशा में।

नेट्रम-म्योर 3x—क्विनाइन के अपव्यवहार के पश्चात यदि कामला रोग हो तो यह उत्तम औषधि है।

मिश्रित-योग—फेरम-फास 12**x**, काली—म्योर 3**x**—, नैट्रम—सल्फ 3**x**, नैट्रम—म्योर 3**x** तथा काली—सल्फ 3**x** यह 'कामला' व्याधि का उच्चकोटि का योग है। शतप्रतिशत लाभ करता है।

एकोनाइट-30 : यदि रोगी का पेशाब काला हो, जिगरवाले स्थान एवं पेट के निचले भाग को छूने से दुखन महसूस हो। रोगी को प्यास बहुत लगती हो परन्तु पानी पीने से प्यास न बुझती हो। रोगी पानी के अतरिक्त और कुछ पीना नहीं चाहता। अन्य सभी पेय उसे कड़वे लगते हैं। रोगी का जी घबराता है। ऐसे में यह औषधि उत्तम है।

चियोनैन्थस मूल अर्क : रोगी की आँखें पीली हो जाती हैं। मल भी मिट्टी के रंग जैसा पीला आता है। नाभि के आस-पास दर्द महसूस होता है। रोगी को काले रंग का पेशाब आता है।

चैलीड़ोनियम मूल अर्क : जिगर वाले स्थान पर दर्द बना रहता है। जीभ पर मैल की पर्त, मुँह का स्वाद कड़वा। रोगी के चेहरे पर जर्दी नजर आती है। आँखें पीली हो जाती हैं। रोगी की उल्टी में पित्त आये, जी मिचलाये। रोगी को भूख न लगे। पेशाब पीला एवं भूरा हो जाये।

मर्कसौल-30: जिगर में सूजन आ जाती है, अत: रोगी दाईं करवट नहीं लेट सकता। लेटता है तो पीड़ा से छटपटाने लगता है। रोगी को प्यास बहुत लगती है।

नक्स वोमिका-30: रोगी का जिगर सूज जाता है। जिगरवाला स्थान दुखता है। कड़ा महसूस होता है। छूते ही दर्द होने लगता है। मुँह का जायका कड़वा हो जाता है। कुछ भी खाजे हुए कड़वा लगता है। रोगी का स्वाद बेहद चिड़चिड़ा हो जाता है। किसी से बात तक करना पसन्द नहीं करता है। गुस्सा बहुत आता है। रोगी मामूली-सी सर्दी भी सहन नहीं कर पाता।

कैमोमिला-30: रोगी का जिगर सूज जाता है। दर्द होता है, रोगी प्रत्येक समय दर्द से छटपटाता रहता है। रोगी क्रोधी एवं चिड़चिड़ा हो जाता है। आँखें पीली रहती हैं।

ब्रायोनिया-30: रोगी की आँखें एवं चेहरा पीला नजर आता है। जिगर के स्थान पर दबाव एवं दुखन महसूस होती है। रोगी हिलता है, तब भी दर्द महसूस होता है। साँस लेते समय भी दर्द होता है। रोगी को खाँसते समय भी भीषण पीड़ा होती है। जिगर फटता-सा महसूस होता है।

चायना-30: पेट फूल जाता है। डकारें आती हैं। रोगी को बेहद कमजारी महसूस होती है। रोगी ठण्ड सहन नहीं कर पाता। भूख मारी जाती है। गर्म भोजन के प्रति अरुचि पैदा हो जाती है। जिगर सूजकर सख्त हो जाता है। पेट फूल जाता है। रोगी के मुँह का स्वाद बिगड़ जाता है। दर्द होता है।

नैट्रम सल्फ़-6x : पीलिया के रोगी को यदि हर समय सिरदर्द भी महसूस होता है, जीभ का रंग यदि पीला अथवा भूरा रहता हो, तो ऐसे में यह औषधि अत्यन्त लाभकारी मानी जाती है।

❑❑

7.
चर्म रोग

कारण—चर्म रोग अनेक प्रकार के होते हैं—खाज, खुजली, दाद, फोड़ा, फुन्सियाँ, एग्जिमा, छाले, मस्से, खसरा आदि। मंदाग्नि, सूर्य की लू, स्त्रियों के ऋतु में गड़बड़ी, रक्त विकार, सोडा, चूना, साबुन अधिक काम में लेना, रक्त व पानी बहकर शरीर पर एक स्थान से दूसरे स्थान पर लग जाने पर, गन्दी मिट्टी तथा कुछ संक्रमण रोगों आदि कारणों से चर्म रोग हो जाया करते हैं।

लक्षण—इनमें जलन, खुजली और दर्द के साथ-साथ चर्म के ऊपर छोटे-छोटे दाने व चकत्ते होना, पानी व पीप निकलना आदि लक्षण प्रकट होते हैं।

— चालमोगरा के तेल का सेवन करने से सभी प्रकार के चर्म रोग, खाज, चकत्ता, बंद कण्ठमाला, नासूर, दाद ठीक हो जाते हैं। चालमोगरा का तेल खाया व लगाया भी जाता है।

— खाज, खुजली, छाजन, कुष्ठ रोग में लहसुन को जल के साथ पीसकर लगाने से शीघ्र लाभ होगा। आधा लीटर लहसुन स्वरस में 100 मिली लीटर स्प्रिट डालकर रखें। इसे फुरेरी से लगाएँ।

— गन्ने का सिरका आधा चम्मच, शहद डेढ़ चम्मच दोनों मिलाकर चर्म रोग पर लगायें। सभी चर्म रोगों से छुटकारा मिल जायेगा।

— चर्म रोग होने पर लाल मिर्च का पाउडर डालकर पकाये हुए सरसों के तेल लगाने से लाभ होता है।

— चर्म रोगों में गाय के गोबर के रस की मालिश आश्चर्यजनक रूप से लाभदायक होती है।

— अंजीर वृक्ष की कोमल पत्तियों से तैयार किया गया मलहम त्वचा के रोगों पर काफी असर करता है।

— हल्दी को सौंठ से छाजन वाली जगह रगड़ कर ऊपर से पिसी हल्दी का गाढ़ा-गाढ़ा लेंप कर दें। लाभ मिलने तक प्रयोग करें।

— सौंफ और धनिया समान मात्रा में लेकर पीस लें। इसमें डेढ़ गुना मिश्री मिला लें। सुबह-शाम तीस-तीस ग्राम सेवन करें। कभी खुजली नहीं होगी। चर्म रोगों में यह चूर्ण बड़ा लाभकारी सिद्ध होगा।

— त्वचा की खुश्की तथा छूत रोगों का असर दूर करने के लिये हल्दी के तेल में मालिश लाभदायक रहती है।
— चर्म रोगों में अंजीर की जड़ पीसकर लगाने से चर्मरोग ठीक हो जाता है।
— चर्म रोग या एक्जिमा आदि पर गौ-मूत्र लगाने से बहुत शीघ्र लाभ होता है।
— गाजर का रस पीने से चर्म रोगों में लाभ होता है।
— प्रातः भूखे पेट सेब खाकर ऊपर से दूध पीने से चर्म रोग में लाभ होता है।
— गेहूँ को गर्म तवे पर इतना भूनें कि वह बिल्कुल ही राख की तरह हो जाये या उसे खरल में खूब अच्छी तरह पीसकर शुद्ध सरसों के तेल में मिलाकर सम्बन्धित स्थान पर लगायें। इससे कई वर्षों के असाध्य एवं पुराने चर्म रोग भी ठीक हो जाते हैं।
— नीम के पत्ते पानी में उबालकर नित्य स्नान करें। बीस पत्ते एक कप में उबालकर पानी छान लें, इसे नित्य प्रातः तीन सप्ताह पियें। चर्म रोगों में इससे लाभ होगा।
— मोगरे के आठ-दस पत्तों को पीसकर सुबह-शाम रोगग्रस्त स्थान पर लेप करें।
— कैसा भी चर्म रोग हो, उस स्थान पर नींबू का रस लगाने से या नींबू को पानी में निचोड़कर धोने से लाभ होता है। नींबू को प्रातः नियमित पानी में निचोड़कर पीने से चर्म रोग दूर हो जाते हैं।
— करेले का रस चर्मरोग पर लगाने से लाभ होता है।
— चर्मरोग में हरड़ बहुत उपयोगी सिद्ध होती है। इसके कई दिनों तक सेवन करने से चर्म रोग चाहे वह किसी भी प्रकार का क्यों न हो, नष्ट हो जाता है, हरड़ के चूर्ण की पाँच ग्राम की मात्रा भोजन के बाद पन्द्रह मिनट के अन्दर लेते रहने से रोग का शमन होता है।

बायोकैमिक/होमियोपैथिक औषधियों द्वारा—

काली-म्योर 3x—फुंसियों में गाढ़ी सफेद पीब निकलना, दाने या फोड़े होने पर दें।

काली-सल्फ 3x—पानी की तरह पीला मवाद निकले, त्वचा उधड़े तथा फिर फुन्सी निकलने की स्थिति में।

नैट्रम-म्योर 3x—छोटी-छोटी खुजलाने वाली खुजली में जबकि उनमें सफेद पानी निकल रहा हो।

कैल्केरिया-फास 12x—युवावस्था के मुँहासे, बूढ़ों का खसरा आदि लक्षणों में इसे गर्म पानी डालकर दें।

खाज-खुजली

कारण—यह एक संक्रामक चर्मरोग है। इसमें सबसे पहले छोटे-छोटे दाने, छाले या फुंसी हो जाती हैं।

खाज—विशेषकर कलाई के सामने और पीछे के भाग में, टखने, हाथ पाँव की अँगुलियों की गाइयों तथा बगल में होता है। यह एक व्यक्ति से दूसरे व्यक्ति तक सम्पर्क द्वारा फैलता है। रोग से प्रभावित वस्तु तथा बिस्तर भी संक्रामक होते हैं।

खुजली—किसी भी एलर्जिक स्थिति में त्वचा पर लाल रंग के गोल—गोल चित्तेदार ददोरे हो जाते है। कभी—कभी कुछ चीजें खाने, छूने, श्वास के साथ, शरीर में पहुँचने या इन्जेक्शन आदि से एलर्जिक व्यक्तियों की त्वचा पर खुजली हो जाती है।

लक्षण—इसमें ऐसी खुजली होती है कि व्यक्ति खुजाते—खुजाते परेशान हो जाता है। खुजली में जलन व लाल चकत्ते व ददोरे हो जाते हैं। खुजली ऐसी होती है कि खुजाते—खुजाते खून तक निकल आता है।

उपचार—

घरेलू/आयुर्वेदिक/जड़ी-बूटियों द्वारा—

— त्वचा में जलन, खुजली व फुन्सियाँ हों, तो जीरे को गर्म पानी में पीसकर लगाने से बहुत लाभ होता है।

— चने के पौधे की जड़ को धोकर पीस लें। इस पीठी को सरसों के तेल में मिलाकर खूब मालिश करें। एक सप्ताह में ही त्वचा मुलायम हो जायेगी।

— सन्तरे के ताजे छिलके को पानी के साथ पीसकर खुजली वाले स्थान पर लगायें, फिर साबुन से हाथ धो लें। संतरे की फाँकी जीरा चबाते— चबाते चूसें। जब संतरों का रस सूख जाये जो बिना साबुन लगाये त्वचा को मल— मल के धो लें। नहाने के बाद तेल लगा लें। सन्तरा न हो तो नींबू का रस भी काम दे सकता है।

— त्वचा पर लाल चकत्ते पड़ गये हों और खुजली हो रही हो तो एक चम्मच नींबू के रस में एक चुटकी नौसादर मिलाकर उक्त स्थान पर मलने से आराम मिलेगा।

— त्वचा पर लाल चकत्ते पड़ गये हों और खुजली हो रही हो तो एक चम्मच नींबू के रस में एक चुटकी नौसादर मिलाकर उक्त स्थान पर मलने से आराम मिलेगा।

— नारियल के तेल में नींबू का रस मिलाकर लगाने से खुजली में आराम मिलेगा। यदि दाने भी हों तो उक्त मिश्रण को गर्म करके लगायें।

— पानी में नीम के पत्ते डालकर उबाले गए पानी से स्नान करने से चर्म रोग, फोड़े—फुन्सी, खाज— खुजली मिट जाती है।

— गर्म पानी में नींबू निचोड़कर स्नान करने से खुजली मिटती है।

— जौं के आटे और काले तिल को पीसकर मट्ठे के साथ खुजली पर लेप करें।

— त्वचा— रोगों, खाज खुजली आदि में पीपल की छाल का मरहम लगाने से तत्काल आराम मिलता है।

— शरीर के किसी हिस्से पर खाज-खुजली हो तो दही में मूँग दाल को पीसकर उस हिस्से पर लगायें।

— राई को गोमूत्र में पीसकर चिकनी मिट्टी में मिलाकर खाजयुक्त स्थानों पर लेप करना चाहिए। 1 घण्टे बाद स्नान करके नारियल के तले में कपूर डालकर मालिश करें।

— पके केले का गूदा नींबू के रसे में पीसकर मरहम के समान बनाकर खाज, खुजली, दाद तथा गंजेपन पर लेप करने से लाभ होता है।

— मेहँदी के छाया में सुखाए गये पत्ताके को कूटकर कपड़छन किये हुए चूर्ण को भाँवरे के रस में शुद्ध की हुई गन्धक का कपड़छन चूर्ण मेहँदी के चूर्ण से आधा भाग लें। दोनों को मिलाकर दो-तीन घण्टे खरल से घोंटें, जिससे वे अच्छी तरह मिल जाएँ। तदुपरान्त इसे साफ शीशी में भर लें। दिन में 2-3 बार जल से 1-1 ग्राम सेवन करें। फोड़े-फुन्सियों, खुजली आदि को दूर करने हेतु यह एक परीक्षित योग है।

— अमर बेल, कमल गट्टे की मींगी, पंवाड़ के पत्ते या बीज— ये तीनों समभाग वजन में लेकर छाछ (मट्ठा) के साथ पीसकर लेप तैयार कर लें। इस लेप को स्नान से पहले शरीर पर साबुन की जगह लगाकर थोड़ा सुखाएँ और स्नान करके धुले हुए साफ कपड़े पहनें। इसके प्रयोग से फोड़े— फुन्सी, खुजली आदि चर्म रोग नष्ट हो जाते है। यह प्रयोग बहुत लाभप्रद है।

— सूखी खुजली में केले के पत्ते की राख नींबू के रस में मिलाकर मलें।

— आक के सूखे पत्ते कड़वे तेल में भूनकर जला दीजिये। इस तेल को छान लें और इसमें पाँच टिकिया कपूर की घोल लीजिये। इस तेल को लगाने से खाज— खुजली मिट जायेगी।

बायोकैमिक/होमियोपैथिक औषधियों द्वारा—

बिना दानों की खुजली—

डोलिकोस प्यूरिएन्स-6 : ऐसी खुजली का आक्रमण विशेष कर बालों वाले अंगों पर अधिक होता है। रोग रात के समय बढ़ जाता है। यह औषधि ऐसी खुजली की प्रभावशाली औषधि है।

ऐलुमिला-30 : इस प्रकार की खुजली का मुख्य कारण त्वचा की खुश्की होती है। खुश्क त्वचा खुजलाते— खुजलाते फट जाती है। यह रोग बिस्तर पर लेटन पर अधिक बढ़ता है।

आर्सेनिक-30 : यदि खुजली सर्दी से बढ़ती है और गर्मी से घटती हो। खुजलाते— खुजलाते त्वचा पर से छिछड़े-से उतरते हो तो यह औषधि उपयोगी है।

मेजेरियम-30 : इस प्रकार की खुजली में त्वचा पर दाने तो होते हैं, किन्तु खुजलाने पर उन पर पपड़ी जम जाती है। दानों में से स्राव रिसता है। कभी— कभी खुजाने से खून भी निकल आता है।

सल्फर-30 : यह औषधि नयी, पुरानी अथवा दबी हुई खुजली को समूल रूप से नष्ट कर देती है।

फैगोपाइरम-30 : यदि ऐसी खुजली है कि रोगी व्यक्ति खुजलाते— खुजलाते पागल सा हो जाता है तो ऐसे रोगी के लिये यह प्रभावशाली औषधि है।

दानों वाली खुंजली—

सल्फर-30 : रोगी के शरीर से बदबू आती है रोगी गर्मी सहन नहीं कर पाता। गर्मी से रोग बढ़ता है। तब यह औषधि दें।

रसवैनेनेटा-6, 30 : यदि लाल दानों में से स्राव निकले जो सूखकर छिलके बन जाये तो ऐसे में रोगी को यह औषधि दी जा सकती है।

सोरेनियम-200 : त्वचा सूखकर उसमें दरारें पड़ जाती है। रोगी खुजलाते— खुजलाते परेशान हो जाता है।

एलुमिना-30 : खुजली के साथ जलन भी होती है। दानों में से स्राव निकलता है।

पेट्रोलियम-30 : रोग सर्दी में बढ़ता है और गर्मी में घटता है, दानों में से स्राव या तो बिल्कुल नहीं निकलता या फिर बहुत कम निकलता है।

मेजेरियम-30 : ऐसी खुजली का आक्रमण मुख्यत: सिर में होता है। सिर पर छिलके से जम जाते हैं जिन्हें खुजलाने से मवाद निकलने लगता है।

टेल्यूरियम-30 : हाथ-पाँव में होनेवाली खुजली के लिए यह उत्तम औषधि है।

कैलकेरिया-खुजली के दानों को यदि खुजलाने से खून निकलता है तो यह औषधि दें।

स्थान विशेष की खुजली—

क्रोटम ट्रिग्लियम-30 : ऐसी खुजली विशेष रूप से स्त्री अथवा पुरुष के जननांगों में होती है। खुजलाते-खुजलाते रोगी परेशान हो जाता है ऐसे में रोगी को यह औषधि दें।

सेलेब्रियम-30 : शरीर के उन अंगों पर जहाँ की त्वचा दुहरी होती है, इस खुजली का विशेष आक्रमण होता है। ऐसी खुजली के कारण भवों एवं प्रजनन प्रदेश के बाल गिर जाते हैं।

लोबेलिया इन्फ्लेटा मूल अर्क : हथेली के पीछे एवं उँगलियों के बीच में फुंसी की तरह के छोटे-छोटे दाने हो जाते हैं। जिनमें खुजली एवं तीव्र जलन होती है। जी भी मिचलाता है।

ओलिएण्डर-30 : यह खुजली मुख्यत: खोपड़ी पर आक्रमण करती है। खोपड़ी पर लाल दाने बन जाते हैं। तेज खुजली होती है। खुजलाने पर दानों से स्राव एवं खून निकलता है। ऐसे में यह औषधि उपयोगी है।

रस टाक्स-30 : खुजली के दाने विशेषकर शरीर के बालों वाले अंगों पर बनते हैं। त्वचा लाल हो जाती है।

सार्सापैरिल्ला-6 : इस रोग के रोगी की त्वचा खुश्क हो जाती है। हाथ— पाँव कटने लगते हैं। बनने वाले दाने खुश्क होते हैं। तेज खुजली मचती है। दाने खुली हवा के स्पर्श से बनते हैं। स्त्रियों को यह रोग ऋतुकाल में होता है।

मुँहासे

कारण—यह रोग युवक-युवतियों को समान रूप से होता है। यह प्राय: वसा ग्रन्थियों के विकार तथा प्रणालीविहीन ग्रन्थियों के असन्तुलन से उत्पन्न होता है। पुरुषों के अण्डकोषों के अन्तस्राव और स्त्रियों में डिम्ब के अन्तस्राव के विकार, भोजन के विकार, अधिक व्यायाम, कार्बोहाइड्रेट और वसा पदार्थों का अधिक सेवन तथा अधिक हस्त मैथुन क्रिया आदि कारणों से होता है। जब टट्टी, पेशाब, साँस के रास्ते, शरीर के अन्दर के मैल बाहर नहीं निकल पाते तो ये नया रास्ता खोजते हैं और चेहरे पर मुँहासे के रूप में निकल आते हैं।

लक्षण—यह युवावस्था में होने वाला शोथयुक्त चर्मरोग है। इसमें नवयुवक एवं नवयुवतियों के मुख पर कीलें (फुन्सियाँ) निकल आती हैं जो आगे चलकर बहुत सख्त हो जाती हैं तथा उनमें पीप पड़ जाती है। हल्के ढंग के मुँहासे में दानों का मुँह नुकीला होता है और दबाने से उनमें से चर्बीली कीलें निकलती हैं। मुँहासे अधिक बढ़ जायें तो सुन्दर चेहरा भी भद्दा— सा दिखाई देने लगता है।

उपचार—

घरेलू/आयुर्वेदिक/जड़ी-बूटियों द्वारा—

— मुल्तानी मिट्टी के साथ मेहँदी और आँवला को भिगोकर रात भर रख दें, सुबह सबको मिलाकर उसमें पीसी हुई हल्दी, दही, मक्खन, जौ का आटा, गेहूँ का महीन पिसा हुआ आटा, चने का आटा, मकई का आटा मिलाकर (आधा-आधा मुट्ठी) लेप बनाकर उसको मुँहासों पर लगायें। त्रिफला चूर्ण में बेसन और हल्दी मिलाकर उसका लेप मुँहासों पर लगायें।

— मजीठे को पीसकर चूर्ण बनाकर उसमें शहद मिलाकर मुखलेप तैयार करें। इसे अधिक प्रभावशाली बनाने के लिये जरा-सी हल्दी और दो चम्मच चन्दन का महीन चूर्ण भी डाल सकते हैं। स्नान से पूर्व इसे मुँह पर लगा लें, फिर कुछ देर धूप में बैठकर धूप का सेवन करें। फिर ठण्डे पानी से धो लें।

— केला, अमरूद, सन्तरा, सेब आदि को पीसकर फल मिश्रण तैयार करें। इस मिश्रण में दही और पिसी हुई हल्दी मिलायें। साथ में तुलसी रस और शहद की दो चार बूँद डालकर इससे बनाये गये मुख लेप का सुबह— शाम कम से कम एक महीने तक सेवन करें। निश्चय ही लाभ होगा।

— बादाम 1 नग, मुनक्का 1 नग रात को पानी में भिगाकर रख दें। सुबह उन्हें मसलकर छान लें। फिर उसी पानी में बेसन, हल्दी और महीन जौ का आटा मिलाकर पेस्ट बनाकर उसका मुखलेप के रूप में सेवन करें।

— मसूर की दाल को पोटेशियम परमेंगनेट के जल में घोलकर उसके गुलाबी रंग लें। रंगने के पश्चात दाल को सुखा कर अत्यन्त महीन पीस लें। इस पिसी हुई दाल में उसके चौथाई हिस्सा आरारोट को भली प्रकार मिलाकर शीशी में भर लें। थोड़ा-सा लगाते समय गाय का दूध, घी या पानी में पेस्ट बनाकर लगायें।

— शरीर पर कहीं भी काले दाग या चकत्ते हों, टमाटर काटकर पट्टी बाँध लें। कुछ ही दिनों में त्वचा सामान्य हो जायेगी।

— फिटकरी और कालीमिर्च समान मात्रा में पीसकर गाढ़ा लेप मुँहासे पर लगायें। अच्छा हो साथ ही चन्दन भी घिस लें। रात को लेप लगाकर सो जायें और सुबह मुँह धो लें फिर हल्की-सी क्रीम लगा लें।

— संतरे के तने की छाल, संतरे के फल का छिलका और उसके पत्ते सब पीसकर बेसन दही के मिश्रण में डालकर मुँहासों पर लेप करें। इस लेप को और भी अधिक

प्रभावकारी सिद्ध करने के लिए आप शहद की कुछ बूँदें उसमें डाल सकते हैं।

— लाल चन्दन, जायफल तथा कालीमिर्च समान भाग में लेकर पानी में पीसकर लगाने से मुँहासे ठीक हो जाते हैं।
— मसूर की दाल 50 ग्राम, हल्दी 10 ग्राम, नींबू का रस मिलाकर जल के साथ पीसकर लेप करने से मुँहासे ठीक हो जाते हैं।

बायोकैमिक/होमियोपैथिक औषधियों द्वारा उपचार—

रेडियम ब्रोमाइड, काली ब्रोम, कोवियम, अर्निका, कैल्क फास, कैल्क फ्लोर अच्छी औषधियां हैं किन्तु चिकित्सकीय देखरेख में ही लें।

फोड़े-फुंसी

कारण—बालों की जड़ में स्टैफिलोकौकक्स नामक कीटाणु से स्थानीय संक्रमण हो जाता है, जिससे फुंसियाँ-सी बन जाती हैं। खून खराब होना, या वर्षा ऋतु में आम अधिक खाने या आम के ऊपर के रस (चेप्पा)के लग जाने से, मच्छर के काटने से फुंसियाँ हो जाती हैं। शरीर में कभी भी रोम(बाल) के टूट जाने से फोड़ा हो जाता है। त्वचा के नीचे वाले उपादान में जो प्रदाह या सूजन पैदा होकर पीप भर जाती है, वही फुन्सी कहलाती है। ज्यादा मिर्च मसाले, तेल आदि खाने से भी फुन्सियाँ निकल आती हैं।

लक्षण—फोड़े तथा फुन्सी में पहिले प्रदाह पैदा होती है फिर पीप पैदा होती है। जिस फोड़े फुन्सी में मुँह या नोक होती है और फूट जाती है और लपकन तथा कड़ी होती है वह अक्सर पक जाती है। कोई-कोई फुंसी बिना पके ही बैठ जाती है। इनमें पीप, पानी, खून आदि भरा रहता है। इनमें दर्द, जलन, लाली, लपकन होती है।

उपचार—

घरेलू/आयुर्वेदिक/जड़ी-बूटियों द्वारा—

— उड़द की पुल्टिस बाँधने से पीप वाला फोड़ा फटकर आराम पहुँचाता है।
— अलसी की पुल्टिस में हल्दी मिलाकर फोड़े पर बाँधने से फोड़ा शीघ्र पककर फूट जाता है और रोगी को राहत महसूस होती है।
— तुलसी के पंचांग (फूल, बीज, पत्ते, छाल और जड़) को कूट पीस कर महीन चूर्ण कर लें। इसमें थोड़ा नींबू का रस मिलाकर गाढ़ा लेप बना लें। इसे दाद, खुजली, फोड़े के घाव आदि पर लगाने से रोग दूर होता है।
— नारियल के तेल में तुलसी के पत्तों का रस, समान मात्रा में मिलाकर मन्दी आँच पर पकायें। जब जल भाग जल जाये और तेल भाग बचे तब इसमें थोड़ा मोम डाल दें और हिलायें—चलायें। जब मोम (**Wax**)पिघलकर मिल जाये तब उतार कर ठण्डा कर लें। यह मलहम फोड़े—फुंसी और जले पर लगाने से फायदा होता है।

— इमली के बीजों को उबालकर, पीसकर फोड़े व सूजन पर लगाने से आराम मिलता है।
— ग्वारपाठे के पत्तों का गूदा गर्म कर जरा— सी हल्दी मिला कर पुल्टिस की तरह फोड़े या गाँठ पर बाँधने से फोड़ा जल्दी पक कर फूट जाता है और मवाद निकल जाता है।
— फोड़े— फुंसी होने पर अमरबेल पीसकर उन पर लगाएँ। ठीक हो जायेंगे।
— फोड़ा पकने में आ रहा हो, भयानक टीस मार रहा हो तो पान के पत्ते पर हल्का घी गर्म करके चुपड़कर उसे फोड़े पर बाँध दें। रात को ऐसा करके सो जायें, सुबह तक फोड़ा फूटकर पीप बहने लगेगी।
— बरगद के दूध को फोड़े पर लगायें, फोड़ा फूट जायेगा और फूटने पर भी यही दूध लगाते रहें तो घाव भर जायेगा।
— बरगद की छाल को गोमूत्र में घिसकर फोड़े पर लगायें। बाँधते ही पकना शुरू हो जाता है।
— बरगद के पत्ते को थोड़ा गर्म करके फोड़े पर बाँध दें फोड़ा बहुत जल्दी पक जायेगा।
— कबूतर की बीट पाँच, हल्दी का चूरा पाँच ग्राम और पाँच ग्राम सेंधा नमक, दस ग्राम कड़वे तेल में भूनकर पुल्टिस बनायें रात को आक के पत्ते पर रखकर थोड़ा गर्म कर बाँधकर सो जायें। रातों रात फोड़ा पककर फूट जायेगा।
— पीपल का पत्ता उल्टी तरफ से हल्का गर्म करके सीधी तरफ शहद चुपड़े और फोड़े पर बाँध दें या तो पककर फूट जायेगा या बैठ जायेगा।
— मेथी और जौ बराबर मात्रा में लेकर, पीसकर लेप बना लें। दिन में तीन बार लेप लगायें। मेथी की गर्मी से फोड़ा या गाँठ घुल जायेगी मगर जौ के कारण त्वचा झुलसेगी नहीं।

बायोकैमिक व होमियोपैथिक औषधियों द्वारा—

फेरम-फास 12x—जब फोड़े में टपकन का दर्द व ज्वर हो। रोग की प्रथमावस्था में देने पर पीव पड़ना रुक जाता है।

काली-म्योर 3x—यह स्तन के फोड़े में अधिक लाभदायक है। इसके सेवन करने से पीब पैदा नहीं हो पाता। रोग की जगह इसको बाहरी भी प्रयोग करने से लाभ शीघ्र होता है।

साइलीशिया 12x—पीब पड़ जाने पर इस दवा के व्यवहार से प्राय: फोड़ा फूट जाता है। जब तक सूजन रहे इस औषधि का प्रयोग बराबर करते रहना चाहिए।

कैल्केरिया-सल्फ 3x—इसके प्रयोग से पीप शीघ्र ही सूख जाता है अत: 'साइलीशिया' के पश्चात् फोड़ा सुखाने के लिए इसका प्रयोग करना चाहिए।

कैल्केरिया-फ्लोर 6x—यदि स्तन में फोड़ा होने के कारण नासूर बन गया हो तो इस दशा में यह सर्वोत्तम औषध है।

नेट्रम-म्योर 3x—पुराना नासूर जिसमें पानी की तरह पीब बहे, जीभ की बगल में फेन भरे थूक के बुलबुले आदि की स्थिति में लाभप्रद ।

दाद (रिंग वार्म)

कारण—दाद रोग एक प्रकार की फफूँदी के कारण उत्पन्न होता है। इस रोग के कीटाणु बालों की जड़ों पर आक्रमण करते हैं तथा शरीर और कपाल— दोनों के चर्म को प्रभावित कर सकते हैं। यह रोग वस्त्रों और अन्य वस्तुओं के स्पर्श द्वारा एक व्यक्ति से दूसरे व्यक्ति तक पहुँचता है। यह संक्रमण रोग शरीर, कपाल, पैरों या जाँघ व दाढ़ी में होता है।

लक्षण—प्रारम्भ में 2-3 सेण्टीमीटर परिधि का एक लाल चकत्ता त्वचा पर पड़ जाता है। यह पास की त्वचा से कुछ उभरा हुआ गुलाबी रंग का होता है जो कि किनारों से फैलता जात है।

उपचार—

घरेलू/आयुर्वेदिक/जड़ी-बूटियों द्वारा—

— नीला थोथा तथा फिटकरी को आग में भून कर पीस लें। उसमें नींबू का रस मिलाकर दाद पर लेप करने से पुराना दाद भी मिट जाएगा।

— नौसादर को पीसकर उसमें नींबू का रस मिलाकर दाद पर कुछ दिन लगाने से दाद मिट जायेगा।

— अमलतास के पत्तों का रस दाद पर लेप करने से दाद मिट जाता है।

— तीस ग्राम बेल की पत्तियाँ तथा पाँच ग्राम कपूर को पीसकर, उसमें दाद धोने से लाभ होता है।

— दाद पर सुहागा, जायफल, गंधक को नींबू के रस में रगड़कर लगाने से लाभ होगा।

— ढाक के बीजों को पीसकर कुछ दिन दाद पर लगाने से दाद ठीक हो जाता है।

— सहिजन की जड़ की छाल को पीसकर सरसों के तेल में पका लें, इस तेल को दाद पर लगाएँ, लाभ होगा।

— बबूल के फूलों को पीसकर सिरके में मिलाकर दाद पर लगाने से दाद जड़ से चला जाता है।

— दाद पर गुलाब के अर्क में नींबू का रस मिलाकर लेप करें।

— पुराने दाद पर अनार के पत्तों को पीसकर लेप करें।

— फिटकरी आँवला सार-गन्धक, कत्था, कच्चा सुहागा, मिश्री-सभी 10-10 ग्राम लें। सबका चूर्ण लेकर उसको एक कप नींबू के रस में खरल कर लें। महीन होने पर बड़े चने के बराबर गोलियाँ बना लें। दाद जैसे कठिन चर्मरोग को खुजला कर सूखा करें और गोली पानी में घिसकर लगा दें।

- लहसुन के रस को दाद के स्थान पर मलने से आशातीत लाभ होता है।

बायोकैमिक व होमियोपैथिक औषधियों द्वारा—

आर्सेनिक 30 व सीपिया 30 लेनी चाहिए।

यदि दाने पड़कर पानी भी जाने लगे तो हिपर सल्फ 200 की एक खुराक ग्रेफाइटिस 30 में लेनी चाहिए।

घमौरियां

— घमौरियों की तकलीफ आमतौर पर गर्मियों या बरसात में होती है, इसका मुख्य कारण है पसीना। आधा किलो कच्ची हल्दी की गाँठों का रस निकालकर उबाल लें। ठण्डा होने पर 200 ग्राम शहद मिलाकर किसी बंद काँच के बर्तन में रख दें। किसी भी फल के शर्बत के साथ दो या तीन चम्मच हल्दी का रस मिलाकर लें। इससे शरीर की सारी गर्मी निकल जायेगी।

— घाम हो जाने पर मुल्तानी मिट्टी का शरीर पर लेप करें। घाम शान्त हो जायेंगे।

— सरसों के तेल व पानी को अच्छी तरह फेंटकर घाम पर लगाएँ घाम ठीक हो जायेंगे।

— शरीर में घमौरियाँ व खुजली हों, तो जीरे का प्रयोग आश्चर्यजनक रूप से लाभ पहुँचाता है।

— गर्मियों में घमौरियों पर बर्फ का टुकड़ा मलने से घमौरियाँ दब जाती हैं।

— घमौरियाँ दूर करने के लिये मुल्तानी मिट्टी पाउडर में दही मिलाकर साबुन की टिक्की की तरह बना लें। साबुन के स्थान पर इसे टिक्की की तरह प्रयोग करें। घमौरियों से राहत मिलेगी।

— दूध में मुल्तानी मिट्टी मिलाकर चेहरे व शरीर पर लेप करने से ठण्डक मिलती है और गर्मी में होने वाली घमौरियाँ भी नहीं निकलती हैं।

— गर्मी में पीठ और गले पर व शरीर की नरम त्वचा पर छोटी-छोटी मरेड़ी (अंधौरी) होने लगती है। मेहँदी के लेप से एक दम उनकी जलन मिट जाती है। यह परीक्षित है।

— नारंगी के छिलकों को सुखाकर पाउडर बना लें। नहाने के बाद गुलाब के पानी में भीगे हुए रुई से प्रभावित जगहों पर थपकी दें। सूखने के बाद छिलके के पाउडर को उन्हीं जगहों पर छिड़क दें।

पित्ती उछलना

कारण—यह बीमारी पित्त की अधिकता या रक्त की उष्णता के कारण होती है। साधारणत: यह बीमारी पाचन क्रिया की गड़बड़ी, ठण्ड लगने, पित्त न निकलने, अजीर्ण, अग्निमांद्य, कब्ज, बहुत ज्यादा क्वीनीन सेवन से, जरायु की बीमारियाँ, बर्र, मधुमक्खी, खटमल के काटने तथा किसी भी प्रकार के वात रोग आदि कारणों से ये रोग होता है।

लक्षण—इस रोग में शरीर पर जगह-जगह पर लाल चकत्ते या ददोरे होकर फूल जाते हैं, जिनमें बहुत खुजली व जलन होती है। इसके अलावा कान, चेहरे और माथे पर सूजन हो जाती है। कभी-कभी ज्वर और वमन भी हो जाते हैं।

उपचार—

घरेलू/आयुर्वेदिक/जड़ी-बूटियों द्वारा—

— नीम की पत्तियों को पानी में उबालकर गुनगुना करके प्रभावित स्थान को धोएं।
— तुलसी के पंचांग का प्रभावित स्थान पर लेप करें।
— नीम के तेल की मालिश भी लाभदायक रहती है।
— पिसी हल्दी को दूध में मिलाकर लेप करें।
— एलोवेरा के पल्प (गूदे) का लेप करें।
— हमदर्द की साफी कुछ दिन पिएं। यह आयुर्वेदिक व यूनानी दवाओं का उत्तम योग है।
— प्रात:काल पांच नीम की कोमल कोपलों व चार दिन निबौलियों का नित्य प्रति सेवन करें।

बायोकैमिक/होमियोपैथिक औषधियों द्वारा—

यदि दरारें सी पड़ जाएं और सूजन अधिक हो तो एपिस 200 की एक खुराक व डलकामाश 30 लेनी चाहिए।

यदि खुजली अधिक हो हो तो सल्फर 30 लें।

यदि पानी से धोने पर रोग बढ़े तो रसटाक्स 30 लें।

यदि प्रभावित स्थान पर जलन के साथ दर्द भी हो तो कॉस्टिकम 30 लें।

यदि किसी विषाक्त पदार्थ के सेवन के बाद पित्ती उछले व जलन भी हो तो नक्स वोम 200 की पांच बूंद तत्काल ले लें। तत्पश्चात् आर्सेनिक 30 लें।

बायोकाम्बिकनैशन नं० 20 की 6 गोली तुरंत लें। बाद में 4-4 गोलियां दो-दो घंटे पर लें।

अधिक पसीना आना

अधिक पसीना शरीर में रक्त की कमी से भी आ सकता है। किसी को यह रोग वंशानुगत भी होता है एवं ह्दय रोग की वजह से भी पसीना आता है। उच्च रक्तचाप भी इसका कारण है तो निम्न दवाइयाँ ली जा सकती हैं व अन्य कारणों के लिये पूर्ण जाँच के द्वारा ही चिकित्सा की जानी चाहिये।

उपचार—

घरेलू/आयुर्वेदिक/जड़ी-बूटियों द्वारा—

— अरहर की दाल, नमक और सौंठ मिलाकर छौंक कर मालिश करने से पसीना आना बन्द हो जाता है। सन्निपात की अवस्था में पसीना आने पर भी यह प्रयोग कर सकते हैं।

— यदि अधिक नमक आने से पसीने व पेशाब में दुर्गन्ध आती हो तो दुर्गन्ध से बचाव के लिए नमक कम से कम खाना चाहिए। नमक खाने से कोषाणु मरते हैं और मरे हुए कोषाणु पसीने के साथ छिद्रों से बाहर निकलते हैं तो तेज दुर्गन्ध आती है।

— एक चम्मच मुल्तानी मिट्टी, कपूर एक चम्मच चन्दन पाउडर का लेप गुलाबजल में बनाकर पैरों को अच्छी तरह धोकर नहाने से पूर्व लगा लें। वैसे ऐसी समस्या बहुत लोगों की है। अत: वे भी इसके उपयोग करें। सप्ताह में एक बार मेहँदी पानी में घ़ोलकर लगा सकते हैं। कई लोगों की बगल में बहुत पसीना आता है, अत: वे भी उपर्युक्त उपाय का उपयोग करें।

— जिन्हें पसीना अधिक आता हो, उन्हें सेकी हुई कुलथी का आटा शरीर पर मलने से लाभ मिलता है।

— गोरख मुंडी और सौंफ 10—10 ग्राम मात्रा में 2 कप पानी में डालकर काढ़ा तैयार करें, जब आधा कप शेष बचे तो छानकर दिन में एक बार पीना चाहिए। पसीना आना बन्द होने पर प्रयोग बंद कर देना चाहिए।

बायोकैमिक/होमियोपैथिक औषधियों द्वारा—

सप्ताह में एक बार मर्कसोल 200 व पन्द्रह दिन में एक बार साइलीशिया 1000 की एक खुराक लें।

यदि सिर्फ सिर पर पसीना अधिक आए तो कैल्केरिया कार्ब 200 सप्ताह में एक बार लें।

जलने पर

कारण—किसी गरम तपती हुई वस्तुओं के सम्पर्क द्वारा शरीर की त्वचा और अन्दरूनी ऊतकों के प्रभावित होने को जलना या झुलसना कहते हैं। यह सम्पर्क गर्म ठोस वस्तु, गर्म द्रव जैसे— खौलता पानी, घी, तेल या भाप या अन्य गैस, सूर्य की रोशनी, अल्ट्रावाइलेट किरणें, विद्युतीय उपकरण, एक्स—रे—रेडियम या रासायनिक पदार्थो, जैसे— तेज अम्ल या तेज क्षार के रूप में हो सकता है।

लक्षण—इस प्रकार जलने या झुलसने पर तीव्र जलन होती है। छाले, फफोले पड़ जाते हैं, जिन में पानी भर जाता है। कभी— कभी ऊपरी त्वचा भी जल जाती है जिससे घाव हो जाते हैं और पीव भी पड़ जाती है।

उपचार—

घरेलू/आयुर्वेदिक/जड़ी-बूटियों द्वारा—

— जल जाने पर नारियल का तेल लगाकर नमक लगा दें।

— कच्चे दूध में जायफल घिसकर लगाने से जले के निशान दूर हो जाते हैं।

— बरगद के पत्ते को दही में पीसकर जले स्थान पर लेप करें, जलन में शान्ति का अनुभव होगा और घाव भरने की प्रक्रिया शुरू हो जायेगी।

— पके बेल का गूदा जले पर लगा दें। जलन शान्त हो जायेगी, फफोला नहीं पड़ेगा।
— यदि जलने से फफोले पड़ गये हों तो आक के पत्तों का रस फफोलों पर लगायें, फफोले बैठ जायेंगे।
— गूलर के पत्तों को पीसकर लगा दें। जलन जाती रहेगी, फफोले व निशान भी नहीं पड़ेंगे।
— आग से जलने पर दानेदार मेथी को पानी में पीसकर लेप करन से जलन दूर होती है। फफोले नहीं पड़ते।
— गेहूँ के आटे में पानी मिलाकर लेप करने से अग्नि से जले हुए पर लगाने से लाभ होता है।
— जीरा पानी में पीसकर लेप करने से जलन शान्त होती है।
— जौ जलाकर तिल के तेल में बारीक पीसकर जले हुए स्थान पर लगायें।
— तुलसी के पत्तों का रस 250 ग्राम, नारियल का तेल 250 ग्राम, दोनों को मिलाकर धीमी आग पर गर्म करें। तेल शेष रह जाने पर गर्म तेल में ही 12 ग्राम मोम डालकर हिलायें। तेल शेष रह जाये तब जलने के स्थान पर लगायें, यह लाभदायक है।
— मुल्तानी मिट्टी (गाचनी) को बारीक कूटकर दही में मिलाकर जले पर लेप कर दें।
— जल जाने पर तुरन्त तुलसी की पत्तियों को मसल कर जले हुए भाग पर लेप की तरह लगा देने पर छाला भी नहीं पड़ेगा और जलन भी दूर होगी, इससे घाव भी भर जाते हैं।
— गुलाब में गोपीचन्दन मिलाकर लेप करने से दाह में आशातीत लाभ मिलता है।
— आग से जले स्थान पर महीन नमक मसल दें। जले का दाग नहीं पड़ेगा, फफोला नहीं होगा तथा जलन तुरन्त कम हो जायेगी।
— आम की गुठली की गिरी पानी में पीसकर जले हुए अंग पर लेप करने से फौरन ठण्डक होती है।
— जले हुए अंग पर तुरन्त ग्वारपाठे के गूदे का लेप कर देने से जलन शान्त होती है और फफोले नहीं पड़ते हैं।
— किसी ऐसे स्थान पर जल जाएं कि वह अंग पानी के अन्दर आसानी से डुबोया जा सके जो जलने पर सादा या ठण्डे जल में वह हिस्सा तब तक डुबोए रखें जब तक जलन बिल्कुल शान्त न हो जाये। इस तरीके से न तो छाला पड़ता है और न घाव होता है।

बायोकैमिक/होमियोपैथिक औषधियों द्वारा—

फेरम-फास 12x—यह जल जाने की मुख्य दवा है। जल में मिश्रित करके लगाना चाहिए।

काली-म्योर 3x—जलन तथा घावों को भरने के लिये यह लाभदायक है।

नैट्रम-म्योर 3x—छाले पड़ जाने की स्थिति में यह बहुत उपयोगी है।

मिश्रित-योग—फेरम-फास 12**x**— काली-म्योर 3**x**—नैट्रम-म्योर 3**x**—और काली

सल्फ 3x—यह एक उत्तम योग है। दवा को प्रति दो-दो घण्टे पर दें। नारियल के तेल में मिलाकर जले हुए स्थान पर लगायें शीघ्र आराम होगा।

कैथेरिस मूल अर्क—नारियल या जैतून के तेल में मिलाकर लगाएँ।

कॉस्टिकम 200—तीसरे दिन व कैथेंरिस 30 नित्य प्रति लें।

साइलीशिया 30—जख्म में सड़न आरम्भ हो जाने पर इस औषधि का प्रयोग करें।

हिपर-सल्फ 6—यदि जख्म वाले स्थान पर पीव पड़ गई हो तो इस औषधि का सेवन करने तथा कैलेण्डुला मूलार्क, 1 भाग को 10 भाग जैतून के तेल में मिलाकर रोगी स्थान पर लगायें तो लाभ होगा।

आर्सेनिक 30—यदि आग में जलने के कारण त्वचा पर काले रंग के छाले पड़ जायें तथा जलन, ज्वर, तीव्र प्यास, मृत्यु-भय एवं अत्यधिक कमजोरी के लक्षण हों तो इस औषधि का प्रयोग करें।

एकोनाइट 30—यदि जली हुई जगह गरम तथा फूली हुई हो, शरीर की चमड़ी सूखी हुई हो,ज्वर, प्यास तथा भय के लक्षण दिखाई दें तो इस औषधि का सेवन करें।

आर्टिका यूरेन्स मूलार्क-थोड़ा सा जलकर फफोला पड़ गये स्थान पर औषधि के मूल अरिष्ट 1 ड्राम को 1 औंस पानी में मिलाकर तैयार किये गये लोशन में स्वच्छ कपड़े को भिगोकर उस जले स्थान पर रख दें।

कैन्थरिस मूलार्क—इस औषधि के मूल अर्क 1 ड्राप को 1 औंस पानी में मिलाकर तैयार किये लोशन में स्वच्छ कपड़े को भिगोकर जले स्थान को हमेशा तर रखना चाहिये। ऐसा करने से प्रदाहित स्थान पर फफोला अथवा जख्म नहीं होता है।

घाव हो जाना

कारण—गिर जाना, चोट लगना, कट जाना, जल जाना, फोड़ा आदि कई कारणों से त्वचा तथा उसके नीचे के तन्तु फट जाते हैं या कट जाते हैं तो घाव हो जाता है।

लक्षण—इन घावों से पीव, रक्त, पानी आदि आता है। इनमें दर्द व जलन आदि महसूस होती है।

उपचार—

घरेलू/आयुर्वेदिक/जड़ी-बूटियों द्वारा—

— गाजर को उबालकर उसकी लुगदी घाव पर लगाने से घाव ठीक होंगे। इसका रस भी पीना चाहिए।

— तुलसी के पत्तों के महीन चूर्ण को घाव पर बुरकने या पीसकर लेप करने से घाव भर जाते हैं।

— चोट घाव आदि पर अंजीर की पत्तियों की पुल्टिस बाँधने से आराम होता है।

— घाव अथवा चोट पर नारियल को बारीक पीसकर उसमें हल्दी मिलाकर लगायें।

— करमकल्ला का रस पीने से घाव ठीक होते हैं। इनके रस का आधा गिलास 5 बार पानी मिलाकर पीना चाहिए। घाव पर इसके रस की पट्टी बाँधें।

— हल्दी को तवे पर अच्छी तरह गर्म करके उसका लेप बनाकर जख्म पर लगाने से जख्म ठीक होता है।
— तुरन्त लगे घाव पर स्वमूत्र मलें।
— घाव पर सहजन की पत्तियों की लुगदी लगा दें, ठीक हो जायेगा।
— नारंगी खाने से घाव जल्दी भरते हैं।
— एक भाग प्याज के रस को चार भाग पानी में मिलाकर सड़े हुए, मवाद भरे घाव को धोने और बाद में इस घोल में तर किया हुआ गॉज (कपड़ा) घाव पर बाँधने से घाव ठीक हो जाता है।
— लहसुन का रस घाव पर लगाने से घाव जल्दी ठीक हो जाता है।
— एक भाग पीला मोम और चार भाग शहद की मरहम से पट्टी बाँधें। मोम को गर्म करके शहद मिलाएं। जो घाव ठीक नहीं होते इससे ठीक हो जाते हैं।
— लहसुन की 10 कली, चौथाई चम्मच नमक दोनों को पीसकर देशी घी में सेंक कर घाव पर जिसमें कीड़े पड़े हों बाँधें। कीड़े मर जायेंगे तथा घाव भर जायेगा।
— घावों को तेजी से भरने में शहद मदद पहुँचाता है।
— अनार के छिलके को उबालकर पानी से घावों को धोने से घाव जल्दी भरता है।

बायोकैमिक/होमियोपैथिक औषधियों द्वारा—

केलेण्डुला 30, हाइपेरिकम 30 व कैल्क सल्फ 3x में लेना उपयोगी रहता है।

नासूर

कारण—त्वचा का विकार यदि लम्बे समय तक ठीक न हो एवं अन्दर—ही—अन्दर बढ़ता जाए एवं घाव का रूप लेकर खोखला हो जाए, तो उसे नासूर कहते हैं। एलोपैथिक में इसके लिए एण्टीबायोटिक्स दवाओं का प्रयोग किया जाता है। उसके पश्चात भी अगर लाभ न मिलता हो तो शल्य-क्रिया द्वारा इसका उपचार किया जाता है।

उपचार—

घरेलू/आयुर्वेदिक/जड़ी-बूटियों द्वारा—

— नासूर होने पर हल्दी में लौंग पीसकर लगाना चाहिए। इससे नासूर जड़ से दूर हो जाता है।
— नासूर व भगन्दर के लिये आधा सेर जल में 2 रत्ती नीला थोथा (तूतिया) बारीक पीसकर मिला लें। इस जल से आबदस्त लेने पर भगन्दर के फोड़े का बहना बन्द होकर उसकी टीस, दर्द आदि दूर होते हैं।
— निर्गुण्डी की जड़ का चूर्ण घृत और शहद के साथ मिलाकर लगाते हैं।
— आक और थूहर के दूध में दारू हल्दी का चूर्ण घोलकर रुई की बत्ती तर करें और नासूर में रखें। रोज बत्ती बदलते रहें। नासूर जड़ से उखड़ जायेगा।

— अडूसे के पत्तों की पुल्टिस घाव एवं नासूर में शीघ्र लाभ करती है।
— प्रातः दो नींबू पानी में निचोड़कर नित्य पीने से नासूर ठीक हो जाता है। गुड़, शक्कर, दालें न खायें।
— आक के दूध में रुई की बत्ती भिगोकर सुखा लें। फिर सरसों के तेल में जलाकर मिट्टी के बर्तन में काजल बनाकर नासूर पर लगायें।
— नीम की पत्तियों की पुल्टिस बाँधें।

ायोकैमिक/होमियोपैथिक औषधियों द्वारा—

फोड़ा ठीक हो जाये और वह पोला, खोखला या छेद रह जाये, तो वह नासूर बन जाता ः। यह एक प्रकार का फोड़ा होता है जिसमें से कभी पीव निकलती है और कभी बन्द हो ाती है फिर निकलती है। इसे विवर भी कहते हैं।

कैल्केरिया— फ्लोर 3x, कैल्केरिया— सल्फ 3x, कैलीफास 3x तथा नेट्रम म्यूर 3x इन बको बराबर मात्रा में मिलाकर दें। यह औषधि बहुत कारगर है, प्रयोग की हुई है।

कैल्केरिया सल्फ 30, गन पाउडर 3x कुछ दिन खाएँ।

हिपर सल्फ 200 की तीन खुराक सप्ताह में एक बार लें।

खून निकलने पर

किसी भी प्रकार की आकस्मिक घटना होने पर खून निकलने लगता है। कट जाने पर , ोट लग जाने से, शरीर के किसी भी भाग से रक्त बहने लगता है। खून का निकल जाना शरीर ः लिये घातक है अतः खून रोकने के शीघ्र उपाय करना चाहिये। खून जहाँ बह रहा हो वहाँ ंगूठे से कसकर दबायें। खून बहता देख घबरायें नहीं बल्कि प्राथमिक चिकित्सा करके तुरन्त ाक्टर के पास ले जायें।

घाव पर कोई भी चीज लगाने या भर देने पर बहुत अंशों में वह रक्त के साथ मिलकर रे शरीर में प्रवेश कर जाती है। ऐसी दशा में धूल मिट्टी या दूसरी इसी तरह की चीजों द्वारा नेक रोगों के कीटाणु भी अनायास ही सीधे शरीर में पहुँचकर कई प्रकार के कीटाणुजन्य क्रामक रोग उत्पन्न कर सकते हैं। अतः प्राथमिक चिकित्सा साफ-सुथरी वस्तुओं से व वधानीपूर्वक करें।

पचार—

ेलू/आयुर्वेदिक/ज़ड़ी-बूटियों द्वारा—

— अन्दरूनी चोट या नील या पुरानी लगी हुई चोट में यदि दर्द होने लगे जो अनार का छिलका पानी में गलाकर पीस लें और उसमें पिसी हुई हल्दी मिलाकर बाँधें तो दर्द में आराम मिलेगा।
— चोट लगने पर केले का छिलका बाँधने से शीघ्र लाभ होगा।
— शरीर के चोटग्रस्त भाग पर प्याज को पीसकर उसमें हल्दी व तिल के तेल में गरम पुल्टिस बनाकर बाँध देने से दर्द एवं सूजन में लाभ होता है।

— पेड़ या वाहन आदि से गिर जाने पर अन्दरूनी चोट हो तो एक गिलास गर्म दूध में आधा चम्मच पिसी फिटकरी मिलाकर तुरन्त पिला दें। अन्दर का खून थक्का नहीं बनने पायेगा तथा दर्द में भी आराम होगा।

— हाथ में चोट, सूजन या हड्डी आदि टूटने पर यदि अँगुलियाँ न चलती हों तो हाथ में एक सेंधा नमक का टुकड़ा (बड़ा) पकड़े रहने से शीघ्र लाभ मिलता है।

— चोट लगने पर सेंधा नमक और बूरा 1—1 चम्मच दिन में दो बार पानी से लें।

— शरीर के किसी भाग में चोट लगी हो, वह स्थान सूज गया हो तो हल्दी और चूना मिलाकर गर्म करके लेप लगाना चाहिए। यदि भीतरी चोट हो तो गाय का दूध कुनकुना गर्म करके उसमें हल्दी का चूर्ण और घी मिलाकर पिलाने से आराम मिलता है।

— शरीर के किसी अंग के चोटग्रस्त हो जाने पर रक्त बहने लगता है, ऐसे समय पर दो घण्टे में एक चम्मच पिसे आँवले की फंकी ठण्डे पानी से लेने से रक्त स्राव बन्द हो जाता है।

— जख्म पर तुरन्त सरसों का तेल लगा देने से रक्त बहना रुक जाता है।

— चोट अन्दरूनी हो तो बरगद का दूध मल दीजिये, सूजन उतर जायेगी।

बायोकैमिक/होमियोपैथिक औषधियों द्वारा—

कैलेण्डुला मूल अर्क से घाव धोएं व कैलेण्डुला 30 तथा लीडमपाल 30 खिलाएं।

स्त्री के जननांगों में खुजली
(ITCHING OF FEMALE GENITALS)

कारण—स्त्री के जननांगों में खुजली होने के कई कारण हो सकते हैं। उनमें से एक कारण गुदा के कृमियों का योनि द्वार तक पहुँचना होता है। इस रोग में स्त्रियों के बाहरी जननांगों में तेज खुजली होती है। कभी-कभी खुजली के कारण कामोत्तेजना भी बढ़ जाती है।

इस रोग के और भी कई लक्षण हो सकते हैं। लक्षणों के अनुसार रोग की औषधियाँ इस प्रकार हैं:—

सल्फर-30 : रोगिणी के जननांगों में भयंकर खुजली मचती है। खुजलाते—खुजलाते खून भी निकल आता है।

कोलिन सोनिया मूल अर्क-30 : ऐसी खुजली जो स्त्री के बाह्य जननांगों पर ही आक्रमण करती है।

टैरेंटुला हिस्पानिया -6 : कभी-कभी गुदा से निकले हुए कृमि योनि द्वार में पहुँच जाते हैं ऐसे कृमियों के कारण स्त्री की योनि में भयानक खुजली होती है। इस खुजली के कारण स्त्री की कामोत्तेजना भी बढ़ जाती है।

आर्टिका यूरेन्स मूल अर्क-3 : स्त्री का भगोष्ठ सूज जाता है। बाह्य जननांग में तेज खुजली होती है।

कैलेडियम-3, 6 : यदि गुदा से निकले कृमि योनि-मार्ग तक पहुँच जाते है तो उनकी वजह से स्त्री की योनि में भयानक खुजली होती है। कभी—कभी ऐसी खुजली के कारण स्त्रियाँ हस्तमैथुन के लिए भी बाध्य हो जाती हैं।

हैलोनियास मूल अर्क—स्त्री के बाह्य जननांग एवं योनि-द्वार में भयंकर खुजली। ऐसी कि त्वचा को छीलने को जी चाहे। त्वचा लाल पड़ जाती है। त्वचा पर सफेद दाने उभर आते हैं।

सीपिया-200 : स्त्री यदि प्रदर रोगी है तो भी उसके बाहरी जननांगों में खुजली हो सकती है। ऐसी खुजली की यह उत्तम औषधि है।

क्रियोसोट-30 : ऐसी खुजली जिसमें एक पल का भी चैन न मिले और हर समय खुजलाने को जी चाहे। इस खुजली की वजह से रोगिणी के अन्दर कामोत्तेजना भी पैदा होती है।

लिलियम टिग्रीनम-30 : रोगिणी को अपने पेट में बोझ-सा महसूस होता है। टट्टी की शिकायत बनी रहती है किन्तु यह सब खड़े होने अथवा चलने—फिरने की अवस्था में होता है। बैठने पर राहत मिलती है। इसके साथ—साथ रोगिणी के बाहरी जननांगों में तेज खुजली की शिकायत रहती है। ऐसे रोगी की यह उपयोगी औषधि है।

बोरेक्स-30 : बाहरी जननांगों में तेज खुजली । किन्तु ऐसी खुजली का आक्रमण मुख्यत: गर्भावस्था के दिनों में होता है।

मर्कसोल-200 : ऐसी खुजली का मुख्य कारण जननांगों पर पेशाब लगना अथवा प्रदर का स्राव लगना होता है। रोगिणी ऐसी खुजली से बेचैन रहती है। खुजली रात के समय और बढ़ जाती है।

रेडियम ब्रोम-30 : गुदा एवं जननांगों की किसी भी प्रकार की खुजली के लिए यह एक सर्वोत्तम औषधि है। इस औषधि को सप्ताह में एक बार देना चाहिए।

नाई की खाज (BARBER'S ITCHING)

कारण—ऐसी खुजली का एक मात्र कारण नाई का उस्तरा होता है। ऐसे नाई जो अपने उस्तरे साफ नहीं रखते, उनकी धार पर खुजली के कीटाणु जम जाते हैं, जो शेव करते समय बालों की जड़ों में पहुँच जातें हैं। इसके कारण शेव कराने वाले व्यक्ति कें चेहरे पर तेज खुजली महसूस होती है। कभी-कभी ऐसी खुजली से स्राव भी निकलने लगता है। इस रोग की औषधियाँ इस प्रकार हैं—

टेल्युरियम-30 : यह इस रोगी की सर्वोत्तम औषधि है जो इस रोग में आश्चर्यजनक ढंग से काम करती है।

रस टाक्स-30 : यह भी इस प्रकार के रोग की मुख्य औषधि है। रोगी पर सर्वप्रथम इसी औषधि का प्रयोग करना चाहिए।

हिपर सल्फ-200 : नाई के उस्तरे के कारण ऐसी खुजली जिसमें चेहरे पर दाने पड़ जायें एवं तेज खुजली भी मचती हो, ऐसे में इस औषधि का प्रयोग करें।

ग्रेफाइटिस-6: यदि खुजली वाले स्थान पर एक्जिमा के लक्षण नजर आते हों, स्राव भी निकलता हो तब यह औषधि उत्तम है।

कैलकेरिया कार्ब-30: यह एक उपयोगी औषधि है। रोगी को इसे प्रत्येक छह घण्टे बाद देना चाहिए।

सल्फर आयोडाइड-3x : यह औषधि ऐसी खुजली एवं स्त्राव वाले एक्जिमा को आश्चर्यजनक ढंग से ठीक करती है।

बालों की समस्याएं

उपचार—

घरेलू/आयुर्वेदिक/जड़ी-बूटियों द्वारा—

— अनावश्यक रूप से बाल झड़ें तो केले के पत्ते जलाकर सूखी राख में हरताल एवं शंख का चूर्ण मिलाकर रगड़ने से झड़ना बंद होगा।

— काले तिल (साफ करके) 3 ग्राम, आँवला सूखा (साफ करके)3 ग्राम घी शुद्ध (काय का)3 ग्राम, मिश्री पिसी हुई 20 ग्राम, भृंगराज 3 ग्राम, गोखरू 3 ग्राम, मधु शुद्ध 6 ग्राम। सबका चूर्ण बना लें। प्रातः— सायं गाय के दूध से एक चम्मच दें। यह चूर्ण परीक्षित तथा प्रायोगिक योग है। बाल काले होने लगेंगे, झड़ने बन्द हो जायेंगे, दाँत सुदृढ़ होंगे, चेहरे पर कान्ति झलकने लगेगी तथा 12 दिन में कमजोर भी इस योग से वजन बढ़ा सकता है।

— नारियल तेल(बिना परफ्यूम के) 500 मि.ली., तिल्ली का तेल एक औंस, चमेली का तेल 1/2 औंस, तेल कद्दू 1/2 औंस, बादाम का तेल 2 औंस। सबको मिलाकर एक बन्द शीशी या चीनी के पात्र में बन्द करके कपड़ मिट्टी कर दें। तीन सप्ताह पश्चात निकाल लें। फिर छानकर प्रयोग करें। बाल गिरने पूर्णतया रुक जाते हैं तथा बाल घने लम्बे और चमकदार उत्पन्न होते हैं। यह तेल मस्तिष्क के लिये भी लाभदायक होते हैं।

— मेथी को पानी के साथ पीसकर बालों में लगाने से बालों का झड़ना बंद हो जाता है तथा रूसी दूर हो जाती है।

— आँवले को मेहँदी की पत्तियों के साथ पीसकर बालों की जड़ों में लगाने से बाल काले, घने और लंबे होते हैं।

— चुकन्दर के पत्तों को पीसकर उसमें थोड़ी-सी हल्दी मिलाकर सिर में लेप करने से बाल उग आते हैं और गंजापन समाप्त हो जाता है।

— नीम के पत्तों के साथ समभाग बेर की पत्तियों को अच्छी तरह पीसकर उसका उबटन या लेप सिर पर लगाकर 12 घण्टे बाद धो डालें। एक मास के प्रयोग से ही नये बाल उग आते हैं और गंजापन दूर हो जायेगा।

— बाल गिरने की शिकायत से परेशान हों, अथवा सिर में दर्द हो, तो मेहँदी को नारियल के तेल में पकाकर सिर में लगायें। इस लेप को कुछ देर तक सिर पर लगा रहने दें। ऐसी कुछ दिन करने से बाल गिरने बंद होते हैं।

— किशमिश बढ़िया 100 ग्राम, आँवला 50 ग्राम— दोनों को खरल में पीस लें। प्रयोग के समय जितना चाहिए लेकर पानी मिलाकर गंजेपन के स्थान पर लेप करें। कुछ समय प्रयोग करने पर बाल उगने शुरू हो जाते हैं। यह योग आसान तथा शीघ्र गंज रोग को दूर करता है।

— नीम के पत्तों को पानी में खूब उबालकर ठण्डा हो जाने पर इस पानी से सिर को धोने से केश सुदृढ़ होते हैं और उनका झड़ना तथा गिरना बंद हो जाता है, वे काले भी होने लगते हैं।

बायोकैमिक/होमियोपैथिक औषधियों द्वारा—

— अरविका, जेबोरेण्डी, एब्रोटेनम, लाइकोपोडियम, बेडियागा व कैंथेरिस (सभी मूल अर्क) 5-5 मिली० ले लें और 200 ग्राम नारियल या जैतून के तेल में मिलाकर रख लें। नहाने से दो घण्टा पहले नित्यप्रति मालिश करें।

— बाल मुल्तानी मिट्टी या मट्ठे से धोएं।

— एसिड फ्लोर 200 सप्ताह में एक बार व बेडिआगा 30 तथा लाइकोपीडियम 30 कुछ दिन तक लें।

उपरोक्त नुस्खों से बालों की सभी समस्याओं में लाभ मिलता है।

❑❑

8.
विभिन्न मूत्र विकार

मूत्रकृच्छ—इसमें मूत्र कष्ट के साथ आता है तथा मूत्र करने में पीड़ा व जलन होती है।

मूत्राशय-प्रदाह—मूत्राशय या मसाने में जब प्रदाह हो जाता है तो पेशाब रुक जाता है। पेंशाब कष्ट पूर्वक बूँद-बूँद आता है। पेड़ू में दर्द, अकड़न, कंपकंपी और कभी-कभी ज्वर भी हो जाता है। इसमें मूत्राशय में असहनीय दर्द होता है और बार-बार पेशाब की हाजत बनी रहती हैं। पेशाब करते समय जलन होती है।

मूत्र में खून आना—इसमें मूत्र करने से पहले या बाद में मूत्र के साथ खून आता है।

बहुमूत्र—क्षय रोग की पैतृक प्रवृत्ति होना, हिस्टीरिया, चिन्ता, सिर पर चोट लगना, यकृत या आमाशय के विकार, सर्दी लगना, शराब पीना, आतशक, कब्ज या पौष्टिक भोजन के न मिलने से, दवाइयों के रिएक्शन, वृद्धावस्था आदि इस रोग के कारण हैं।

लक्षण—कब्ज, मन्दाग्नि, प्यास की अधिकता, मूत्र अधिक मात्रा में आना, मूत्र का रंग हल्का पीला होना, अधिक मूत्र आदि से नींद नहीं आना और दिन-प्रतिदिन क्षीण होते जाना। प्राय: कमर में दर्द रहना और यह दर्द जाँघों और पिंडलियों तक पहुँच जाना।

मूत्रावरोध—

कारण—मूत्राशय में मूत्र इकट्ठा होकर यदि रुकावट के कारण बाहर न निकल सके तो उसे मूत्रावरोध कहते हैं। नवयुवतियों में मूत्र मार्ग अथवा मूत्राशय में बाह्य पदार्थ की उपस्थिति, नवयुवकों में सुजाक या उसके विकार, अधेड़ आयु वाली स्त्रियों में गर्भाशयिक अर्बुद या अन्य किसी कारण से मूत्राशय या मूत्रमार्ग पर दबाव पड़ना और वृद्धों में प्रोस्टेट की वृद्धि की वजह से मूत्राशय में मूत्र रुक जाता है।

लक्षण—मूत्र के अभाव के कारण मूत्राशय का काँपकर फूल जाना। इसमें रोगियों को बेचैनी होती है। कभी-कभी मूत्र की विषैली चीजें खून के साथ मिलकर मस्तिष्क में विकार उत्पन्न कर देती हैं। मूत्र कष्ट के साथ बूँद-बूँद करके उतरता है।

उपचार—

घरेलू/आयुर्वेदिक/जड़ी-बूटियों द्वारा—

— बहुमूत्र में प्यास बार-बार लगती है। प्यास की तीव्रता में कमी लाने के लिये 1. पानी में शहद तथा कागजी नींबू का रस मिलाकर पीना चाहिए। 2. पानी में नींबू का रस और आवश्यकतानुसार नमक मिलाकर पीना चाहिए।

— एक चम्मच सूखे पिसे अनार के छिलके पाउडर को ठण्डे पानी के साथ सुबह—शाम लेने से बहुमूत्र का रोग दूर होता है।

— पके हुए केले को आँवले के रस तथा शक्कर में मिलाकर खाने से बार— बार पेशाब आने में लाभ होता है।

— बहुमूत्र रोग में अधपके केले को धीमी आँच में भून लें तथा उसमें थोड़ा-सा काला तिल व शहद मिलाकर दो दिन में दो तीन बार सेवन करें। इससे बहुमूत्र की शिकायत दूर हो जाती है।

— केले की कच्ची फली खाना खून की उल्टी में लाभदायक है। यह पेशाब की अधिकता को रोकती है।

— गुड़ एवं पिसी हुई अजवाइन समान मात्रा में मिलाकर लेने से बहुमूत्र में लाभ होता है।

— सुबह-शाम पाँच-पाँच ग्राम हल्दी को जल से लेते रहने से बहुमूत्र की शिकायत मिटती है।

— पिसी हल्दी— 100 ग्राम, काले तिल (साफ किये हुए) 250 ग्राम, पुराना गुड़— 100 ग्राम हल्दी को गाय के घी में भून लें। अब तीनों को मिलाकर कूट लें, और 20-20 ग्राम के लड्डू बना लें। सर्दी की वजह से बार-बार शिकायत होने पर नित्य 2-3 लडड्ू खायें। यह ध्यान रखें लड्डू खाने के 45 मिनट तक पानी न पियें।

— बहुमूत्र के रोगियों को मेथी की पत्तियाँ कुचलकर उसका रस पीने से लाभ होता है।

— जामुन की गुठली और बहेड़े के छिलके का समान भाग चूर्ण प्रतिदिन शाम को जल से लेने से बहुमूत्र ठीक होता है।

— आँवले के रस को गन्ने के रस में मिलाकर पीने से पीलिया एवं मूत्र विकार में राहत मिलती है।

— बहुमूत्रता में तीन आँवलों का रस निकालकर पानी में मिलाकर सुबह— शाम पियें। एक सप्ताह में आराम होगा।

— आँवले के पाँच ग्राम रस में हल्दी चुटकी भर, शहद पाँच ग्राम मिलाकर पी जाइये। तीन दिन में इस मुसीबत से छुटकारा।

— पके हुए अनन्नास की छोटी— छोटी फाँकें करके उस पर पीपर का चूर्ण बुरक कर खाने से बहुमूत्र में लाभ होता है। रस निकालकर इसमें जीरा, जायफल, काला नमक, पीपर एवं थोड़ी-सी मात्रा में अंबर डालकर पीने से भी बहुमूत्र दूर होता है।

— बहुमूत्र (बार—बार पेशाब होना) में 5 दाना कालीमिर्च, तीन मुनक्का तथा तीन दाना पिस्ता सुबह—शाम कुचल कर खायें। एक माह में अत्यंन्त लाभ होगा।

बायोकैमिक/होमियोपैथिक औषधियों द्वारा—

नेट्रम-सल्फ 3x—बहुमूत्र रोग की अचूक औषधि है। इसे निरन्तर काफी दिनों तक सेवन करना चाहिए।

नेट्रम-म्योर 3x—नींद का न आना, प्यास की अधिकता, चिन्तातुर रहना तथा सिरदर्द आदि लक्षणों में लाभप्रद है।

फेरम-फास 12x—मूत्राशय के प्रदाह की प्रथम अवस्था में जबकि दाहकता व ज्वर हो। शारीरिक दुर्बलता के कारण या बच्चे का बिस्तर पर पेशाब निकल जाता हो। प्रदाहिक अवस्था से पेशाब का बन्द हो जाना तथा पेशाब का अधिक परिणाम में आने की दशा में उपयोगी।

काली-म्योर 3x—यकृत की निष्क्रियता के कारण मूत्राशय में तीव्र प्रदाह, सफेद गाढ़ा श्लेष्मा तथा पेशाब में मटमैलापन आने की स्थिति में विशेषकर हितकर।

काली-फास 3x—पेशाब का बार बार आना, जलन के साथ पेशाब हो, पेशाब का स्वत: निकल जाना, पेशाब के साथ रक्त आना, पेशाब में बालू के कण जाना। वात व पित्त का प्रभाव आदि लक्षणों में लाभदायक रहती है।

कल्कैरिया-सल्फ—पीपयुक्तमूत्र तथा मूत्राशय के दर्द में इसे दें।

नेट्रम-फास 3x—चनूने या अम्ल के आधिक्य से बच्चा पेशाब को नहीं रोक पाता और पेशाब अनजाने मे हो जाता हो, पथरी, रक्तवर्ण युक्त मूत्र में नैट्रम-फास बहुत फायदा करती है।

नेट्रम-म्योर 3x—अधिक मात्रा में मूत्र का आना तथा यकायक मूत्र निकल जाने की दशा में ठीक रहती है।

कल्कैरिया-फास 12x—पथरी के रोग में लाभप्रद है। वृद्धावस्था में पेशाब को न रोक पान अथवा पेशाब के अवरुद्ध हो जाने के लक्षणों में इसे देने से रोगमुक्त हुआ जा सकता है।

मूत्रकृच्छ—

कैन्थरिस-30 : इस रोग के रोगी को पेशाब खुलकर नहीं आता। बूँद-बूँद आता है। पेशाब में रुधिर भी होता है। पेशाब से पूर्व और पेशाब करते समय अत्यधिक जलन होती है, जैसे पेशाब अंदर के किसी जख्म को छूकर आ रहा हो। पेशाब की शिकायत हर समय बनी रहती है। गुर्दों में भी जलन और दर्द होता है।

कोपेवा-6 : पेशाब बूँद-बूँद आता है। ऐसे समय में रोगी को अत्यंत जलन महसूस होती है। पेशाब आना बार-बार महसूस होता है किन्तु पेशाब आता नहीं है।

एपिस-30 : पेशाब अत्यंत गाढ़ा एवं रुधिर मिला होता है। पेशाब के समय काटने जैसा दर्द होता है। पेशाब की जरूरत महसूस होने पर रोगी एक पल भी नहीं रुकता।

टेरिबिन्थिना-6: रोगी के मूत्र में खून आता है। पेशाब बूँद-बूँद करके आता है। पेशाब में रक्त मिला होता है। पेशाब के समय अत्यंत कष्ट होता है। रोगी को कमर दर्द की शिकायत भी रहती है।

पेशाब में खून आना—

आर्निका-30 : पेशाब में खून आने की यह एक अच्छी औषधि है पेशाब बूँद-बूँद करके आये तो यह औषधि दें।

चिनिनय सल्फ—3x : रोगी के पेशाब में ऐलब्यूमिन अधिक होता है। पेशाब में खून आता है, किन्तु दर्द महसूस नहीं होता।

हैपेपोलिस-6 : इस रोग के रोगी के रक्त का रंग लाल-नीला-सा नजर आता है। रोगी को गुर्दे के स्थान पर दर्द भी महसूस होता है।

ग्लैस्पी मूल अर्क—रोगी के पेशाब मे रक्त आता है। यदि उस पेशाब को शीशी में रखा जाये जो शीशी की तली में ईंट के चूरे जैसे कण बैठ जाते हैं।

कैनेबिस सैटाइवा मूल अर्क—रोगी को यदि उपर्युक्त औषधियों में से किसी भी औषधि से लाभ होता तो कैनेबिस सैटाइवा मूल अर्क के साथ कैन्थरिस-6 एवं नक्स-30 भी उपयोगी हैं।

पेशाब न होना—

एकोनाइट-200 : मूत्र रोध का कारण यदि सर्दी लगना हो अथवा स्त्रियों में बच्चे के जन्म के बाद मूत्र आना बंद हो गया हो, ऐसे में यह औषधि उत्तम है।

कैनेबिस सैटाइवा मूल अर्क-3x : मूत्राशय मूत्र से भरा रहता है किन्तु मूत्र नहीं आता।

आर्सेनिक-30 : रोगी को तेज प्यास लगती है। बेहद जलन एवं बेचैनी महसूस होती है। मूत्राशय में मूत्र भरा रहता है।

स्ट्रैगोनियम-30 : यदि मूत्राशय में किसी प्रकार का दबाव महसूस न हो। अर्थात् मूत्राशय में मूत्र न हो। ऐसे में यह औषधि अत्यंत उपयोगी है।

हेलेबोरस-3 : मूत्राशय फूल गया हो। रोगी को पीड़ा होती हो। वह बेहोश हो गया हो। तब यह औषधि दें।

बेलाडोना-30 : गुर्दे यदि काम करना बंद कर दें। रोगी को कुछ मूत्र निकले किन्तु वह काला एवं गंदा हो, रोगी यदि दर्द से छटपटा रहा हो, तब यह औषधि उत्तम है।

सूजन या शोथ (ड्रॉप्सी)

कारण—यह स्वयं कोई व्याधि नहीं है अपितु यकृत, प्लीहा, अतिसार, मलेरिया व बहुमूत्र रोगों के भोगने के उपरान्त पेट, हाथ-पैर, मुँह, आँख आदि स्थानों पर पानी इकट्ठा होकर शोथ सूजन पैदा कर देता है।

लक्षण—शोथ वाले स्थान पर अँगुली से दबाने पर गड्ढा हो जाता है। रोगी का रंग पीला व आभाहीन हो जाता है।

उपचार—

घरेलू/आयुर्वेदिक/जड़ी-बूटियों द्वारा—

— यदि कहीं सूजन आ गई हाा तो अरण्ड के पत्तों पर सरसों का तेल लगाकर सूजन वाले स्थान पर रात भर के लिए बाँध दें। सूजन उतर जायेगी।

— शरीर में जिस जगह पर सूजन हो वहाँ अरहर की दाल की पुल्टिस बाँधें।

— काशीफल (कद्दू) के बीजों को पीसकर शहद के साथ चाटने से शरीर की जलन दूर होती है।

— मेथी की पत्तियों की पुल्टिस से आंतरिक व बाहरी सूजन कम होती है।

— 125 ग्राम लाल मिर्च में 375 ग्राम सरसों का तेल डालकर गर्म कर लें। अच्छी, तरह उबालने के बाद छान लें, ये तेल सूजन पर लगायें।

— शरीर की सूजन के साथ पेशाब कम आता हो, मन्दाग्नि हो, नेत्रों के आस— पास और विशेष रूप से चेहरे पर सूजन हो तो, नित्य पका हुआ अनन्नास खायें और केवल दूध पर रहें। तीन सप्ताह में लाभ होगा।

— कच्चे आलू काट लें। जितने वजन के आलू हों उससे दुगने पानी में उसे उबालें। जब केवल एक गुना पानी रह जाये जो उस पानी से चोट से आई सूजन वाले अंग को धोयें तथा सेक करें।

— गेहूँ उबालकर गर्म— गर्म पानी से सूजन वाली जगह को धोने से सूजन कम हो जाती है।

— 5 काली मिर्च पीसकर चौथाई चम्मच के साथ देने से बालकों की सूजन दूर होती है।

— 12 ग्राम सौंठ, गुड़ के साथ लेने से लाभ होता है।

— पैर में टखनों के पास की सूजन के लिये तरबूज के बीजों को छाया में सुखा लें। दो चम्मच बीजों को कूट— पीसकर एक कप उबलते पानी में डालकर उन्हें भीगने दें। इसके बाद चम्मच से हिलाकर छान कर पी जायें। इस प्रकार चार खुराक नित्य पीयें।

बायोकैमिक/होमियोपैथिक औषधियों द्वारा—

फेरम-फास 3x—दर्द के साथ शोथ अथवा रक्तस्राव के कारण शोथ के रोग में विशेष उपयोगी ।

कालीम्योर 3x—जीभ पर सफेद मैल की परत जमना, यकृत कड़ा छाती में अकड़न तथा कलेजे में धड़कन आदि लक्षणों के साथ यदि शरीर में सूजन हो तो "काली-म्योर 3x" विशेष लाभ करती है।

नैट्रम-सल्फ 3x—यह शोथ रोग की सर्वश्रेष्ठ औषधि है। इसके सेवन से जलीय अंश बाहर निकल जाता है जिससे सूजन (शोथ) ठीक हो जाती है।

कैल्केरिया-फास 12x—रक्तस्राव, रक्ताभाव अथवा पाचन-क्रिया की गड़बड़ा के कारण शोथ होने की दशा में लाभप्रद रहती है।

कैल्केरिया-फ्लोर 3x—यदि हृदय-रोग के कारण शोथ हो तब इसे दें, लाभ होगा।

टेरिबिन्थीना-6 : रोगी को पेशाब करते समय जलन महसूस होती है। पेशाब बूँद-बूँद करके निकलता है और उसमें रक्त मिला होता है।

एपिस मेल फिका-30 : रोगी का चेहरा एवं हाथ-पाँव सूज जातें हैं। साँस लेने में कठिनाई होती है। रोगी को प्यास नहीं लगती। पेशाब रुक-रुककर आता है। गुर्दे वाली स्थान पर दर्द बना रहता है।

आर्सेनिक-30 : रोगी का शरीर पीला पड़ जाता है। चेहरा सूज जाता है। रोगी को पतले दस्त आते हैं। प्यास नहीं होती किन्तु गला सूखने के कारण रोगी को बार-बार पानी पीना पड़ता है। रोगी घबराहट महसूस करता है।

एपोसाइनम मूल अर्क (दस बूँद—एक दिन में तीन बार) : रोगी को प्यास बहुत लगती है। पेशाब कम आता है। चेहरा सूज जाता है। ऐसे में यह औषधि उत्तम है।

पथरी

कारण—पथरी गुर्दे तथा मूत्राशय दोनों में हो सकती है। छोटे-छोटे पत्थर के चूरे को मूत्र रेणु कहते हैं। मूत्र रेणु सफेद तथा ईंट की तरह लाल रंग के होते हैं। ये मूत्र रेणु ही आपस में मिलकर मटर की तरह छोटे-छोटे पत्थर बन जाते हैं। पथरी गोल, अण्डाकार, चपटी, चिकनी, खुरदरी, सख्त, नर्म, सूक्ष्म और आलू जैसी 2-3 इंच की हो सकती है। जिनके मूत्र में कैल्शियम आता है उनको पथरी अधिक बनती है।

लक्षण—इस रोग में पेशाब करते समय दर्द होता है। पेशाब रुक-रुक कर आता है। मूत्र के साथ अलब्यूमिन, पीप या कभी-कभी खून भी आता है। लिंग के अगले हिस्से में दर्द हाता है। पथरी जब गुर्दे से मूत्राशय में उतर आती है तब बहुत ही तड़पने वाला दर्द होता है। दर्द के कारण रोगी का जी मिचलाना उल्टी आदि होती है। पेशाब करते समय और पेशाब के बाद लिंग मुण्ड में दर्द, जलन होने के साथ बार-बार थोड़ा-थोड़ा सा पेशाब आता है।

उपचार—

घरेलू/आयुर्वेदिक/जड़ी-बूटियों द्वारा—

— अंगूर के ताजे पत्ते को आधे नींबू के रस में खरल करके मरीज को खिलाने से पथरी में फायदा होता है।

— तीन ग्राम अजमोद, पानी से प्रतिदिन लेकर मूली का रस पीने से पथरी रोग में फायदा होता है।

— दो सौ पचास मि.लि. गाय के मट्ठे (छाछ) में दस ग्राम जवाखार डालकर दिन में दो बार पीने से पथरी के दर्द में फायदा होता है।

— पच्चीस ग्राम पिसी हुई हल्दी, पचास ग्राम पुराने गुड़ में मिलाकर नित्य दस ग्राम, चावलों की सौ ग्राम काँजी में लेने से पथरी रोग में राहत मिलती है।

— कलमीशोरा तीन ग्राम, तेलिया सोहागा तीन ग्राम पीसकर, एक सौ पच्चीस मि.लि.

दूध व एक सौ मि.लि. पानी में मिलाकर प्रतिदिन पीने से पथरी रोग में फायदा होता हैं।

— चन्दन के तेल की दस बूँदों को बताशे में भरकर दिन में तीन बार खाने से पथरी रोग में राहत मिलती है।

— फिटकरी का फूला डेढ़ ग्राम, कलभीशोरा डेढ़ ग्राम और शक्कर पच्चीस ग्राम, पानी में मिलाकर मरीज को प्रतिदिन पिलाने से पथरी रोग में राहत मिलती है।

— फिटकरी का फूला तीन ग्राम को, दो सौ पचास मि.लि. छाछ (मठ्ठे) में डालकर प्रतिदिन दो बार पीने से पथरी रोग में फायदा होता है।

बायोकैमिक/होमियोपैथिक औषधियों द्वारा—

कल्केरिया-फास 12x—यदि यह औषधि सेवन की जाये तो पथरी पड़ने का डर नहीं रहता। यह प्रतिषेधक औषधि है।

कल्केरिया-फ्लोर 3x—दाँत के हिल जाने के कारण दर्द के बढ़ने पर उपयोगी।

मैग्रेशिया-फास 3x—ठण्डी वस्तुओं के प्रयोग से रोग में वृद्धि तथा गर्म के प्रयोग से आराम होने व स्नायु दर्द में लाभप्रद है।

नैट्रम-म्योर 3x—मुँह से लार आने पर अधिक लाभ करता है।

ओसीमम कैनम (तुलसी रस)-6 : गुर्दे का दर्द दायीं ओर एवं ऐसा हो कि रोगी छटपटा जाये। पेशाब में लाल कण नजर आयें।

सासापैरिला-6 : रोगी को पेशाब करने के पश्चात अत्यंत कष्ट होता है। पेशाब के अन्त में खून की बूँदें भी आती हैं। रोगी यदि खड़े होकर पेशाब करे तो राहत मिलती है। रोगी को गर्म सेंक से राहत मिलती है। ऐसे में रोगी को यह औषधि दें।

डायोस्कोरिया मूल अर्क-30 : रोगी को दर्द का दौरा—सा पड़े। रोगी को चलने-फिरने एवं झुकने से आराम मिले।

हाइड्रेन्जिया मूल अर्क: दर्द की अनुभूति पीठ के बायीं ओर होती है। रोग के पेशाब में खून अथवा सफेद कण आते हैं।

लाइकोपोडियम-200: पेशाब धीरे—धीरे आता है अथवा रुक जाता है। पेशाब के लिये जोर लगाना पड़ता है। पेशाब में लाल रंग के कण नजर आते हैं।

अर्टिका यूरेन्स मूल अर्क-6 : यदि उपर्युक्त औषधि से लाभ न हो तो यह दवा उपयोगी मानी जाती है।

कैलिकेरिया कार्ब-200 : बरबेरिस मूल अर्क—ये दोनों औषधियाँ गुर्दे की पथरी में अत्यंत उपयोगी हैं।

जलोदर

कारण—गुर्दे की बीमारी, अन्त्रावरण के कारण, प्लीहा, फुसफुस, हृदय के रोग, स्वर यंत्र, स्वल्प विराम ज्वर तथा कितनी ही रक्त वाहिनियों की बीमारियों में यह रोग हो जाता है।

यह कोई स्वतंत्र बीमारी नहीं है बल्कि दूसरी बीमारियों का लक्षण है। यकृत रोग की अन्तिम अवस्था में पेट में सूजन आ जाती है।

उपचार—

घरेलू/आयुर्वेदिक/जड़ी-बूटियों द्वारा—

- — दिन में तीन बार दस-दस लीचियाँ खायें। लाभ होगा।
- — बेल के ताजा पत्तों का पचास ग्राम रस निकालें, इसमें छोटी पीपली का डेढ़ ग्राम चूर्ण मिलाकर पिलायें। प्रात:सायं सेवन से शीघ्र लाभ होगा।
- — ऊँटनी का दूध, बथुआ, मेथी, पोदीना, दूध, मूँग की दाल आदि वस्तुएँ इसमें पथ्य हैं।
- — अजवाइन को गाय के मूत्र में 24 घण्टे भिगोकर सुखा लें। यह अजवाइन थोड़ी—थोड़ी मात्रा में प्रतिदिन प्रात: सायं रोगी को खिलाने से उदर में भरा हुआ जल निकल जाता है और रोग से स्थाई मुक्ति मिल जाती है।
- — सन्तरे का ताजा रस 1.33 किलोग्राम, कासनी की जड़ की छाल 20 ग्राम, ककड़ी—खीरे के बीज का चूर्ण 15-15 ग्राम, चीनी या खाँड 1 किलोग्राम, सिरका 250 ग्राम—इन सब चीजों को संतरे के रस में मिलाकर रात-भर भीगने दें। उसे सवेरे मन्द आँच पर पकायें। जब 1 किलोग्राम बाकी बचे, तो नीचे उतार लें। अब इसमें 1 किलाग्राम चीनी और 250 ग्राम सिरका डालकर दुबारा पकाएँ। इस शिकंजी में से 25 ग्राम लेकर शुद्ध जल में घोलकर पिलाएँ। इससे जलोदर रोग दूर होता है।
- — 40 ग्राम चने लेकर 250 ग्राम जल में उबालिये। जब पानी आधा रह जाये तो छानकर (सिर्फ) पानी पिलाएँ। 21 दिन तक लगातार यह पिलाते रहें।
- — दूब का स्वरस मूत्र वृद्धि करके शरीर से जल निकालकर जलोदर में लाभ करता है। सर्वांगशोथ में भी उपयोगी है।
- — जलोदर होने पर चने की दाल खाने से जलोदर का पानी सूख जाता है।
- — आम खाने से जलोदर में लाभ होता है। नित्य दो आम खायें।
- — गाजर का रस पीना जलोदर में लाभप्रद होता है।
- — खरबूजा पसीना लाता है तथा पेशाब को साफ करता है। यह जलोदर में उपयोगी है।
- — कच्चा प्याज बार—बार खाने से पेशाब ज्यादा होता है इसलिये जलोदर के लिये यह एक अच्छी औषधि है।
- — आधा चम्मच लहसुन का रस 125 ग्राम पानी में मिलाकर पिलाने से जलोदर दूर हो जाता है। यह कुछ ही दिन पिलाना चाहिये।

बायोकैमिक/होमियोपैथिक औषधियों द्वारा—

फेरम-फास 12x—रोग की प्रथमावस्था में, जबकि यकृत में रुधिर की अधिकता हो।

काली-म्योर 3x—कब्ज तथा फीके रंग के दस्त, जीभ पर मैल यकृत का ठीक-ठीक काम न कर पाना।

नेट्रम-सल्फ 3x—यकृत-विकार, पीलिया रोग के पश्चात जलन्दर का आक्रमण होने पर उपयोगी।

नेट्रम-म्योर 3x—आमाशय की खराबी के कारण रोग होने पर दें।

कल्केरिया-सल्फ 3x—मूत्रावरोध या पुरानी बीमारी, निर्बलता के उपरान्त आयी सूजन में।

मिश्रित-योग—काली-म्योर 3 **x**, नैट्रम-सल्फ 3 **x**, नैट्रम-म्योर 3 **x**, साइलीशिया 12 **x** और फेरम-फास 12 **x**—यह जलोदर रोग का उत्तम योग है। कुछ दिनों तक नियमित दें।

नोट:— इस रोग में रोगी को नमक कदापि नहीं देना चाहिये।

❑❑

9.
पुरुषों के रोग

नपुंसकता

कारण—हस्तमैथुन, स्त्री सहवास, चोट लगना, शरीर में चर्बी बढ़ना, संगम से भय, कड़ी बीमारी, अण्डकोष का छोटा होना, अण्डकोष के रोग आदि की वजह से उसे कटवा देना, बहुमूत्र, अग्निमांद्य, हार्निया बहुत दिनों तक अधिक मात्रा में कपूर, तारपीन एण्टिमोनी आदि दवाइयों का सेवन और अत्यधिक शराब पीना तथा बहुत ज्यादा अफीम खाना आदि कारणों से नपुंसकता बीमारी पैदा होती है।

लक्षण—मैथुन-शक्ति का नाश हो जाना या बहुत कम पड़ जाना, जरा-सी उत्तेजना से ही वीर्यपात हो जाना आदि इस रोग के लक्षण हैं। रोगी गुप्तेन्द्रिय की कमजोरी के कारण स्त्री के पास जाते हुए डरता है। यदि किसी प्रकार वह मैथुन करने की हिम्मत करता भी है तो शीघ्र ही उस पुरुष का श्वास फूलने लगता है, शरीर में पसीना आ जाता है और उसकी इन्द्रिय में ठीक उत्तेजना नहीं होती। रोगी पुरुष लज्जित व दुःखी रहता है। रोगी अपने रोग के कारण चिन्ता में रात-दिन घुलता रहता है। सिर में चक्कर, सिरदर्द, कलेजा धड़कना, कब्ज, खाया-पिया हजम नहीं होता और कभी-कभी रात को नींद नहीं आती आदि लक्षण भी प्रकट होते हैं।

उपचार—

घरेलू/आयुर्वेदिक/जड़ी-बूटियों द्वारा—

— मूली के बीज 100 ग्राम महीन पीसकर चूर्ण बना कर रख लें, पाँच ग्राम यह चूर्ण 100 ग्राम मक्खन या मलाई के साथ सुबह-शाम खाने से पुरुषत्व बढ़ता है।

— मूली के बीज को तेल में डालकर गर्म करके लिंग पर मलने से नपुंसकता दूर होती है।

— कौंच के बीज और तालमखाने (बराबर—बराबर मात्रा में) चूर्ण में समभाग शर्करा मिलाकर प्रतिदिन 10—10 ग्राम धारोष्ण दूध या गर्म मीठे दूध के साथ लें।

— संधा नमक, कबूतर की बीट और शहद तीनों को पीसकर बराबर मात्रा में मिलाकर पानी के साथ पीस लें, लिंग पर लेप करने से वह मोटा हो जायेगा।

— धतूरा, शहद, कपूर और पारा— इन सबको पीसकर लिंग पर लेप करने से वह मोटा हो जायेगा और उसकी लम्बाई भी बढ़ जायेगी।

— शतावरी का चूर्ण 15 ग्राम, सफेद मूसली का चूर्ण 15 ग्राम, मुलैठी का चूर्ण 12 ग्राम, असगन्ध नागौरी का चूर्ण 15 ग्राम और अकरकरा का चूर्ण 3 ग्राम; इन सबको मिलाकर 5-5 ग्राम की पुड़ियाँ बना लें। प्रतिदिन प्रातः एक पुड़िया का चूर्ण फाँककर ऊपर से दूध पियें। इसके सेवन से मर्दो में ताकत वापस आ जाती है।

— दो तीन माह शाम के दूध में अमरस बनाकर पीने से मर्दाना ताकत आती है।

— प्रतिदिन मीठा अनार खाने से कामेन्द्रियों को बल मिलता हे।

— प्रतिदिन गाजर का सेवन करना चाहिये इससे मर्दाना कमजोरी दूर होती है तथा यह वीर्य गाढ़ा करती है।

— आक के फूलों को कूट-पीसकर आधा लीटर रस निकाल लें। ढाई सौ ग्राम आक का दूध भी मिलाकर एक किला देशी घी में पकाएँ। धीमी आँच पर पकाएँ, पानी जल जाये। दूध में घी मिलाकर रात को सोते समय पीते रहें। नपुंसकता निकल जायेगी।

— एक किलो देशी घी कड़ाही में गर्म कर, आक के पत्तों को पूरियों की तरह तलकर परात में डालते जायें। पूरे पत्ते तल चुकने पर उस घी को शीशी में भर लें। एक बड़ा चम्मच यह घी सुबह-शाम खाने में डालकर खायें। इससे खोई हुई जवानी लौट आयेगी।

— एक बताशे पर बरगद के दूध की एक बूँद टपकायें, इसे चबाकर खा लें। दूसरे दिन दो बताशों पर दो बूँदें, और उसी तरह सातवें दिन सात बताशों में बरगद का दूध टपका कर चबा जायें। सात दिन बाद एक-एक बूँद और एक-एक बूँद और एक एक बताशा घटाना शुरू कर दें। कुल चौदह दिन में शक्ति आ जायेगी।

बायोकैमिक/होमियोपैथिक औषधियों द्वारा—

— लाइकोपोडियम 200 सप्ताह में एक बार व सेलेनियम 30, स्टेफिस 30 कुछ सप्ताह खिलाएं। इसके बाद भी लाभ न मिले तो एग्नस कैस्टस 30 व कैलेडियम 30 कुछ सप्ताह खिलाएं। कानियम 200 व ओरीगेनम 200 सप्ताह में एक बार लें।

— नेट्रम म्यूर 3 **x**, काली फास 6 **x** व कैल्क फास 6 **x**, चार चार गोलियां दिन में तीन बार लें।

धातु दौर्बल्य

कारण—बचपच की कुटेवों (गुदामैथुन, हस्तमैथुन आदि) से वीर्य क्षीण होने के पश्चात वीर्य में पतलापन आ जाता है। फिर थोड़ी-सी उत्तेजना से ही वीर्यपात हो जाता है। इसे ही धातु की दुर्बलता कहा जाता है।

लक्षण—कब्ज, स्मरण— शक्ति का ह्रास, भूख की कमी, सिर में चक्कर आना तथा आँखों में उठने— बैठने मे अंधेरा छा जाना तथा दिन पर दिन शरीर का कमजोर पड़ते जाना आदि लक्षण प्रकट होते हैं।

उपचार—

घरेलू/आयुर्वेदिक/जड़ी-बूटियों द्वारा—

- बबूल का गोंद शुद्ध घी में तलकर शक्कर की चाशनी में डालकर रखें। इसे 10 ग्राम प्रतिदिन सुबह खाने से पुरुषों में बलवीर्य की वृद्धि होती है।
- प्रतिदिन सुबह अंकुरित चने तथा बादाम खाकर दूध पीने से वीर्य गाढ़ा होता है।
- लहसुन छील कर कलियों को काटकर छोटे टुकड़े कर लें। एक चम्मच शुद्ध घी में इन्हें सेक लें। सिकते हुए जब बादामी रंग हो जाए तब इसमें बूरा (शक्कर) डालकर मिला लें। लगभग 5-6 कली के बराबर मात्रा में प्रतिदिन इसे खाने से बहुत बलवीर्य की वृद्धि होती है।
- अच्छे पके हुए दो अमरूदों के कुचल पीसकर दूध मिलाकर छान लें। बीजों को फेंक दें। इच्छानुसार शक्कर मिलाकर तीन सप्ताह तक नियमित प्रातः— सायं सेवन करने से बल वीर्य में पर्याप्त वृद्धि होती है।
- पचास ग्राम इमली भिगो दीजिये। एक पका बेल लें उसका गूदा निकाल लें। इमली भीगकर फूल जाएगी। इन दोनों को खूब मसलकर छान लें। अब पचास ग्राम दही डालकर लस्सी बना लें। पेट एकदम साफ हो जायेगा, भूख अच्छी लगेगी, इससे बलवीर्य की वृद्धि होती है।
- अश्वगन्ध नागोरी, शतावर और मिश्री— तीनों समभाग लेकर कूट— पीसकर कपड़छन कर लें। प्रतिदिन 10 ग्राम फाँककर ऊपर से दूध पी लें। यह योग अपार बल एवं शक्ति देने वाला है। वायु विकार दूर करने में रामबाण है। पुरुषों में वीर्य की कमी, पतलापन, शुक्राणुओं की कमी आदि में अति उत्तम है।
- आँवले का दस ग्राम चूर्ण फाँककर शहद मिला दूध पीने से धातु का पतलापन जाता रहेगा।
- दो सौ ग्राम दूध में एक चम्मच गाय का घी और चार चम्मच शहद नित्य पियें। इसे हमेशा लेते रहें बलवीर्य की कभी कमी न होगी।
- आमों को पिलपिला करके, आमों का रस चूस लें, ऊपर से दूध पी लें। वीर्य की कमी की पूर्ति हो जायेगी। दिन में दो बार इक्कीस दिन तक करें। भोजन या तो ना ही करें या फिर हल्का और सुपाच्य करें।
- आम की मंजरी (बौर) को छाया में सुखाकर पीस— छान लें और ढाई— ढाई ग्राम की मात्रा में सुबह— शाम दूध के साथ फंकी लें। वीर्य गाढ़ा होगा, स्तम्भन शक्ति भी बढ़ेगी।
- इलायची के दाने, बादाम की गिरी, जावित्री, गाय के दूध से निकला मक्खन और शक्कर मिलाकर खाने से धातु पुष्ट बनती है। वीर्य गाढा हो जाता है।

बायोकैमिक/होमियोपैथिक औषधियों द्वारा—

नेट्रम-फास 3x—बिना स्वप्न देखे वीर्यपात, खट्टी डकार आना तथा अधिक कमजोरी होने पर दें।

काली-फास 3x—इन्द्रिय में उत्तेजना तथा अन्य अनेक उपसर्ग एवं दुर्बलता की स्थिति में उपयोगी।

कल्केरिया-फास 12x—यह औषधि शक्तिदायक है। अत: समस्त शरीर में शक्ति देती है। इन्द्रिय-शक्ति को बढ़ाने के लिये रामबाण औषध है।

मिश्रित योग—नेट्रम-फास 3x, काली-फास 3x, नेट्रम-म्यूर 3x, तथा कल्केरिया-फास 12x—यह शक्र-क्षय की पूर्ति में अद्वितीय योग है।

ऐनाकार्डियम ओरियण्ट 30—शुक्र क्षय के कारण स्नायविक दुर्बलता और स्मरण शक्ति घट जाने पर उपयोगी है। जाने या अनजाने लगातार वीर्यक्षय होने से यदि स्नायविक दुर्बलता आई हो तो इसकी 12 शक्ति आशातीत लाभ करती है।

चायना 200—स्वप्नदोष, शुक्रक्षय आदि कारणों से उत्पन्न कमजोरी में उपयोगी है। कानों में भों-भों की आवाज होना, मामूली श्रम से पसीना आना।

साइलीशिया—हस्तमैथुन करके जो दुर्बल हो गये हों, सिरदर्द रहता हो, उनके लिये यह टॉनिक का काम करता है।

फास्फोरिकम एसिडम 6—हस्तमैथुन से आई दुर्बलता में यह उपयोगी है।

शीघ्रपतन

कारण—हस्तमैथुन, अति स्त्री-प्रसंग, अनेक जीर्ण रोग, पुष्टिकारक और पर्याप्त परिणाम में भोजन न मिलना, स्वप्न दोष, जननेन्द्रियों के स्थानीय रोग, सुजाक मदिरा पान, अफीम, भाँग और अन्य नशीली वस्तुओं का अत्यधिक प्रयोग, अत्यधिक अश्लील साहित्य पढ़ना, ब्लू फिल्में देखना आदि कारणों से यह 'शीघ्रपतन' रोग हो जाता है।

उपचार—

घरेलू/आयुर्वेदिक/जड़ी-बूटियों द्वारा—

- धातु—दौर्बल्य से पीड़ित युवकों के लिये 'सिंघाड़ा' वरदान है। उन्हें शीतकाल में प्रात:— सायं 3 से 5 ग्राम सिंघाड़े का आटा दूध के साथ सेवन करना चाहिए। बहुत लाभप्रद नुस्खा है। सिंघाड़े के आटे का हलवा भी सेवनीय है।
- 30 ग्राम चना आधा पाव पानी में रोज शाम को भिगो दीजिये। दूसरे दिन सुबह चने चबा-चबाकर खा लें और वह पानी दो चम्मच शहद मिलाकर पी लें। जब तक पूर्ण आरोग्य लाभ न हो, तब तक स्त्री सहवास न करें, मांस, मछली, मिठाई, गुड़, तेल, मिर्च, खटाई, तेज मसाले, अदरक, हींग, लहसुन, कैथ, पान, सुपारी, तिल, खजूर गरम वस्तुओं एवं धूप का आदि सेवन न करें। इस प्रयोग को कुछ सप्ताह लेने से शीघ्र पतन ठीक हो जाता है।

— मूसली स्याह, मूसली सफेद, बिदारीकंद, गिलोय का सत्व, कौंच के बीज, गोखरू, शेवला की मूसली—इनके चूर्ण में बराबर की शुद्ध मिश्री मिलायें फिर इसमें से ढाई तोला या दो तोले की फँकी लेकर ऊपर मिश्री और घी मिला दूध पिएँ तो वीर्य पुष्ट होकर काम की वृद्धि होती है।

— करैंच के बीज, तालमखाने—इनके चूर्ण में समभाग मिश्री मिलाकर धारोष्ण दूध के सेवन करें तो उस मनुष्य का वीर्य कभी क्षीण नहीं होता, सदैव पुष्ट रहता है।

— शीघ्रपतन एक ऐसी अवस्था है जिसमें व्यक्ति मानसिक तौर पर परेशान रहता है। प्रतिदिन केला और शहद खाने से वीर्य गाढ़ा होता है, उसकी मात्रा बढ़ती है तथा स्तम्भन शक्ति भी बढ़ती है।

— तुलसी के बीज पीसे हुए या तुलसी की जड़ चौथाई चम्मच आधे पान के साथ प्रतिदिन प्रात:सायं खाली पेट खाने से वीर्य वृद्धि होती है।

— पान सादा हो या कत्था— चूना लगा हुआ हो। यदि पान का सेवन नहीं करते हो तो एक भाग तुलसी के बीज का चूर्ण एवं दो भाग पुराना गुड़ मिलाकर लें सकते हैं। इसका प्रयोग 8—10 दिन करना ही पर्याप्त होता है। ज्यादा से ज्यादा चालीस दिनों तक सेवन कर सकते हैं। तुलसी के बीज गर्म होने के कारण यह केवल शीतकाल में ही प्रयोग करें। शीघ्र पतन दूर करने में लाभप्रद, देर तक रुकावट होती है तथा वीर्य पुष्ट होता है।

— प्याज का रस दो चम्मच एवं दो चम्मच शहद मिलाकर प्रतिदिन प्रात: खाली पेट चाटने से वीर्य वृद्धि होती है। इसका सेवन 20 दिनों से लेकर 3 माह तक आवश्यकतानुसार किया जा सकता है।

— कैल्क कार्ब 200 सप्ताह में एक बार लें।

— एसिड फास 6, कैलेडियम 30 व एग्नस कैस्टस 6 रोजाना लें।

— काली फास 6 **x** व कैल्क फास 6 **x** रोजाना लें।

शुक्रमेह

पेशाब/पाखाना करते समय वीर्य निकल जाने को शुक्रमेह कहते हैं। अधिक स्त्री प्रसंग, हस्तमैथुन आदि कारणों से मसाना चौड़ा हो जाता है और अनैच्छिक वीर्यपात होने लगता है।

उपचार—

घरेलू/आयुर्वेदिक/जड़ी-बूटियों द्वारा—

— बबूल का गोंद 2 तोला, बबूल की कच्ची कोपलें (छाया में सूखी हुईं) 1 तोला, बबूल की बिना बीज की कच्ची फली (छाया में सूखी हुई) 1 तोला—तीनों को कूट पीसकर कपड़छन चूर्ण बना लें तथा इसमें तीन तोला पिसी मिश्री मिलाएँ। अब इस चूर्ण को 3-3 माशा प्रात:-सायं गुनगुने गाय के दूध में लें। कुछ दिन के निरन्तर प्रयोग से रोग दूर हो जाता है।

— दस ग्राम बथुए के बीजों का चूर्ण प्रतिदिन दो बार छुहारे वाले दूध से चालीस दिन लें। दूध हजम न होता हो तो ताजे पानी से लेकर बाद में दूध लें।

— बिल्व के पत्तों का रस 10 ग्राम प्रात: व 10 ग्राम सायं मधु मिलाकर खाना खाने के डेढ़ घण्टा पश्चात् प्रयोग करने से शुक्र— प्रमेह, स्वप्न दोष व शीघ्रपतन को आराम आ जाता है।

— केशर— 6 ग्राम छोटी इलायची के दाने— 12 ग्राम तथा शुद्ध वशलोचन— 24 ग्राम— तीनों को थोड़ा— थोड़ा केवड़ा डालते हुए खरल में घोटें, जब अच्छी तरह घुट जाये और मिश्रण गोलियाँ बनाने लायक हो जाये तब आधा— आधा ग्राम की छोटी— छोटी गोलियाँ बनाकर साफ सूखी शीशी में भरकर रख लें। 1— 1 गोली गरम दूध में सुबह— शाम सेवन करते रहने से लाभ मिलता है। इस प्रयोग से स्वप्न दोष में भी फायदा पहुँचता है।

— केला, नाशपाती का सेवन करें, यह शुक्रवर्धक हैं।

— बथुए का उबला पानी बिना नमक मसाले के पियें तथा बथुए का दही का रायता बनाकर खायें। किसी भी तरह बथुआ नित्य सेवन करें। बथुआ शुक्रवर्धक है।

बायोकैमिक/होमियोपैथिक औषधियों द्वारा—

काली फास 6x—अनैच्छिक वीर्यपात व कमजोरी में उपयोगी. ।

मॉस्कस—लिंगोत्थान न होकर शुक्र स्खलन, शिश्न के भीतर जलन।

ल्युपुलस—मूत्र त्याग के लिये कूँथने (जोर लगाने) पर शुक्र-क्षरण, मूत्र नली में जलन तथा धातु— दौर्बल्य।

सेलिनियम—मल-मूत्र त्याग के बाद थोड़ा-थोड़ा अनजान में रेत-स्खलन, नींद स्वप्न तथा घूमते समय वीर्यपात।

नूफर लुटियम—कामोद्दीपक-चर्चा एवं सामान्य उत्तेजना से ही रेत-स्खलन।

ऐवेना सैट—अनजाने में रेत-स्खलन, ध्वज भंग।

कोनियम—स्त्री-चिन्तन मात्र से ही अनजाने मे रेत-स्खलन, भली-भाँति लिंगोत्थान न होना, सहवास में असमर्थता।

टनेंरा—मल-मूत्रत्याग के समय जोर लगाने पर रेत-स्खलन, पुंसत्व में कमी।

एग्नस—मल के वेग अथवा निद्रा के समय जोर लगाने पर रेत— स्खलन तथा ध्वजभंग।

साइलीशिया—मलत्याग के समय वेग से रेत-स्खलन। इस औषधि की एक एम शक्ति की एक मात्रा प्राय: पन्द्रह दिनों के अन्तर से देनी चाहिये।

एल्युमिना—मलत्याग के समय जोर लगाने पर रेत-स्खलन तथा इसी कारण ध्वजभंग होना।

अर्जेण्ट मेट—शुक्रक्षय, दुर्बलता।

ऑनस्मोडियम—शीघ्रता से रेत-स्खलन, अधूरा लिंगोद्गम, ध्वजभंग, निरन्तर लिंगोत्तेजना, सहवासेच्छा का लोप।

सूजाक (गोनोरिया)

कारण—रोग ग्रस्त मनुष्यों से संसर्ग करने पर यह रोग उत्पन्न होता है इस प्रकार यह छूत सम्बन्धी गुप्त रोग है।

लक्षण—प्राय: लोग इसे प्रमेह या धातु-क्षीण का रोग कहते हैं। पुरुषों व स्त्रियों के मूत्र मार्ग से सफेद पीव के सदृश्य स्राव होने लगता है।

उपचार—

घरेलू/आयुर्वेदिक/जड़ी-बूटियों द्वारा—

— मक्के के भुट्टे के कोमल ताजा रेशों (ऊपर के बालों)का काढ़ा बनाकर पीने से वेदना का नाश होता है। मूत्र खुलकर आता है और सुजाक में लाभ हो जाता है।

— रोग की स्थिति के अनुसार 15—15 ग्राम की मात्रा में काले तिल तथा खाँड बारीक पीसकर गाय के कच्चे दूध की लस्सी के साथ सेवन कराने से लाभ हो जाता है।

— चौलाई के पत्तों का रस 20 ग्राम को 100 ग्राम ताजा जल में मिलाकर दिन में दो बार प्रात:सायं पिलाने से सुजाक ठीक हो जाता है।

— चौलाई के पत्तों को उष्णोदक में भिगो, पीस—छानकर पिलाने से मूत्र नलिका की जलन दूर हो जाती है।

— फिटकरी व गुड़ को सम मात्रा में लें, मिश्रित कर 1—1 ग्राम की गोलियाँ बना लें। प्रात: निराहार एक गोली खिलाकर लगभग 500 ग्राम मट्ठा (छाछ) पिलावें। एक सप्ताह में ही लाभ हो जायेगा।

— बड़ी इलायची के बीज व मीठा सोडा 6—6 ग्राम —दोनों के योग को लाल साठी चावलों के धोवन के साथ एक सप्ताह तक देने से सूजाक में आराम हो जायेगा।

— ग्वारपाठा (घीकुंआर) के गूदे में मिश्री मिलाकर कुछ दिनों तक सेवन करने से कुछ ही दिनों में सूजाक ठीक हो जाता है।

— गाय के दूध का दही में सहजने का गोंद मिलाकर 2 सप्ताह तक खिलावें, लाभ हो जायेगा।

— राल के चूर्ण में समान मात्रा में देशी शक्कर मिलाकर रोगी को ये चूर्ण प्रात:—सायं दें, सूजाक से पींप निकलना बंद हो जायेगा।

— बड़ की कोपलों के छाया में सुखाये गये चूर्ण में बराबर वजन में देशी खाँड मिलाकर प्रात:काल 10 ग्राम लेकर ऊपर से दूध की लस्सी पिलायें। एक सप्ताह में ही सूजाक नष्ट हो जायेगा।

— हल्दी, आँवला (सूखे हुए) व मिश्री समान मात्रा में लेकर चूर्ण तैयार करें। ये चूर्ण 10—12 ग्राम ताजा जल से एक सप्ताह तक लेने से ही नया सूजाक ठीक हो जायेगा।

— लौकी की खीर खाने से नया सूजाक जाता रहेगा।

— नीम के गोंद में मिश्री मिलाकर खाना हितकारी है।

— बरगद के दूध को बतासे में भरकर कुद दिनों तक प्रात:काल खाने से सूजाक ठीक हो जाता है।

— पुराने सुजाक में भूनकर पीसी गई फिटकरी 3 रत्ती की मात्रा में शहद के साथ दें।

— हरे आँवले के स्वरस में पिसी हुई हल्दी व शहद मिलाकर पिलाने से सुजाक में लाभ होगा।

— केले के तने का ताजा रस पिलावें, अवश्य आराम हो जायेगा। पेशाब खुलकर होने लगेगा।

बायोकैमिक/होमियोपैथिक औषधियों द्वारा—

फेरम-फास 12x—यह रोग की प्रथमावस्था में लाभदायक है, जबकि पेशाब में जलन हो, पेशाब-मार्ग प्रदाहित हो तथा पेशाब का रंग लाल हो। पेशाब बार-बार जाने की इच्छा परन्तु कम परिणाम में आता हो अथवा ज्वर रहता हो तब विशेष उपयोगी।

काली-म्योर 3x—यह प्रमेह-रोग की प्रधान औषधि है। गाढ़ा, स्वच्छ अथवा पीले रंग का स्राव होने पर इसे दें।

कल्केरिया-सल्फ 3x—इसे रक्त-मिश्रित पीने रंग का स्राव होने पर देना ठीक रहता है।

कल्कै-फास 12x—यह चिकना, गाढ़ा, लेसदार, पीले रंग का स्राव होने तथा रक्ताल्पता से पीड़ित रोगी को विशेष लाभ करती है।

नेट्रम-फास 3x—यह गाढ़े, पीले रंग के स्राव में प्रमेह रोग की दूसरी अद्वितीय औषधि है। पेशाब के कम आने पर इसका व्यवहार करने से जल्दी लाभ मिलता है।

मैगनेशियाफास 3x—इस औषधि के सेवन से पेशाब की जलन व कष्ट दूर होता है। मर्कसोल 200, पल्सेटिला 30 व मर्क काट 30 में कुछ दिन लें।

सिफलिस (गर्मी का रोग)

कारण—यह रोग वेश्याओं अथवा अन्य व्यभिचारिणी स्त्रियों के संसर्ग से होता है। प्राय: एक बार होने पर कई पीढ़ियों तक चलता रहता है। अत: इस कष्टसाध्य रोग का निदान लम्बे समय तक धैर्यपूर्वक करना चाहिए।

लक्षण—इसके तीन क्रम हैं। (1) पेशाब के स्थान पर फोड़ा हो जाना, (2) समस्त शरीर पर ताँबे की तरह के दाने निकल आना, (3) मस्तिष्क, यकृत तथा हृदय पर ऐसा आघात होता है कि रोग जल्दी अच्छा नहीं होता। यह रोग की अन्तिम व दुसाध्य स्थिति है।

फेरम-फास 12x—रोग की प्रारम्भिक दशा में, जबकि ज्वर हो तथा गिल्टी में सूजन भी हो।

काली-म्योर 3x—यह इस रोग की मुख्य औषधि है। मसूड़े तथा गिल्टियों में घाव होने पर अधिक लाभ करती है।

काली-म्योर 3x—पुराने उपदंश में पानी सा स्राव होने पर इसे दें।

कल्कैरिया-सल्फ 3x—पीप रोकने तथा धातु के शोधन में उपयोगी।

काली-फास 3x— जब मवाद में सड़न हो तथा दुर्गन्ध-सी आ रही हो।

कल्केरिया फ्लोर 3x—जब घाव पुराना होकर कड़ा पड़ गया हो।

मिश्रित-योग—फेरम-फास 12 **x**, काली-म्योर 3 **x**, कल्केरिया फ्लोर 3 **x**, केल्केरिया-सल्फ 3 **x**, काली-फास 3 **x** तथा नैट्रम-म्योर 3 **x**—यह उपदंश-रोग का श्रेष्ठतम योग है। इसके दिन में तीन बार तक नियमित लेते रहने से पुराने उपदंश में भी आराम पड़ जाता है।

सिफिलाइनम 1000 में व एसिड नाइट 1000 में 15-15 दिन पर लेनी चाहिए।

स्वप्नदोष

कारण—काम-सम्भोग के दिवास्वप्न तथा रात के समय में कोई स्त्री दिखाई देती है और उसी काल्पनिक स्त्री के साथ मनुष्य स्वप्न में ही मनोरंजन या सम्भोग करने लगता है जो उसका वीर्य स्खलित हो जाता है। गरिष्ठ भोजन, अश्लील पुस्तकों का अध्ययन, प्रेम और अश्लील फिल्मों को देखना, विषय-भोग की बातों को निरन्तर ध्यान में रखना, कामोत्तेजक विचाारों को बार बार सोचना, मानसिक दुर्व्यसनों में प्रवृत्त रहना, हस्तमैथुन या अनैसर्गिक उपायों से मैथुन करना, बहु मैथुन या अस्वाभाविक रूप से मैथुन, गर्म तथा उत्तेजक पदार्थो का अत्यधिक सेवन, कब्ज आदि कारणों से यह रोग हो जाता है।

लक्षण—शरीर कमजोर हो जाता है, चेहरे की रौनक और सुन्दरता का नाश हो जाता है, मस्तिष्क की निर्बलता, आँखें अन्दर धँस जाती हैं, दृष्टि कमजोर हो जाती है, कायरता, सिरदर्द, थोड़े से परिश्रम में थकावट, सिर भारी रहना, कब्ज, शीघ्रपतन, शरीर टूटना, बैठे बैठे ऊँघ आना, शौच व मूत्र के समय बूँद-बूँद वीर्य निकलना, मैथुन शक्ति का नाश हो जाना या बहुत कम पड़ जाना, जरा-सी उत्तेजना में ही वीर्यपात हो जाना आदि लक्षण हैं।

उपचार—

घरेलू/आयुर्वेदिक/जड़ी-बूटियों द्वारा—

- शतावरी को कूट-पीसकर चूर्ण बना लें। जितना चूर्ण हो, उतनी ही मात्रा पिसी हुई मिश्री या शक्कर मिलाकर रखें। इसमें से 5 से 10 ग्राम की मात्रा में 5 ग्राम शुद्ध घी मिलाकर प्रातः-सायं चाटें। लाभ होगा।
- इलायची के दाने और ईसबगोल समान मात्रा में लेकर आँवले के रस में खरल करके छोटी-छोटी गोलियाँ बनाइये और सुबह-शाम एक-एक गोली खाने से स्वप्नदोष मिट जाता है।
- एक आँवले का मुरब्बा नित्य खाने से लाभ होता है।
- काँच के गिलास में सूखे आँवले बीस ग्राम पीसकर डालें। इसमें 60 ग्राम पानी भरें और बारह घण्टे भीगने दें। फिर छानकर इस पानी में एक ग्राम पिसी हुई हल्दी डाल कर पियें। युवकों के स्वप्नदोष के लिये अच्छी औषधि है।

— चांर ग्राम जामुन की गुठली का चूर्ण सुबह-शाम पानी के साथ लेने से स्वप्नदोष ठीक हो जाता है।
— दो केले खाकर ऊपर से गर्म दूध पीना स्वप्रदोष व प्रमेह में लाभकर है।
— दस ग्राम सफेद प्याज का रस, अदरक का रस आठ ग्राम, शहद पाँच ग्राम, घी तीन ग्राम मिलाकर रात्रि को सोते समय पीने से स्वप्रदोष नहीं होता।
— लहसुन की एक कली दाँतों से पीसकर निगल जायें। इससे स्वप्रदोष नहीं होगा। यह प्रयोग रात को सोते समय हाथ पैर धोकर करें।
— मुलैठी एक पाव लाकर महीन पीस-कूट-छाल लें। इसमें से दो माशे चूर्ण 1 तोले घी और 6 माशे शहद में मिलाकर, सवेरे ही चाटने और ऊपर से एक पाव धारोष्ण दूध पीने से स्वप्रदोष में आराम मिलता है।
— शतावर 1 पाव, कौंच की गिरी 1 पाव, तालमखाने 1 पाव, गोखरू 2 छटाँक, केसर 3 माशे, जायफल 3 माशे और मिश्री 3 पाव, सबको पीस-कूटकर छान लें। इसमें से एक-एक तोला चूर्ण सवेरे-शाम खाकर, ऊपर से गाय का धारोष्ण दूध पीने से स्वप्रदोष दूर होता है।
— गोखरू, सूख आँवले और गिलोय—इन तीनों को समभाग समान लेकर महीन पीस-छान लें और रख दें। इसमें से 2 माशे चूर्ण, घी और चीनी में मिलाकर खाने से स्वप्रदोष में आराम होता है।
— चोपचीनी का पिसा-छना चूर्ण 1 तोला, मिश्री 1 तोला, घी 1 तोला, तीनों को मिलाकर, नित्य सवेरे ही, सात-आठ दिन खाने से लाभ होता है।
— शतावर मूसली, बिदारीकन्द, सालम-मिश्री, असगन्ध, वंशलोचन, गोखरू और इलायची के बीज। इन औषधियों का चूर्ण बनाकर रख लें। इसमें से 3 या 6 माशे चूर्ण, बराबर की या दूनी मिश्री मिलांकर खाने से स्वप्रदोष रोग में लाभ होता है।
— कन्धारी अनार का छिलका बारीक करके 15 ग्राम सुबह-शाम ताजे पानी के साथ खाने से स्वप्रदोष ठीक होता है। 10-15 दिन खायें। खटाई का परहेज करें। रात को दूध न पियें।

बायोकैमिक/होमियोपैथिक औषधियों द्वारा—

फेरमफास 40x—अण्डकोषों पर सूजन, हाथ-पाँवों में गर्मी, बिना इच्छा के वीर्यपात आदि के लक्षणों पर।

सिलीशिया 30x—हर समय स्त्री का ध्यान रहे, रात्रि में स्वप्रदोष के रूप में अथवा स्त्री का ध्यान आते ही स्वत: वीर्य स्खलित हो जाए।

कैल्केरिया फास 3**x** या 6**x,** कैल्केरिया सल्फ 3**x,** काली फास 3**x,** नेट्रम म्योर 3**x,** नेट्रम फास 3**x,** साइलीशिया 12**x**—मिलाकर दीजिये। यदि यह औषधि रोगी को फायदा न करे तो काली म्योर 3**x** दीजिये।

नेट्रम फास 12x—वीर्य का पानी के समान पतला हो जाना, हर रात्रि को स्वप्रदोष, स्त्री का ध्यान आते ही स्खलित हो जाना, स्खलित वीर्य में खट्टी-सड़ी गन्ध, स्खलन के पश्चात्

दुर्बलता एवं कँपकँपी का अनुभव, सम्भोगेच्छा में कमी, मल में कीड़े निकलना आदि लक्षणों पर।

नेट्रम म्यूर—निद्रावस्था के स्वप्न में स्त्री-सहवास के बाद रेत-स्खलन, सहवास के समय लिंगोद्रेक न होना।

डिजिटेलिस—यह सब प्रकार के स्वप्नदोष में लाभकर है।

वायोला ट्राइकॉलर—स्वप्नदोष, अनजाने में वीर्यपात।

स्टैफिसेग्रिया—स्वप्नदोष, रेत-स्खलन, धातु-दौर्बल्य, आँख-मुख का भीतर धँस जाना, घुटनों में शक्ति न रहना।

डायस्कोरिया—एक रात में दो-तीन बार स्वप्नदोष होना, दूसरे दिन अशक्तता, घुटनों में शक्ति न रहना।

कैलिब्रोम—कामेच्छा में क्रमशः कमी, लिंगोत्थान न होकर वीर्य स्खलित हो जाना, दुर्बलता एवं विषण्ता का भाव।

अर्मेण्ट मेट—लिंगोत्थान न होकर अनजाने में ही स्वप्नदोष हो जाना।

हस्तमैथुन

कारण—पुरुषों में यौवन के आगमन तथा विवाह में बहुत वर्षों का अन्तर होता है। नवयुवक को जब कामवासना सताती है तो वह हस्तमैथुन में प्रवृत्त हो जाता है। हाथ में घर्षण देकर रति सम्भोग सुख का अनुभव करने को ही हस्तमैथुन कहते हैं।

अश्लील उपन्यास, अश्लील फिल्में देखना, पशुओं की रति क्रिया देखना, जननेन्द्रियों को साफ व स्वच्छ नहीं रखना, आँतों में कृमि उत्पन्न हो जाना, लिंग में खुजली हो जाना, खुजाते-खुजाते लिंग का मर्दन करना, जननेन्द्रिय के पास या ऊपर दाद या खुजली के कारण लिंगोद्रेक होने के कारण हस्तमैथुन की प्रवृत्ति हो जाती है। बुरी सोहबत से युवक हस्तमैथुन करने तो लगता है लेकिन उसके कारण जब दुर्बलता व शिथिलता आने लगती है तब वह इसे छोड़ना चाहता है तो यह रोग बनकर उसका पीछा नहीं छोड़ता।

लक्षण—रोगी को एकान्त में रहने की इच्छा होना, लज्जालु भाव, डरपोकपन, उदासी, स्वरभंग, स्मरण शक्ति का घटना, सुस्ती, कर्कश स्वर, भूख न लगना, कब्ज, लिंग निर्बल, शिथिल या अस्वाभाविक-सा होना, सिरदर्द, दुर्बलता, जवानी में ही बूढ़ा लगने लगना, चक्कर आना, कान में भों-भों की आवाज होना, बहरापन, आँखों का बैठ जाना, आँखों के चारों ओर काला दाग, स्वप्नदोष, शीघ्रपतन, चेहरा बदरंग आदि लक्षण प्रकट होते हैं।

बायोकैमिक/होमियोपैथिक औषधियों द्वारा—

हस्तमैथुन की बुरी लत छुडाने के लिए पहले एक सप्ताह तक कैल्केरिया फास 3 **x** को नित्य दिन में चार बार दें, इसी औषधि को 6 **x**, 12 **x** तथा धीरे-धीरे और ऊँची शक्ति में दें। हस्तमैथुन जन्य विकारों को दूर करने के लिये काली फास 6 **x** तथा कैल्केरिया फास 6 **x**—इन दोनों औषधियों का पर्यायक्रम से सेवन करें। यह औषधि हस्तमैथुन की इच्छा को समाप्त कर देती है।

ऑरिगेनम 6—हस्तमैथुन की अत्यधिक इच्छा तथा इन्द्रिय की उत्तेजना, स्त्रियों की दुर्दम्ब कामेच्छा की यह उत्कृष्ठ औषधि है।

कैलिब्रोम-अत्यधिक स्त्री सहवास अथवा हस्तमैथुन के कारण स्नायुदौर्बल्य, स्मरण शक्ति ह्रास, हाथ-पाँव तथा अन्य अंगों की सुन्नता, विमर्षता।

सैलिक्स नाइग्रा—हस्तमैथुन जन्य रोग में विशेष हितकर है, क्षमताहीन होने पर भी स्त्री सहवास की इच्छा।

पुरूष गुप्त रोग व बायोकैमिक चिकित्सा:महत्वपूर्णबिन्दु

- मसाने में गिल्टी बढ़ जाने पर—नेट्रम सल्फ पहले 123 **x** व बाद में 30 **x** दें।
- मसाने की कमजोरी से बार-बार जलन के साथ पेशाब आने की स्थिति में फेरमफास12 **x** फायदा करती है।
- अण्डकोषों पर सूजन हो, गंदला व चिपचिपा मूत्र निकलता हो तो नैट्रम फास 12 **x** देना चाहिए।

  —पर्याप्त पौष्टिक भोजन या कुपोषण के कारण पेट या सिर के साथ ही अण्डकोष बढ़ गये हों तो साइलीशिया 12 **x** बहुत लाभ करती है।

  ज्ञातव्य—किसी भी कारण से अण्डवृद्धि हुई हो, लक्षणानुसार दवा देते समय कल्केरिया फास साथ अवश्य देना चाहिए, क्योकि यह इस रोग की प्रधान औषधि है।
- अण्डकोष बढ़े हुए, पानी आ जाये, काम-वासना बहुत हो, तब नैट्रम म्यूर 200 प्रतिदिन एक खुराक।

  नैट्रम म्यूर 12 **x**, काली फास 6 **x**, नैट्रम फास 12 **x** तथा कल्केरिया फास 6 **x** के योग को नियमित लेते रहने से किसी भी कारण से नपुंसकता पैदा हुई हो—वह दूर होकर पुरुष पुन: मैथुन करने में सक्षम हो जाता है।
- हस्तमैथुन या अतिमैथुन के कारण लिंग में कड़ेपन का अभाव—कालीफास 62 **x**।
- नारी का ध्यान करते ही वीर्यपात हो जाये—साइलीशिया 30 **x**।
- अण्डकोषों में सूजन रहती हो—फेरमफास 30 **x**।
- अप्राकृतिक मैथुन में इन्द्रिय कमजोर हो चुकी हो, पाकाशय की गड़बड़ी रहे, स्मरण शक्ति क्षीण हो गयी हो तो—कालीफास 6 **x** व कल्केरिया फास 6 **x** पर्यायक्रम से देने से लाभ हो जायेगा।
- उपदंश या गर्मी के घावों में जलन, इन्द्रिय पर दर्द सहित सूजन की दशा में फेरम फास 6 **x** व कालीम्यूर 6 **x** पर्यायक्रम से दें व इन्हीं का 3 **x** पोटेन्सी का लोशन बनाकर बाह्य प्रयोग भी करें।
- सुजाक में रक्त मिश्रित मवाद निकलने पर मैग्नेशियाफास 30 दें। सुजाक रोग पुराना पड़ गया हो और पतला-हरा मवाद निकल रहा हो तब काली सल्फ 30 उपयोगी रहेगी।

- हस्तमैथुन की कुटेव से मुक्त होने के लिए-कल्केरिया फास 6 x दें।
- सम्भोग करने की इच्छा नष्ट हो चुकी हो— नैट्रम फास 12 x।
- अति कामुकता के शमन के लिए— साइलीशिया 200 x, 24 घण्टे में एक बार।
- पथरी बनना रोकने के लिए— कल्केरियाँ फास 3 x नैट्रम सल्फ 6 x तथा नैट्रम फास 6 x को मिलाकर गर्मपानी से कुछ दिनों तक लेना चाहिए।
- हार्निया से मुक्त होने— कल्केरिया फ्लोर 12 x, कल्केरिया फास 6 x मैग्नेशिया फास 6 x तथा कालीफास 6 x का मिश्रित योग उपयोगी।

❑❑

10.
स्त्रियों के रोग

माहवारी (मासिक-धर्म) का कष्ट से होना

कारण—स्त्रियों को प्रतिमाह नियमित समय पर रक्तस्राव होता है। सर्दी लगना, किसी रोग का आक्रमण अँथवा शोकग्रस्त रहना आदि इस व्याधि के मूल कारण हैं।

लक्षण—तल पेट, कमर, समस्त अंगों में दर्द, कब्ज तथा मिचली आना आदि लक्षण प्रकट होते हैं।

माहवारी का का रुक जाना

कारण—आलस्य, खून की कमी, मैथुन दोष, माहवारी के समय अधिक बर्फ का खाना, सर्दी लगना, पानी में भीगना, ज्यादा घूमना, अचानक शोक, क्रोध, दु:ख मानसिक उद्वेग, ऋतु के समय खाने पीने में असावधानियाँ करना आदि कारणों से माहवारी रुक जाती है या देर से आती है।

लक्षण—जरायु के स्थान में दर्द, भूख न लगना, वमन या वमनेच्छा, कब्ज, स्तनों में दर्द, दूध का कम निकलना, दिल धड़कना, साँस लेने में तकलीफ, कान में तरह-तरह की आवाजें आना, नींद न आना, अतिसार, मूर्छा रोग, पेट दर्द, शरीर में कहीं भी सूजन, मानसिक विकृति, हाथ, पैर, कमर में दर्द, स्वर भंग, थकावट, देह में दर्द आदि इसके लक्षण हैं।

रजोनिवृत्ति

40-50 वर्ष की आयु में मासिक धर्म चला जाता है तो वह स्वाभाविक है। इससे पहले जाता है तो सख्त सदमा, कठिन प्रसव के बाद गर्भाशय का तेजी के साथ असाधारण रूप से सुकुचित होना आदि।

लक्षण—कमर और जाँघ में तीव्र वेदना, सिर दर्द, आलस्य, काम करने को जी न करना आदि लक्षण। ऋतुस्राव के साथ या ऋतुस्राव के पहले दर्द शुरू हो जाता है।

जरायु का आकार छोटा हो जाना, योनि संकुचित होना, साधारण दुर्बलता, सिर दर्द, शरीर में रक्त की अधिकता, जरायु से अत्यधिक स्राव, प्रदर, अजीर्ण, सिर चकराना,

घबराहट,कब्ज, मिर्गी, आँख, कान, नाक आदि में उत्ताप की झलक, कलेजा धड़कना आदि रजोनिवृत्ति के लक्षण हैं।

उपचार—

घरेलू/आयुर्वेदिक/जड़ी-बूटियों द्वारा—

— करेले का रस चीनी में मिलाकर पीने से मासिक-धर्म नियमित हो जाता है। करेले की सब्जी रोज खाते रहने से शरीर को अच्छी तादाद में फास्फोरस मिल जाता है। यह भूख बढ़ाने वाला होता है। यह गर्मी भी करता है। ज्यादा तादाद में इसका सेवन न करें।

— 11 तोला नीम की सूखी पत्तियाँ, 11 पत्ती तुलसी की, 1—1 तोला हरड़—बहेड़ा—आँवला, 1—1 तोला सौंठ, पीपल, काली मिर्च और दो तोला जवा खार—इन सबको कूट—पीसकर कपड़छन चूर्ण कर के शीशी में भरकर रख लें। महिलाओं को कष्ट के साथ मासिक स्राव (कष्टार्तव) होजा हो तो पानी के साथ इस चूर्ण को 5—5 ग्राम 5—6 दिन तक लेने से लाभ होता है। इसे मासिक स्राव होने के 5—6 दिन पूर्व लेना शुरू कर देना चाहिए।

— महिलाओं के मासिक ऋतु धर्म के समय अधिक रक्तस्राव होने पर उसे रोकने के लिए गाय के एक पाव दूध में केले के हरे पत्ते के एक छटाँक रस को मिलाकर सुबह खाली पेट एक सप्ताह तक देना चाहिए।

— केले की पेड़ की छाल का एक छटाँक रस लेकर एक सप्ताह तक खाली पेट सुबह देने से महिलाओं का रुका हुआ मासिक—धर्म खुल जाता है।

— आठ चम्मच तिल एक गिलास पानी में थोड़ा-सा गुड़ या दस काली मिर्च पिसी हुई डालकर उबालें। जब आधा पानी रह जाये तो ठण्डा होने पर छानकर पिला दें। इस प्रकार सुबह—शाम दो बार नित्य मासिक धर्म आने के दस दिन पहले से मासिक स्राव काल तक पिलाते रहें। इससे मासिक धर्म खुलकर होगा, पर्याप्त होगा, और साफ होगा।

— कपास के पत्ते और फूल 100 ग्राम को एक किलो भर पानी में गरम करें। 250 ग्राम रहे तब छानकर 50 ग्राम गुड़ मिलाकर पिलावें, तो ऋतुधर्म जारी होगा।

— गंदा, बिरोजे का धुवाँ लें तो रुधिर जारी होगा।

— बैंगन के पत्ते 50 ग्राम, और गुड़ 50 ग्राम को 500 ग्राम पानी में गरम करें। 250 ग्राम भर रहे तब छानकर पियें तो नले का दर्द बंद होगा व रुधिर जारी होगा।

— आम के फूल 10 ग्राम और गुड़ 50 ग्राम को आधा किलो पानी में गरम करें। 125 ग्राम रहे तब पी लें तो ऋतु खुले।

— एलवा 10 ग्राम, कसीस 10 ग्राम और बीजाबोर 10 ग्राम को पानी में पीसकर 1/4 ग्राम की गोलियाँ बना लें। 2 गोली सोते वक्त लें तो ऋतु जारी होगा।

— मासिक धर्म अनियमित होने या कष्टकारक होने की स्थिति में पीली शीशी में सूर्यतप्त गोमूत्र दिन में चार बार देना चाहिए।

— आक की जड़ छाया में सुखाकर बारीक पीसकर सुरक्षित रखें। दो से आठ ग्राम की मात्रा में लें। इसके सेवन से मासिक खुलकर न आना, दर्द से आना, मात्रा में न आना, बिल्कुल न आना आदि शिकायतें दूर होती हैं।

— पोदीने की पत्तियों को उबालें। उस उबले पानी को पीने से रुका हुआ मासिक-धर्म खुलकर आयेगा।

— नियमित मासिक आने के लिए अशोकारिष्ट दो चम्मच भोजन के बाद पानी के साथ लेना चाहिए।

— रक्त स्राव अधिक होने या अनियमित होने पर अशोक की छाल को दूध में पकाकर देने से लाभ होगा तथा गर्भाशय शोथ और वेदना दूर होती है। रक्तस्राव अधिक होने या घाव होने पर अशोक की छाल के काढ़े से योनि को पिचकारी द्वारा प्रक्षालन करें।

बायोकैमिक/होमियोपैथिक औषधियों द्वारा—

फेरम-फास 12x—नाड़ी का तेज होना, मुख की आभा लाल हो जाना, खाई हुई वस्तु वमन द्वारा बाहर निकल जाना आदि लक्षणों में लाभदायक है।

काली-म्योर 3x—बार-बार ऋतु का होना, ठण्ड लगकर रज का रुक जाना, स्राव कुछ दिनों तक लगातार होता रहे, तब दें।

काली-फास 3x—काली आभा लिये बदबूदार स्राव, कमजोर स्त्रियों को मासिक-धर्म के समय कष्ट, प्रत्येक बार ऋतु में विलम्ब आदि लक्षणों में हितकर रहती है।

नैट्रम-म्योर 3x—किशोरावस्था होने पर भी समय पर ऋतु-स्राव का न होना, सिर में दर्द, पतला जल जैसा फीका स्राव होना, अच्छी तरह नींद न आना आदि लक्षणों में उपयोगी।

कल्कैरिया-फास 12x—शारीरिक दुर्बलता, किशोरियों के अनियमित ऋतु-धर्म में इस दवा का प्रयोग उपयोगी रहता है। नव युवतियों को जल्दी ऋतु का हो जाना तथा वृद्धावस्था को देरी से होने के लक्षणों में लाभप्रद है।

नैट्रम-फास 3x—स्राव का रस जहाँ लग जाता है वहीं सफेद दाग पड़ जाता है। घुटनों में दर्द बना रहे तब दें।

कल्कै०फ्लोर 3x—यह जरायु में सङ्कोचन पैदा करता है, दर्द की बेचैनी तथा व्याकुलता को समाप्त करता है।

मिश्रित-योग—कल्कै० 3**x**, फेरम-फास 12**x**, काली-म्योर 3**x**, काली फास 3**x** तथा नैट्रम-म्योर 3**x** अतिरज: दूर करने में यह योग आश्चर्यजनक रूप से लाभ करता है।

कल्कैरिया-फास 12x—यह रक्ताभाव के कारण मासिक-धर्म कम होने में लाभ करती है।

काली-फास 3x—धातु की दुर्बलता, शारीरिक व मानसिक उद्वेग के कारण ऋतु का बन्द होना आदि लक्षणों में लाभदायक रहती है।

मासिक धर्म रुकना

कैलिकार्ब-200 : यदि नैट्रम म्यूर से लाभ न हो तब यह औषधि देनी चाहिए।

ब्रायोनिया-30 : यह औषधि उन अविवाहित लड़कियों के लिये लाभकारी है जिन्हें ऋतुस्राव के बदले नाक से खून आता है।

ग्रेफाइटिस-30 : मासिक देर से होता है। मासिक का रंग पीला। पेट में असहनीय पीड़ा एवं कब्ज रहती है। ऐसे में यह औषधि लाभकारी है।

पल्सेटिला-30 : ऋतु बहुत थोड़ा अथवा रुक-रुककर होता है। पीड़ा होती है। ऐसी स्थिति में अन्य किसी औषधि से लाभ न होने पर इस औषधि का प्रयोग करें।

सल्फर-200 : मासिक आरम्भ होकर अगले माह फिर रुक जाता है। ऐसी स्थिति में अन्य किसी औषधि से लाभ न होने पर इस औषधि का प्रयोग करें।

सीपिया-200 : रोगिणी यदि अत्यंत पतली-दुबली है और उसे मासिक के स्थान पर श्वेत प्रदर आता है तो उसके लिए यह औषधि अत्यंत लाभकारी है।

एकोनाइट-30 : ऋतुस्राव आरम्भ तो हो जाता है किन्तु ठंडी हवा लगने के कारण फिर बंद हो जाता है।

साइक्लेमन-3x : मासिक रुक जाता है। रोगिणी को चक्कर आते हैं, दुखी एवं परेशान रहती है।

नैट्रम म्यूर-200 : मासिक रुकने पर ठंड लगती है। सिर चकराता है। प्रत्येक सुबह तबियत गिरी-गिरी रहती है। कब्ज रहती है। ऐसे लक्षणों वाली रोगिणी के लिये यह औषधि उपयुक्त है।

दर्दयुक्त मासिक स्राव

कोलो फाइलम-3 : मासिक से पूर्व गर्भाशय में ऐंठन होती है। जी मिचलाता है। कमर में दर्द होता है। ठण्ड लगती है। ऐसे में यह औषधि उपयोगी है।

कोक्यूलस-3, 30 : मासिक खुलकर नहीं आता। थोड़ा-थोड़ा आता है। पेट में हवा भर जाती है। पेट फूल जाता है। सिर चकराता है। तेज दर्द होता है। दर्द के मारे नींद नहीं आती। चलते समय पाँव लड़खड़ाते हैं। ऐसे में यह औषधि देनी चाहिए।

क्यूप्रम-6, 30 : ऋतु स्राव थोड़ा-थोड़ा होता है। पेट में तेज दर्द। रोगिणी दर्द के मारे चीखती है। पूरे शरीर में ऐंठन महसूस होती है। जी मितलाता है, उल्टियाँ आती हैं—ऐसी रोगिणी के लिये यह सर्वोत्तम औषधि है।

इग्नेशिया-200 : मासिक समय से पहले अर्थात् दस-पन्द्रह दिन बाद होता है। स्राव के रूप में थक्केदार रुधिर निकलता है। गर्भाशय में दर्द होता है।

कैमोमिला-30: अधिक ऋतुस्राव होता है। रोगिणी अत्यन्त चिड़चिड़ी हो जाती है। किसी भी बात का अशिष्ट उत्तर देती है। ऐसे में यह औषधि उपयुक्त है।

पल्सेटिला-30 : मासिक अनियमित होता है। कभी होता है, कभी रुक जाता है। कभी

कम, कभी अधिक। ठंड लगती है। दर्द एक स्थान पर नहीं ठहरता। कभी कमर, कभी पेड़ू, कभी जाँघों में महसूस होता है।

बेलाडोना-30 : मासिक से पहले बेहद थकावट महसूस होती है। भूख नहीं लगती है। मासिक के समय ठंड लगती है। छाती पर पसीना आता है। लाल एवं गर्म रक्त जाता है। ऐसे में रोगिणी को यह औषधि दें।

रजोनिवृत्ति

बायोकैमिक/होमियोपैथिक औषधियों द्वारा उपचार—

गर्मी की झलें : रजोनिवृत्ति काल में यह कष्ट लगभग सभी महिलाओं को होता है। उस समय एकाएक आने वाली गर्मी की झलें बेहद कष्ट देती हैं। महिलाओं को बैठे-बैठे पसीना आ जाता है। सिर एवं चेहरे में खून का दबाव बढ़ जाता है। कभी इस कष्ट के कारण महिलाओं का मानसिक सन्तुलन भी बिगड़ जाता है। ऐसे में यह औषधियाँ देनी चाहिए—

लैकेसिस-30 : गर्मी की झलें आने पर चेहरा एक दम लाल पड़ जाता है किन्तु पसीना आने पर ठीक हो जाता है। ऐसे में रोगिणी को यह औषधि देनी चाहिए।

सल्फर-30 : गर्मी की झलें आती हैं। चेहरा तप जाता है। पसीना आने पर तबियत कुछ सुधरती है। पैर ठंडे, सिर गर्म एवं पेट में कमजोरी महसूस होती है। ऐसी शिकायतों में यह एक अचूक औषधि है।

इग्नेशिया-200 : रोगिणी को गर्मी की झलें आती हैं। रोगिणी बेहद नर्वस हो जाती है। शरीर के विभिन्न अंगों में सुन्नपन-सा महसूस होता है। कब्ज रहता है। गले में गोला-सा अटका महसूस होता है।

सीपिया-30 : एकाएक गर्मी की झलें, साथ ही चेहरे पर पसीना। बेहद कमजोरी। रोगिणी बेहोश हो जाती है। रोगिणी उदास रहती है। घर के कार्यो में मन नहीं लगता। रीढ़ की अंतिम हड्डी में दर्द महसूस होता है। ऐसी रोगिणी के लिये यह औषधि उत्तम है।

रक्त-स्राव : रजोनिवृत्ति का अर्थ ही रक्त स्राव का बन्द होना होता है। परन्तु किसी-किसी महिला को इसके पश्चात भी अनियमित रक्त स्राव होता रहता है। ऐसी स्थिति में उस रोगिणी को ये औषधियाँ देनी चाहिए।

सैग्विनेरिया-3x : यदि रक्त का रंग चमकदार लाल होता है। रोगिणी के आधे सिर में दर्द रहता है। तलुओं से जैसे आग-सी निकलती है, चेहरा लाल हो जाता है, जो पसीना आने से ठीक हो जाता है— ऐसे में यह औषधि लाभकारी है।

चायना-30 : निरंतर थक्केवाला रक्त निकलता है। गर्भाशय में रक्त संचय होने के कारण पेड़ू में चलते समय बोझ महसूस होता है। चेहरा सूजा-सूजा-सा लगता है।

क्रियोसोट-3,30,200 : रक्त-स्राव के रूप में काला रुधिर निकलता है। जननांगों एवं जाँघों के बीच खुजली होती है। ऐसे में रोगिणी के लिये यह औषधि उत्तम है।

स्नायविक चिड़चिड़ापन : महिलाओं में रजोनिवृत्ति के समय स्नायु-संस्थान का गड़बड़ा जाना भी स्वाभाविक-सी बात होती है। इस गड़बडी के कारण रोगिणी का स्वभाव अत्यन्त

चिड़चिड़ा हो जाता है। रोगिणी कभी हँसती है, तो कभी रोती है। किसी कार्य में दिल नहीं लगता। मन उत्साहहीन हो जाता है। स्मरण शक्ति भी कमजोर हो जाती है। इस रोग की औषधियाँ इस प्रकार हैं—

कोलोफाइलम-3 : रोगिणी की गर्भाशय में सुई की चुभन जैसा दर्द महसूस होता है। यह दर्द सभी अंगों में फैलता जाता है। रोगिणी को मानसिक तनाव बना रहता है। उसे छोटी-छोटी बातों की चिन्ता रहती है। ऐसे लक्षणों वाली रोगिणी की यह खास औषधि है।

ग्लोनायन-30 : रोगिणी अत्यंत उत्तेजना महसूस करती है। उत्तेजना के कारण सिरदर्द रहता है। रक्त का दबाव सिर की दिशा में बढ़ जाता है। रोगिणी को उच्च रक्तचाप हो जाता है। चेहरा कभी सामान्य नजर आता है और कभी उस पर लाली नजर आती है। ऐसे में यह औषधि उत्तम है।

एमिल नाइट्राइट-3 : रोगिणी हमेशा चिन्तातुर एवं भयभीत रहती है। चेहरे पर सूजन-सी महसूस होती है। जरा सी आहट पर दिल जोर-जोर से धड़कने लगता है। रोगिणी को घबराहट एवं बेचैनी-सी रहती है। ऐसे में उसके लिये यह औषधि उपयुक्त है।

प्रथम रजःस्राव में देर

(FIRST MENSTURATION DELAYED)

लक्षण—आमतौर पर लड़कियों में ऋतु स्राव बारह-तेरह वर्ष की अवस्था में आरम्भ हो जाता है। किन्तु कभी-कभी लड़की के युवा होने पर भी ऋतु स्राव आरम्भ नहीं होता। अथवा कभी आरम्भ होकर फिर रुक जाता है। इसके पीछे स्नायविक दुर्बलता अथवा खून की कमी जैसे कारण हो सकते हैं। ऐसे में सिर भारी रहता है। सिर में दर्द रहता है। टाँगें भारी महसूस होती हैं। कमर में दर्द रहता है। नाक अथवा मलद्वार से खून जा सकता है। लक्षणों के अनुसार इस रोग की कुछ औषधियाँ इस प्रकार हैं—

पल्सेटिला-30 : कमर, पेट एवं सिर में दर्द रहता है। भूख नहीं लगती। आलस्य बना रहता है। शरीर में खून की कमी होती है। रोगिणी से गर्मी सहन नहीं होती। ऐसे में यह औषधि देनी चाहिये।

सीपिया-200 : यदि रोगिणी को उपर्युक्त लक्षणों के साथ-साथ श्वेत प्रदर की शिकायत भी हो तो यह औषधि उपयुक्त है।

एकोनाइट-30 : रजः स्राव एक बार आरम्भ होता है किन्तु फिर ठंड लगने अथवा किसी मानसिक कारण से बन्द हो जाता है। ऐसे में यह दवाई लाभकारी है।

सल्फर-30 : रोगिणी की कमर में एवं सिर में दर्द रहता हो, चक्कर आते हों, भूख न लगती हो, कब्ज की शिकायत रहती हो और स्वभाव चिड़चिड़ा हो गया हो, तब यह औषधि दें।

सिपीसिफ्यूगा-6x : रोगिणी के बाएँ स्तन के दर्द रहता हो, शरीर में रक्त की कमी हो, उसे स्वाभाविक कमजोरी के कारण ऋतु स्राव न होता हो, ऐसे लक्षणों वाली रोगिणी के लिये यह औषधि उपयोगी है।

अति रजःस्राव (MENORRHAGIA)

लक्षण—ऋतुस्राव बहुत अधिक होता है। स्राव के रूप में रुधिर के काले थक्के निकलते हैं। दर्द होता है। रोगिणी अत्यंत दुर्बल हो जाती है। औषधियाँ इस प्रकार हैं—

हाइड्रेस्टिस : यदि गर्भाशय में टयूमर है और उसकी वजह से ऋतु स्राव अधिक होता है। यह औषधि ऐसी स्थिति में उपयोगी है।

चायना-30 : देर तक होने वाली रजः स्राव ! रजःस्राव के समय से बहुत पहले अथवा समय के काफी बाद में । स्राव के समय तेज दर्द, रुधिर में काले थक्के निकलें। इसके साथ रोगिणी अत्यंत क्षीण भी हो गयी हो— ऐसे में इस औषधि से यह रोग ठीक हो जाता है।

थलैस्पीबर्सा पैस्टोरिस मूल अर्क : रजः स्राव आरम्भ में बहुत थोड़ा एवं धीरे-धीरे होता है। किन्तु फिर इतना अधिक होता है कि रोगी अत्यंत दुर्बल हो जाता है। प्रायः ऐसा स्राव आठ दिन से पन्द्रह दिन तक चलता रहता है। ऐसे में यह औषधि दिन में तीन बार दस-दस बूँदें देनी चाहिए।

बौरैक्स-6 : रजः स्राव बहुत अधिक और समय से पहले होता है। जी मितलाता है, उल्टी होती है। पेट में ऐंठन, दर्द भी पेट से आरम्भ होकर कमर तक जाता है— ऐसे में यह औषधि उपयुक्त है।

कैलकेरिया कार्ब-200: रोगिणी के शरीर से खट्टी बू आती है। पाँव ठंडे एवं चिपचिपे रहते हैं। सिर पर पसीना आता है। रजः स्राव समय से बहुत पहले और अधिक आता है तो यह औषधि देनी चाहिए।

एलो-30: ऋतु स्राव समय से बहुत पहले होता है और बहुत अधिक आता है। रोगिणी को प्रसव जैसी पीड़ा महसूस होती है। गुदा में बोझ-सा बना रहता है। यह औषधि ऐसे लक्षणों वाले रोगी के लिये ठीक है।

फेरम मेट-6: रज : स्राव बहुत अधिक, समय से बहुत पहले एवं बहुत देर तक होता है। गर्भाशय से लम्बे-लम्बे थक्के निकलते हैं। रोगिणी के चेहरे पर लाली , फिर भी खून की कमी। बेहद कमजोर। ऐसे में औषधि उत्तम है।

नक्स वोमिका-30 : रजः स्राव समय से बहुत पहले, बहुत अधिक रजः स्राव इतने दिन चलता है कि पहला ऋतुकाल समाप्त होते ही दूसरा आ जाता है। रोगिणी बहुत कमजोर हो जाती है। ऐसे में रोगिणी को यह औषधि देनी चाहिए।

कैमोमिला-30 : यदि रोगिणी को मानसिक तनाव की वजह से मासिक अधिक आता हो। स्राव थक्केदार एवं काला हो, रोगिणी चिड़चिडी रहती हो— ऐसे लक्षणों वाली स्त्री के लिये यह औषधि उत्तम है।

इपिकाक-30 : रजः स्राव बहुत अधिक होता है। स्राव के रूप में चमकीला लाल रक्त निकलता है। ऐसे में रोगिणी को यह औषधि लाभ पहुँचाती है।

मैग्नेशिया कार्ब-30 : रजः स्राव रात में अथवा लेटते समय होता है। खड़े होने पर नहीं होता। रजःस्राव देर से होता है और जमा हुआ तथा काले रंग का होता है— ऐसे में यह औषधि उपयुक्त है।

गर्भपात

कारण—गर्भ काल में कसकर कपड़े पहनना, कठोर परिश्रम, बस, रेलगाड़ी, व नाव, स्कूटर आदि पर चढ़कर दौड़-धूप करना, गिर जाना, भारी वस्तुऐं उठाना, चेचक, पतले दस्त, अधिक सहवास, तेज दवायें (क्वीनीन) आदि का प्रयोग, योनि में दर्द, ज्यादा डर, चिन्ता, शोक करना, हृदय और रक्त के कुछ रोग, गर्भाशय और उदर की रसौली, विटामिन 'ई' की कमी आदि कारणों से गभस्राव होकर गर्भ गिर जाता है, भारी वस्तु को पैर से खिसका देना।

लक्षण—पहले जी अच्छा न मालूम होना, बार-बार अंगड़ाई लेना, आलस्य या भारीपन होना और ज्वर आदि लक्षण होते हैं। फिर दर्द कमर से आरम्भ होकर पेट तक फैल जाता है। यह दर्द प्रसव के दर्द के समान होता है। दर्द के साथ प्रसवद्वार मार्ग से श्लेष्मा या रक्त बाहर आने लगता है।

गर्भ न ठहरना

कारण—शारीरिक दुर्बलता, जरायु में अबुर्द, जरायु का टेढ़ा हो जाना, योनि संकीर्णता, ऋतु में गड़बड़ी, प्रदर रोग, अत्यधिक मैथुन, जननेन्द्रियों के रोग, शरीर में चर्बी का बढ़ जाना, आदि कारणों से बहुधा यह 'बाँझपन' का रोग उत्पन्न हो जाता है। स्त्रियों में सन्तान उत्पन्न करने की शक्ति नहीं रहती।

लक्षण—इस रोग में स्त्री का मासिक धर्म ठीक तरह से नहीं होता, गर्भ मार्ग में सुइयाँ सी चुभती हैं तथा थोड़ा दर्द होता है। विषय भोग करते समय भी गर्भ स्थिर नहीं रहता है। गर्भ ग्रहण करने का मार्ग शुष्क, दुर्बल, आर्नव प्रवाह नहीं होता। पति की तरुणावस्था के कारण गर्भ मार्ग लम्बा चौड़ा हो जाता है, गर्भ मार्ग में खुजलाहट, जलन, फुन्सियाँ, सूजन और सुई-सी चुभती हुई मालूम होना आदि लक्षण हैं।

उपचार—

घरेलू/आयुर्वेदिक/जड़ी-बूटियों द्वारा—

— पिसी हुई फिटकरी चौथाई चम्मच एक कप कच्चे दूध में डालकर लस्सी बना कर पिलाने से गर्भपात रुक जाता है। गर्भपात के समय जब दर्द, रक्तस्राव हो रहा हो तो हर दो-दो घंटे एक खुराक दें।

— जिनके बार-बार गर्भपात होता हो, वह गर्भाधान होते ही बकरी का आधा किलो दूध धीमी आँच पर चढ़ा दें। इसमें इतनी ही गाजर का रस मिला दें। चीनी न डालें, केवल आधा किलो बच जाये जो उसे घूँट-घूँट कर पी जाएँ। गर्भ गिरने की नौबत ही नहीं आयेगी।

— 5,7 या 11 शिवलिंगी के बीज गर्भवती को प्रतिदिन गो-दुग्ध से निगलवा दें। गर्भस्राव रुक जायेगा।

— तीसरे महीने तक गर्भ गिर जाने वाली महिलाओं को गूलर के कच्चे फलों को दूध

में पका कर खाना चाहिए अथवा कच्चे फलों को छाया में सुखाकर पीस लें। मिश्री मिलाकर छः माशे से एक तोला तक दूध के साथ प्रातः सेवन करें।

— पुरुष के वीर्य में यदि शुक्राणुओं की संख्या पूर्ण हो तो स्त्रियाँ मासिक धर्म के बाद निम्नलिखित योग का प्रयोग करें। ठाठीवृक्ष पीपल 10 ग्राम, शिवलिंगी (चान्दनी पक्ष) 10 ग्राम चूर्ण बना लें, 1-1 ग्राम प्रातः व सायं अर्ध गर्म गाय के दूध के साथ लें। संतान प्राप्ति अवश्य होगी।

— बन्ध्यत्व के लिए केशर 1 ग्राम, नाग केशर 4 ग्राम लेकर पीसकर इसकी तीन पुड़ियाँ बनाकर माहवारी से निवृत्त होकर नित्य एक-एक पुड़िया तीन दिनों तक गरम-गरम दूध के साथ प्रातःकाल सेवन करें।

— गर्भपात से बचने के लिए प्रथम माह से ही प्रतिदिन तीन छुहारे (पीले छुहारे) सुबह-शाम खाएँ तथा ऊपर से गाय का शुद्ध घी एक चम्मच दूध में मिलाकर पियें।

— जिन महिलाओं को बार-बार गर्भपात होता है या कम मासिक होता है उन्हें एक कप चुकंदर का रस प्रातः बासी मुँह पीना चाहिए।

— जिन महिलाओं का 'गर्भाशय' निर्बल होने से गर्भ नहीं ठहरता हो, गर्भस्राव बार-बार हो जाने की शिकायत हो, उन्हें नियमित सिंघाड़े के हलवे का सेवन करने से आशातीत लाभ मिल जाता है।

— बार-बार के गर्भपात को रोकने के लिए गर्भाधान के बाद रसभरी की पत्तियों से बनाई गई चाय नियमित रूप से पियें। इन पत्तियों में लोहा, चूना, फास्फोरस भरपूर मात्रा में होता है जिसकी गर्भिणी महिला को अतिरिक्त आवश्यकता होती है। कच्चा आँवला रोज खाने से आमाशय और गर्भाशय को शक्ति मिलती है। गर्भपात की सम्भावना कम होती है।

— गर्भ न ठहरता हो उन महिलाओं को मोठ की चपाती खानी चाहिए। गर्भाशय स्वच्छ और निर्मल हो जाता है।

— गर्भाशय में कोई विकार आ गया हो तो मासिक धर्म के समय तुलसी के दस-बारह बीज पानी में पीसकर तीन दिन पीजिये। तुलसी की यही विशेषता है कि पत्तों का काढ़ा गर्भ नहीं ठहरने देता। बीज पीसकर पीने से गर्भ नहीं ठहरता है।

— केले के पेड़ से नीचे गिरी 6-7 कोमल बाँझ फलियाँ लेकर इनमें इतनी ही संख्या में शिवलिंगी के बीज लेकर पीस लें। बाँझ स्त्री मासिक धर्म (**Menses**) के बाद खा ले तो दो महीनों में ही गर्भ ठहर जायेगा।

— गर्भकाल में सौंफ का अर्क पीते रहने से गर्भ स्थिर रहता है।

— गर्भकाल में पपीता नहीं खाना चाहिए।

बायोकैमिक/होमियोपैथिक औषधियों द्वारा—

कल्केरिया फास 30x—गर्भिणी के चेहरे पर सफेदी, मुँह में पानी भर जाना, स्वभाव में चिड़चिड़ापन, याददाश्त की कमी, मिट्टी के समान मुँह का स्वाद, घोर आलस्य आदि लक्षणों पर उपादेय।

काली-फास 30x—गर्भिणी दुर्बल हो, स्वभाव में अस्थिरता, असन्तोष, क्रोध, मुँह का स्वाद कड़वा, दुर्गन्ध आती हो तो इसे प्रति 3-4 दिन रात के समय ताजे पानी के साथ दें।

फेरम-फास 6x—अचानक गर्भपात की आशंका उपस्थित हो, दर्द, लाल रंग का धब्बा आदि लक्षणों पर 15-15 मिनट के अन्तर से दें। यदि रक्त का रंग काला हो जो इसके साथ काली-म्यूर 3x पर्यायक्रम से दें।

एकोनाइट-30 : गर्भवती को बुखार हो, प्यास लगती हो, किन्तु खुश्की भी महसूस होती हो, मृत्यु का भय सताता हो, बेचैनी एवं घबराहट भी हो—ऐसे में यह औषधि लाभप्रद है।

बाईबरनम मूल अर्क : गर्भपात की किसी भी आशंका को रोकने के लिये यह एक सर्वोत्तम औषधि है। इसका प्रयोग मूल अर्क में करना चाहिए।

सैवाइना-30: यदि तीसरे माह में गर्भपात की आशंका है, पेट के नीचे के भाग में दर्द महसूस होता है-ऐसे में सैवाइना-30 के साथ-साथ बेलाडोना-30-भी उपयोगी है।

सिकेलकौर (अर्गट) 30 : तीसरे महीने गर्भपात की आशंका, रोगिणी को पतला, काला और पानी जैसा स्राव जाता है। रोगिणी का शरीर बर्फ की तरह ठंडा होता है किन्तु उसे अन्दर-ही-अन्दर गर्मी महसूस होती है—ऐसे में यह औषधि उपयोगी है।

सीपिया-30 : यदि गर्भपात की आशंका तीसरे, चौथे, पाँचवें अथवा छठे मास होती है ऐसे में रोगिणी अत्यंत उदास होती है। उसे गर्मी की झलें आती हैं। चेहरे पर पीले-पीले दाग नजर आते हैं। ऐसी रोगिणी को गर्भपात से बचाने के लिये यह औषधि उत्तम है।

एपिस-200 : शरीर के विभिन्न अंगों में सूजन होती है। दुखन, डंक लगने जैसा दर्द। जननांगों पर इस प्रकार का बोझ जैसे ऋतु होने वाला हो। रोगिणी से गर्मी बर्दाश्त नहीं होती। यदि ऐसा गर्भ के तीसरे माह में होता है तो रोगिणी के लिये यह औषधि उपयोगी है।

प्रसवकालीन रोग

प्रसव के बाद अधिक कमजोरी आ गई हो, रक्त आना बन्द हो तो तथा गर्भाशय सिकुड़ रहा हो तो फेरम फास 6x तथा कल्केरिया-फ्लोर 6x को 3-3 घण्टे के अन्तर पर देने से फायदा होता है।

जननेन्द्रियों में खुजली मचना

गन्दगी के कारण गर्भावस्था में, जननेन्द्रियों में खुजली होती है तथा छोटी-छोटी फुन्सियाँ हो जाया करती हैं।

इनके लिए बोरिक एसिड आधा ड्राम को 4 औंस पानी में मिलाकर, उससे रोगी स्थान की सफाई-धुलाई करें तथा इसी दवा को वेसलीन में मरहम बनाकर लगायें।

यदि फुन्सियाँ हों और उनसे सफेद पानी बहता हो तो प्रातः सायं नेट्रमम्यूर 30x का सेवन कराना लाभकर रहता है।

गर्भाशय में सूजन (जलन मचना)

इस व्याधि में पेड़ू में दर्द होता है, जो कमर तथा रानों तक जाता है, गर्भाशय से रज:प्रवाह अधिक पीड़ा के साथ होने लगता है ज्वर, अजीर्ण तथा सिरदर्द आदि लक्षण भी प्रकट होते हैं। इस व्याधि में लक्षणानुसार ये औषधियाँ दें—

फेरमफास 6x, कालीम्यूर 6x—जननेन्द्रिय पर सूजज तथा रक्त का रंग लाल होने पर इन्हें पर्यायक्रम से 4-4 घण्टे बाद दें।

फेरमफास 6x, मैग्नेशियाफास 6x, कालीम्यूर 6x—तीव्र पीड़ा के कारण रोगिणी चीखती हो तब इन्हें पर्यायक्रम से 3-3 घण्टे के अन्तर पर दें। रोग के कम होने की दशा से सप्ताह में केवल दो बार दें। बाद में साइलीशिया 200 **x** का सेवन करना चाहिए।

गर्भिणी को वमन

फेरम फॉस—गर्भिणी की मिचली उबकाई, वमन में लाभकर है।

नेट्रम म्यूर—गर्भिणी के प्रात:कालीन वमन, फेनयुक्त पानी जैसी वमन, नमकीन एवं भोजन की आकांक्षा, जीभ की नोक पर छाले और कब्ज अथवा पर्यायक्रम से कब्ज और पतले दस्त —इन लक्षणों में हितकर है।

नेट्रम फॉस—प्रात:कालीन वमन, मिचली और खट्टी वमन में लाभ करती है।

नेट्रम सल्फ—प्रात:कालीन वमन, पैरों में सूजन, शिरा-प्रदाह, पाकाशय प्रदेश में सूजन, भार का अनुभव, सदैव मिचली बने रहना तथा मुँह में तीते स्वाद की अनुभूति—इन लक्षणों में लाभकर है।

इपिकाक-30 : लागातार जी मिचलाता है। उल्टी होती है, किन्तु उल्टी के बाद जी फिर मिचलाता है। खाना खाने अथवा पानी पीने के एकदम बाद उल्टी हो जाती है—ऐसे में यह औषधि उपयोगी है।

नक्सवोमिका, ऐण्टिम क्रूड: गर्भावस्था में आनेवाली उलटियों में ये दोनों औषधियाँ लाभकारी हैं। इन्हें एक दूसरे के बाद देना चाहिए।

सिम्फोरिकारपस रेसीमोसा-3, 6 : गर्भवती स्त्री का मुँह कड़वा रहता है। मुँह में पानी भरा रहता है। किसी भी गंध एवं भोजन के प्रति अरुचि हो जाती है। लगातार जी मिचलाता है और उलटियाँ आती हैं। ऐसे में यह औषधि उत्तम है।

एपोमोरफिया 3, 6 : गर्भावस्था में केवल उबकाई, जी मिचलाता है, छाती में जलन महसूस होती है, सिर-दर्द भी रहता है—ये शिकायत इस औषधि से दूर हो जाती हैं।

टेबेकम-30 : हर समय जी मितलाता है। कच्चा-कच्चा-सा लगता है किन्तु उल्टी नहीं होती। ऐसे में इस औषधि का प्रयोग सर्वोत्तम रहता है।

कोलचिकम-3, 30 : रसोई की गंध से ही जी मितलाता है। कभी-कभी बेहोशी भी हो जाती है। रोगी को भूख लगती है किन्तु खाने पीने की वस्तुओं को सूँघते ही जी मितलाता है। ऐसे में उसे यह औषधि देनी चाहिए।

बायोकैमिक/होमियोपैथिक औषधियों द्वारा—

- — गर्भावस्था के अंतिम दो महीनों में प्रतिदिन प्रात:काल एवं तीसरे प्रहर गर्भवती को कैलिफॉस का सेवन कराया जाता रहे तो प्रसव के समय उसे किसी प्रकार का कष्ट नहीं होता।
- — गर्भावस्था की तकलीफों से छुटकारा पाने के लिये कैलिफॉस 3 **x** का दिन में दो तीन बार नित्य सेवन करें।
- — गर्भावस्था में गर्भिणी को रोग तथा कमजोरी से बचाने के लिए कैल्केरिया फ्लोर 3 **x**, फेरम फॉस 12 **x**, कैलिम्यूर 3 **x**, नेट्रम म्यूर 3 **x**, नेट्रम फॉस 3 **x**, नेट्रम सल्फ 3 **x** तथा साइलीशिया 12 **x**—इन सबको मिलाकर देना चाहिये।
- — गर्भावस्था में अक्सर स्त्रियों में खून की कमी हो जाती है तब इन्हें कैल्केरिया फ्लोर 3 **x**, कैल्केरिया फास 3 **x**, फेरम फास 3 **x**, कैलिम्यूर 3 **x**, कैलिफास 3 **x**, कैलिसल्फ 3 **x**, नेट्रम 3 **x**, नेट्रम फास 3 **x**, नेट्रम सल्फ 3 **x**, साइलीशिया 12 **x**—इन सबको मिलाकर देना चाहिए।
- — गर्भिणी स्त्री यदि कोयला, मिट्टी, खड़िया आदि खाती हो तो उसे कैल्केरिया फास 3 **x** या 12 **x** का सेवन करायें। इससे उसकी आदत छूट जायेगी।
- — गर्भपात के लक्षण दिखाई दें तो कैलिफॉस 3 **x** तथा मैग्नेशिया फॉस 3 **x**— इन दोनों को गरम पानी में मिलाकर थोड़ी-थोड़ी देर बाद दें।
- — गर्भावस्था में कैलिफास 3 **x** का निरन्तर सेवन कराते रहने से गर्भपात नहीं होता। जिन स्त्रियों का गर्भपात हो जाया करता हो, उन्हें कैल्केरिया फॉस 12 **x** तथा कैलिफास 3 **x**—इन दोनों औषधियों को मिलाकर नित्य एक या दो बार सेवन करते रहना चाहिये।
- — बाँझपन में नेट्रम फॉस 3 **x** तथा साइलीशिया 12 **x**— इन दोनों को मिलाकर देने से बाँझपन दूर होने की बहुत कुछ आशा की जा सकती है।
- — गर्भाशय के अपने स्थान से हट जाने पर कैल्केरिया फ्लोर 3 **x**, कैल्केरिया फॉस 3 **x** या 12 **x**, कैलिफास 3 **x** तथा नेट्रम फॉस 3 **x**— इन सबको मिलाकर देने से लाभ होता है।
- — प्रसूता माँ के स्तनों में दूध बढ़ाने के लिये उसे कैल्केरिया फॉस 3 **x** का सेवन करना चाहिये।

बाइबर्नम-30 : गर्भस्राव होने के उपक्रम में कमर तथा तलपेट से दर्द, जरायु जल का स्राव, रक्त श्लेष्मा निकलना तथा शिशु का नीचे उतर आना। इसे गर्भस्राव की श्रेष्ठ औषधि माना गया है।

कैल्केरिया फ्लोर-30 : मृत शिशु प्रसव दोष, प्राय: सातवें, आठवें अथवा नवें महीने गर्भपात होते रहते हों— इन लक्षणों में इसकी 12 **x** की शक्ति की नित्य प्राय: सायं 10 मास तक सेवन करना उचित रहता है।

हैमामेलिस 6, 30 : गर्भपात होने के बाद अत्यधिक मात्रा में रक्तस्राव, पेट में अत्यधिक तनाव तथा वेदना। ऐसी स्थिति में इस औषधि का बाह्य प्रयोग भी करना चाहिये।

प्रसव पीड़ा

- प्रसव पीड़ा के समय तुलसी के पत्तों का रस पिलाने से पीड़ा नहीं होती।
- गर्भावस्था के अन्तिम चार महीनों में नमक कम से कम खाने से प्रसव पीड़ा कम होती है।
- डिलीवरी में समय लग रहा हो तो बथुआ के पन्द्रह ग्राम बीज आधा किलोग्राम पानी में उबालें। जब एक कप रह जाये जो छानकर प्रसूता को पिलायें। बिना कष्ट के जल्दी ही बच्चा हो जायेगा।
- गर्भस्राव के बाद यदि योनि से रक्त बहना बन्द न होता हो, तो सिरके को पानी में मिलाकर उसमें रुई भिगोकर योनि के अन्दर रख लें। ऊपर से पट्टी तह करके सिरके में भिगोकर योनि के ऊपर बाँध दें। रक्तस्राव बन्द हो जायेगा, दिन में छह बार पट्टी बदलें तो एक ही दिन में रक्तस्राव रुकने की आशा है।
- लाल घुंघची (चिरमठी) 3 नग लेकर बारीक पीस लें, फिर थोड़ा-सा पुराना गुड़ मिलाकर दोनों को खूब घोटें और तीन गोलियाँ बना लें। इन तीनों गोलियों को एक साथ गुनगुने पानी से खिला दें। यदि स्त्री दर्द से परेशान हो रही है और बच्चा पैदा न हो रहा हो तो दवा से 10 मिनट में बच्चा बाहर आ जायेगा।
- चुम्बक पत्थर को रेशमी कपड़े में बाँधकर स्त्री के बाएँ हाथ में पकड़ा देने से कुछ ही देर में बच्चा सरलता से पैदा हो जाता है। परीक्षित है।

झूठे दर्द (FALSE PAINS)

लक्षण—गर्भावस्था में गर्भाशय पर दबाव महसूस होता है। प्रजनन प्रदेश में ऐसा दर्द महसूस होता है जैसे प्रसव का समय हो। दर्द देर तक भी रह सकता है और तुरन्त भी गायब हो सकता है। ऐसे झूठे दर्दों की औषधियाँ इस प्रकार हैं—

एकोनाइट-30 : प्रसव जैसे दर्द, गर्भाशय पर दबाव। रोगिणी की नब्ज तेज चलती है। चेहरा तमतमा जाता है। सिर की ओर खून का दबाव बढ़ जाता है। त्वचा गर्म महसूस होती है। ऐसे लक्षणों में यह औषधि उत्तम है।

ऐक्टिया रेसीमोसा-30 : एक कूल्हे से दूसरे कूल्हे तक प्रजनन प्रदेश में प्रसव जैसा दर्द। ऐसे में रोगिणी को यह औषधि दें।

कोलोफाइलम-30 : यह औषधि प्रसव के समय दी जाती है, किन्तु यह झूठे दर्दों में भी इतनी ही लाभकारी है। इस औषधि का लक्षण यह है कि दर्द किसी एक स्थान से शुरू होकर चारों ओ फैल जाता है।

सिकेल कौर-30 : प्रसव जैसे दर्द जो देर तक बने रहते हैं। रोगिणी की त्वचा ठंडी होती है किन्तु शरीर को कपड़े से ढँकना बर्दाश्त नहीं करती। ऐसे में यह औषधि उपयुक्त है।

ब्रायोनिया-30 : गर्भावस्था में गर्भाशय से ऐसा दर्द उठता है, जो साधारण सी हरकत से बढ़ जाता है किन्तु आराम करने से राहत मिलती है। ऐसे दर्द में यह औषधि उपयोगी है।

प्रदर रोग

श्वेत प्रदर

कारण—रक्त की कमी , चिन्ता, शोक, भय, अनादर, अधिक सम्भोग, अन्य भावात्मक-विक्षोभ, अजीर्ण, कब्ज, मूत्राशय की सूजन आदि इस रोग के कारण हैं।

लक्षण—योनि मार्ग में दूध जैसा स्राव, पतला या गाढ़ा लेसदार (चिपचिपा) श्लेष्मा निकलता है। भूख नहीं लगना, कब्ज, चेहरे का रंग खुश्क व पीला, सिरदर्द, शरीर दर्द, उत्साह की कमी, योनि में खुजली, जलन तथा दुर्गन्ध आने लगती है। रोगिणी दुर्बल तथा उदास, हाथ पैरों में जलन, हड़फूटन, कमरदर्द, सिर चकराना आदि इस रोग के लक्षण हैं।

रक्त प्रदर—अति सम्भोग, लाल मिर्च आदि गर्म पदार्थों का खाना, तीक्ष्ण, खट्ट-चटपटे पदार्थों का सेवन, अण्डा-माँस-मदिरा का अधिक सेवन, बार-बार गभ-स्राव या गर्भपात, मानसिक चिन्ता, शोक, भार उठाना, गर्भाशय पर चोट आदि रक्त प्रदर के कारण हैं।

लक्षण—इसमें रज की मात्रा ज्यादा या बार-बार होना या ऋतु में निकलने वाला खून पतला थक्केदार होना। गर्भाशय की भीतरी बीमारी के कारण ज्यादा उम्र वाली स्त्रियों को रज:स्राव बन्द होने के पहले बहुत अधिक खून जाना आदि लक्षण होते हैं। अधिक रज:स्राव के साथ रोगिणी के कटि प्रदेश में पीड़ा, उदर के निचले हिस्से में शूल, हाथ पैर के तल में दाह व जलन बेचैनी दुर्बलता आदि लक्षण भी प्रकट होते हैं।

उपचार—

घरेलू/आयुर्वेदिक/जड़ी-बूटियों द्वारा—

— कच्चे केले को छीलकर इसका गूदा दूध में मिलाकर सुबह-शाम 3-4 दिन सेवन करने से लाभ होता है। स्त्रियों के रक्त प्रदर और खूनी बवासीर के रोगियों के रक्त स्राव को रोकने के लिये उन्हें आम की गुठली की गिरी का महीन चूर्ण 2-3 मात्रा में जल के साथ, सुबह-शाम सेवन करना चाहिए। इसके कोमल पत्तों को पानी के साथ घोंट-पीसकर छानकर, थोड़ा शक्कर मिलाकर पीने से भी लाभ होता है।

— मासिक धर्म में असमय रुका हुआ मासिक धर्म कच्चे प्याज को खिलाने से पुन: शुरू हो जाता है।

— जिन्हें अधिक रक्त स्राव है, उन्हें 2 ग्राम लोध्र का महीन चूर्ण और 2 ग्राम पिस्री मिश्री— दोनों मिलाकर ठण्डे पानी के साथ दिन में तीन बार फाँक लेना चाहिए। इससे गर्भपात की शिथिलता व ढीलापन दूर होता है व रक्त स्राव में रुकावट हो जाती है। इसक आवश्यकता के अनुसार लगभग 4-5 दिन सेवन करना चाहिए।

— रजोदोष में अजवायन के चूर्ण को दिन में दो बार 3-3 माशे गर्म दूध से लेने पर लाभ होता है।

— लाजवन्ती के पाँचों अंगों को खूब कूट-पीसकर महीन चूर्ण कर लें और सबको मिलाकर 3 बार छान लें ताकि एक जान हो जाएँ। **मात्रा और सेवन विधि**—इस चूर्ण को 1—1 ग्राम मात्रा में दिन में 3-4 बार गाय के घी में मिलाकर चाटने से कैसा भी भयंकर रक्त प्रदर हो, ठीक हो जाता है। यदि गाय का घी न मिल सके तो सादे पानी के साथ ही फाँक लें। चूर्ण की मात्रा 1 ग्राम से ज्यादा न लें वरना उल्टी भी हो सकती है। भोजन में पौष्टिक, सुपाच्य तथा शीतल गुण वाले पदार्थों का ही सेवन करें। तले हुए तेज मिर्च मसाले वाले, गरम प्रकृति के, लालमिर्च वाले, अण्डा, मांस आदि पदार्थों का सेवन कतई न करें।

— अशोक की छाल 50 ग्राम को डेढ़ किलो पानी में डालकर मन्द आँच पर पकायें। जब चौथाई पानी रह जाये तब उतारकर छान लें। फिर इसमें समभाग दूध मिलाकर पुन: पकायें। जब पकते-पकते दूध मात्र रह जाए तब उतार लें और ठण्डा होने पर आधा दूध प्रात: पिला दें। आधे को सायं पुन: गर्म तथा ठण्डा करके पिला दें। प्रदर की चमत्कारी दवा है। 5-7 दिन सेवन कराएँ।

— गूलर वृक्ष के साफ किये हुए 5-6 फल या इसी वृक्ष की अन्तरछाल 20-25 ग्राम मात्रा में घोंट-पीसकर रस निकाल लें और एक चम्मच शहद मिलाकर सुबह शाम चाट लें।

— पेट पर ठण्डे पानी के भिगोया हुआ कपड़ा रखने या गीली मिट्टी का लेप करके गीला कपड़ा रखने से तुरन्त लाभ होता है।

बायोकैमिक/होमियोपैथिक औषधियों द्वारा—

काली सल्फ 6x—पीले रंग का पतला स्राव, लाली लिये हुए हो।

नेट्रम म्यूर 30x—जलन करने वाला पानी जैसा स्राव, जिससे भगोष्ठ की खाल उधड़ जाती हो। प्रात:काल सिरदर्द, सिर में भारीपन, योनि कपाट में अत्यधिक खुजली तथा कास्टिक के अपव्यवहार के दुष्परिणाम स्वरूप उत्पन्न हुए उपसर्गों में हितकर है।

नेट्रम फास 6x—गाढ़ा, पानी जैसा अथवा शहद के रंग का पतला या चमकीला पीले रंग का स्राव, जहाँ लगे वहाँ की त्वचा को क्षय करने वाला तथा खट्टी गन्ध वाला स्राव। कृमि उपसर्ग के साथ प्रदर की बीमारी में यह विशेष लाभकर है।

नेट्रम सल्फ 3x—पीले रंग का पानी जैसा या लसदार, कभी हरा, कभी सब्ज स्राव, जिसके लगने से भगोष्ठ में जलन होती है तथा खाल उधड़ जाती है। मासिक स्राव अनियमित, समय से बहुत पीछे हटकर होना, थकान, भार का अनुभव। रोगिणी का उदास रहना, संध्या के बाद तकलीफ बढ़ना आदि लक्षणों में प्रयोग करें।

साइलीशिया 30x—अत्यधिक स्राव, कमजोर तथा गण्डमाला ग्रस्त स्त्रियों को ऋतु के बदले प्रदर स्राव होना, पीले रंग का गाढ़ा स्राव अधिक आता हो— इन लक्षणों में प्रयोग करें।

कैल्केरिया फास 6x—रोग की सभी अवस्थाओं में बलकारक औषधि है। लक्षणानुसार निर्देशित लवण के साथ पर्यायक्रम से देने में लाभकारी है। सफेद स्राव, मासिक धर्म के बाद एल्ब्यूमिन जैसा प्रदर का स्राव होना, भग तथा योनि की कमजोर हालत तथा सहवास की प्रबल इच्छा, इन लक्षणों में हितकर है।

कैलि म्यूर 6x—गाढ़े दूध जैसा स्राव, जिसमें किसी प्रकार की जलन अथवा कष्ट न हो, के लिये हितकर है।

कैलि फास 6x—जलन करने वाला, त्वचा को क्षय करने वाला स्राव, स्नायविक दुर्बलता एवं स्नायविक प्रकृति की रोगिणियों के लिये विशेष हितकर है। इसका नेट्रम म्यूर के साथ पर्यायक्रम से प्रयोग किया जा सकता है।

साइलीशिया 12x—गण्डमाला के रोग से ग्रसित स्त्रियों को ऋतु के स्थान पर प्रदर का स्राव होने के लक्षणों में इस दवा को देना चाहिए, बहुत फायदा करेगी।

मिश्रित योग—कल्कैरिया-फास 12**x**, काली-म्योर 3**x** नेट्रम-म्योर 3**x**, नैटमूफास 3**x**, काली-फास 3**x**, काली-सल्फ 3**x** तथा साइलीशिया 12**x** यह श्वेत प्रदर रोग का अनुपम योग है। लम्बे समय तक प्रयोग करने से लाभ अवश्य होगा।

स्तन रोग

स्तनों में दूध का न उतरना

कारण—चिन्ता, रक्त की कमी, उचित पौष्टिक आहार की कमी, अप्रसन्नता क्रोध, वंशानुगत आदि कारणों से दूध कम उतरता है।

लक्षण—दूध कम आता है, बच्चा रोता रहता है क्योंकि उसका पेट नहीं भरता।

स्तनों में खुजली—कई अवस्थाओं में यह प्राकृतिक है और कभी काम-वासना की उत्तेजना के लक्षण हैं। इनमें कई बार गांठें व प्रदाह भी होता है।

स्तनों की दुर्बलता—कई महिलाओं के स्तन विवाह के बाद बढ़ते हैं कभी-कभी गर्भिणी होने के बाद या प्रसव के बाद भी बढ़ जाते हैं।

स्तन यदि बहुत मोटे, ढीले, भद्दे, बदसूरत, छोटे हों तो मालिश व व्यायाम से ठीक किए जा सकते हैं।

उपचार—

घरेलू/आयुर्वेदिक/जड़ी-बूटियों द्वारा—

- पाँच ग्राम फिटकरी, पाँच टिकियाँ कपूर (मुश्क काफूर) और दस ग्राम हरे अखरोट का छिलका, अखरोट का छिलका न हो तो अनार का छिलका ले सकते हैं, पीस लें। इस उबटन को स्तन पर मलें। स्तन तना हुआ और सख्त हो जायेगा।
- स्तनों के विकास के लिये तैरना सबसे अच्छी क्रिया है क्योंकि इससे हाथ ऊपर-नीचे बार-बार जाते हैं।
- अनार का छिलका पीस कर स्तनों पर 7 दिन लेप करने से स्तनों में कसाव आता है।
- एक अण्डा फेंट कर उस में नींबू का रस व डेढ़ चम्मच बेसन मिलाकर ढीले स्तनों पर लगाएँ व सूखने दें। इससे स्तनों की ढीली पड़ी माँस पेशियाँ तन जायेंगी।

— राई पीसकर गुनगुने पानी में घोलकर स्तनों पर लगाने से भी स्तनों में कसाव आता है।

— हाइड्रोथेरेपी स्तनों का आकार बढ़ाने में सहायक होती है। ठण्डा पानी स्तनों के ऊपर छिड़कने से स्तनों में थोड़ा कसाव व उभार आता है। नहाने के बाद वक्षों के ऊपर बरफ रगड़ने या बरफ के पानी के छींटे डालने के बाद आप वास्तव में यह बदलाव देख सकती हैं।

— गज पिप्पल, अश्वगंधा, बच—इनको जल में पीसकर कनेर के पत्तों को मक्खन में मिलाकर लेप करने से स्तन विकसित होते हैं।

— प्रतिदिन जैतून के तेल और बादाम के तेल को मिलाकर दोनों स्तनों पर बारी-बारी गोलाई में हथेली घुमाते हुए मालिश करें।

— भारी स्तन होने पर पाउडर से मालिश करने के 20 मिनट बाद अधिक नमक मिले ठण्डे पानी से स्नान करें।

— कपड़े के हल्का गर्म करके उसकी सिंकाई से स्तन बढ़ते हैं।

— नल के नीचे तेज बहते हुए पानी की धार को स्तनों पर गिराने से स्तन बढ़ते हैं।

— जैतून के तेल में एक चम्मच सिरका मिलाकर स्तनों पर नीचे से ऊपर व गोलाई में हथेली से मालिश करें।

— एक अनार, छाल व अन्दाज से थोड़े से पत्ते लेकर सबको पीस लें, फिर इन्हें पानी में भिगो दें कि पानी इस मिश्रण से थोड़ा ऊपर रहे। दूसरे दिन इसको एक दो उबाल आने तक पका लें। फिर जितना पानी शेष रहे उसका चौथाई भाग कड़वा तेल उसमें डालकर फिर इतनी देर पकायें कि तेल ही शेष रह जाये। फिर छानकर शीशी में भर लें। इस तेल की स्तनों पर नीचे से ऊपर की ओर मालिश करें। इससे स्तनों में कसाव आयेगा तथा आश्चर्यजनक लाभ होगा।

— ढीले व बेडौल स्तनों के लिये बरगद के दूध को स्तनों पर लगाकर मालिश की जाये तो स्तन पुष्ट, सुडौल, कठोर और उन्नत बने रहेंगे। सप्ताह में एक बार ऐसा करना लाभप्रद है।

— अरण्ड के पत्तों को सिरके में पीसकर स्तनों पर लेप करने से स्तनों का ढीलापन दूर होकर स्तन कठोर हो जाते हैं।

दुग्ध वृद्धि के नुस्खे

— तिल को अच्छी तरह चबाकर एक चम्मच मात्रा में प्रतिदिन सेवन करने से स्त्रियों के स्तनों में दूध बढ़ता है। इसे पीसकर भी खा सकती हैं। बड़ी जल्दी लाभ होता है।

— गर्भवती महिलाओं को एक-एक कप चुकन्दर का रस, एक कप गाजर का रस, एक कप टमाटर का रस व आधा रकप सेब या अंजीर का रस मिलाकर दो बार देने से उनको आयरन तथा विटामिन ए, डी, सी की कमी नहीं होती।

— नियमित चुकन्दर सेवन करने से प्रसूत माताओं में दूध की वृद्धि होती है।

- नियमित रूप से प्रतिदिन पपीता खाने से प्रसूता माताओं में दूध की वृद्धि होती है।
- मसूर की दाल को ईख के सिरके में पीसकर पहले कुचाग्रों (चूचियों) पर और फिर सारे स्तनों पर दस दिन लेप करने से दूध आना शुरू हो जायेगा।
- नवजात शिशु को माँ का दूध बराबर मिलता रहे तो बच्चे का स्वास्थ्य ठीक रहता है। दूध वृद्धि के लिये नयी माँ को गाजर कर रस, मूँगफली का दूध, पपीता, अंगूर, अनार, प्याज, मटर, उड़द की दाल, अंकुरित चने और जीरे का सेवन करते रहना चाहिए।
- चालीस दिनों तक प्रसूता स्वचं अपने हाथों से एरण्ड का तेल स्तनों पर सुबह-शाम मले तो स्तनों में पर्याप्त दूध बढ़ जायेगा।
- जिन माताओं के स्तन में दूध न आता हो तो पचास साठ काबुली चने धोकर रात को ढाई सौ ग्राम दूध में भिगो दें। प्रात: दूध अलग कर उबाल लें और छिलके सहित चने चबाकर घूँट-घूँट दूध पीते रहें। चने गुड़ और शहद के साथ भी खा सकते हैं।
- जच्चा महिलाऐं अरबी की सब्जी खायें तो बच्चे को पिलाने के लिये दूध बढ़ जायेगा।
- स्तन का दूध सूखने लगे और शिशु दुग्धपान न कर पाये तो गौ-दुग्ध में सोंठ उबालकर पीना शुरू कर दें। स्तन लटकने, सूखने या पिलपिलाने लगें तो गौ-घृत की मालिश करें। 15-20 दिन की मालिश से स्तन बड़े व कठोर हो जाते हैं।
- कुछ माताओं के आवश्यकता से अधिक मात्रा में दूध निकलता है और कपड़े खराब हो जाते हैं। यह अनावश्यक दूध रोकने के लिये निमौली की गिरी पीसकर स्तनों पर लेप करें। दूध सूखने लगेगा। नीम के पत्तों को पीसकर स्तनों पर लेप करें। दूध सूख जाता है।
- प्रसव के उपरान्त यदि नीम की छाल का उबला हुआ पानी एक सप्ताह तक देते रहें, इससे प्रसूता का स्वास्थ्य बनेगा और स्तनों में दूध भी पौष्टिक बनेगा।
- अंगूर खाने से दूध में वृद्धि होती है, कम दूध वाली स्त्री को यह खाने चाहिए।
- जिन स्त्रियों के उरोजों (स्तनों) में दूध की कमी हो, बच्चा भूखा रह जाता हो, उन्हें गन्ने की जड़ पीसकर काली गाजर की काँजी के साथ पिलाने से स्तनों में दूध बढ़ जाता है।

स्तनों में फोड़ा (ABSCESS OF BREAST)

लक्षण—किन्हीं कारणोंवश स्तनों में फोड़ा बन जाता है। यह फोड़ा कठोर भी हो सकता हैं और मुलायम भी। फोड़े में तेज दर्द होता है। औषधियाँ इस प्रकार हैं—

ब्रायोनिया-30 : स्तनों में तनाव हो, फोड़ा अभी कठोर हो, तेज दर्द हो, ऐसी स्थिति में यह औषधि फोड़े को उसी स्थान पर दबाने का कार्य करती है। रोग को आगे नहीं बढ़ने देती।

फाइटोलैक्का-3 : यदि स्तन के फोड़े में उपर्युक्त औषधि से लाभ न हो तो यह औषधि देनी चाहिए।

बेलाडोना-3 : यदि फोड़ा बहुत अधिक कठोर न हो किन्तु दर्द बहुत तेज हो, स्तन के निपल के चारों ओर ओर लाल-लाल रेखाएँ-सी फैलती नजर आयें तो यह औषधि देनी चाहिए।

हिपर सल्फ, कैलेंडुला लोशन : यदि स्तन के फोड़े में पस पड़ जाये तो यह औषधि देनी चाहिए। इसके साथ-साथ इस औषधि के लोशन से सेंकना भी लाभकारी है।

साइलीशिया-30 : स्तन का फोड़ा पक चुका हो, तब इस औषधि को देना उपयुक्त रहता है।

स्तनों में दर्द (PAIN IN BREAST)

लक्षण—स्तनों के नीचे के भाग में अथवा स्तनों के ऊपर के भाग में तेज दर्द होता है। यह दर्द पेट एवं कंधों तक भी महसूस हो सकता है। लक्षणों के अनुसार रोग की औषधियाँ इस प्रकार हैं—

सिंग्बिनेरिया-6 : दायें स्तन में निपल के नीचे दर्द। दर्द पेट एवं कंधों तक महसूस हो। हाथ ऊपर न उठ सके। साँस लेने से दर्द महसूस हो। दर्द सिर के दायें भाग में भी महसूस होता हो— ऐसे में यह औषधि लाभकारी होती है।

ऐक्टिया रेसिमोसा : बायें स्तन के नीचे के भाग में दर्द। ऐसा दर्द अविवाहितों में होता है।

पल्सेटिला-30 : ऋतुस्राव कम हाने की स्थिति में स्तनों में दर्द महसूस होता है। ऐसे में यह औषधि उत्तम है।

कोनायम-200 : मासिक स्राव आरम्भ होने से पहले अथवा कम होने की स्थिति में स्तनों में दर्द। ऐसे लक्षणोंवाली रोगिणी के लिसे यह औषधि उत्तम है।

स्तनाग्र (निपल) की दुखन

कैलेंडुला लोशन : आधे प्याले पानी में एक चम्मच औषधि का टिंक्चर डालकर धोने से दुखते स्तनों की दुखन मिट जाती है। ध्यान रहे— बच्चे को दूध पिलाने से पूर्व स्तनों को फिर साफ पानी से धो लेना चाहिए।

आर्निका लोशन : इस औषधि के मूल अर्क की बीस बूँदें पानी में डालकर धोने से स्तनों की पीड़ा मिटती है।

हैमेमेलिस लोशन : औषधि के मूल अर्क की बीस बूँदें एक गैलन पानी के आठवें भाग में डालकर धोने से दुखते स्तनों की पीड़ा मिटती है। बच्चे को दूध पिलाने से पहले स्तनों को ताजे पानी से अवश्य धोना चाहिए।

स्त्री रोग व बायोकैमिक उपचार—महत्वपूर्ण बिन्दु

— मासिक-धर्म के बाद कमर में स्थान बदलने वाला दर्द होने पर काली सल्फ 6 **x** देना चाहिए।

— पानी आदि में अधिक भीग जाने या काम करते रहने के कारण ठण्ड के प्रकोप से मासिक-धर्म अधिक दिनों तक रहे उसमें तीव्र दुर्गन्ध भी हो तो फेरमफास 6 **x** व साइलीशिया 6 **x** को पर्यायक्रम से देना चाहिए।

— मासिक धर्म के बजाय पीले रंग का प्रदर वह भी अधिक मात्रा में हो तब साइलीशिया 30 दें, लाभ होगा।

— योनि पर सूजन हो व लाल रंग का रक्त निकलता हो तो काली म्यूर 6 x व फेरम फास 5 x दें।

— गर्भावस्था में सफेद बलगम के समान वमन होने की दशा में—काली म्यूर 6 x व कल्केरिया फास 6 x पर्यायक्रम से देना चाहिए।

— गर्भकाल में बिल्कुल पानी जैसी वमन होने पर—नेट्रम म्यूर 6 x, कल्केरिया फास 6 x, काली फास 6 x का योग गर्भ जल के साथ उपयोगी।

— गर्भपात का भय होने पर—काली फास 6 x, कल्केरिया फास 6 x, मैग्नेशिया फास 6 x व कल्केरिया फ्लोर 3 x का मिश्रण देना ठीक रहता है। स्तन या घुण्डी सूज जाये, लाल हो, फोड़ा बनने की आशंका हो—फेरम फास 12 x, कल्केरिया फ्लोर 12 x तथा कालीम्यूर 12 x मिलाकर दें।

— मासिक धर्म के समय स्तनों में जलन हो—कल्केरिया फास 6 x।

— गर्भावस्था में पैरों की नसें फूल जाने पर—काली म्यूर 3 x, कल्केरिया फ्लोर 3 x व फेरम फास 3 x।

— कल्केरिया फ्लोर 3 x प्रसव से 2-3 माह पूर्व से लेते रहने से प्रसव भली प्रकार आसानी से हो जाता है।

— गर्भावस्था में उदासी रहे, चक्कर आये व मुख में थूक आता रहे तो नेट्रम म्यूर 12 x व काली फास 6 x पर्यायक्रम से दें।

— संतुति-निरोध का अचूक नुस्खा ये है— मासिक धर्म समाप्त होते ही प्रथम तीन दिन नेट्रम म्यूर 200 x एक खुराक प्रतिदिन व माह में एक खुराक नैट्रमम्यूर 1000 शक्ति की लेते रहने से एक माह तक गर्भाधान की सम्भावना नहीं रहती।

— ठण्ड के कारण से व पीला मासिक स्राव होने पर—काली सल्फ 6 x, 30।

— मासिक के समय या पूर्व युवा लड़कियों के सिर में दर्द— कल्केरिया फास 6 x।

— जननेन्द्रियों में खुजली व काला या पानी-सा स्राव व सिर में दर्द रहे—काली म्यूर 6 x।

— परिणाम में कम मासिक-स्राव हो, काला हो—कारण सर्दी लगना—काली म्यूर 6 x।

— कोमल प्रकृति की युवती के मासिक-में छाती में दर्द रहे व स्राव कष्ट से हो तब काली फास 30 देना ठीक रहता है।

□□

11.
विभिन्न बुखार

सामान्य ज्वर (SIMPLE FEVER)

कारण—भोजन-दोष, अचानक सर्दी व धूप का कुप्रभाव व पानी में भीग जाने आदि कारणों से यह व्याधि उत्पन्न होती है।

लक्षण—तेज प्यास लगना, नाड़ी तेज गति से चले, उत्ताप, सिर गर्म, बेचैनी, सिर व हाथों में दर्द व अजीर्ण आदि इस ज्वर के प्रमुख लक्षण हैं।

उपचार—

घरेलू/आयुर्वेदिक/जड़ी-बूटियों द्वारा—

— तुलसी पत्ती ग्यारह, काली मिर्च सात इन दोनों को साठ ग्राम जल में मिलाकर पीने से कैसा भी ज्वर क्यों न हो, उतर जाता है।

— एक चम्मच त्रिफला चूर्ण और आधा चम्मच पीपल (पिप्पली या पीपर) चूर्ण मिलाकर थोड़े शहद में मिला लें। इस विधि से सुबह-शाम चाटने से नया ज्वर दूर होता है।

— लौंग और चिरायता बराबर मात्रा में पीसकर सेवन किया जाय, तो बुखार उतर जाता है।

— ज्वर पीड़ित को यदि बार-बार प्यास लग रही हो तो पुदीने का रस रोगी को पिलायें।

— मुलैठी के पत्तों का रस मस्तिष्क पर मलने से ज्वर उतरता है।

— 15 ग्राम अजवायन मिट्टी के बर्तन में एक कप पानी में भिगो दें और छत पर ओस में रख दें। प्रातः छानकर वो पानी पिएँ। लगातार सेवन करने से बुखार ठीक होकर शरीर में बढ़ी हुई गर्मी छँट जाती है। रक्त भी शुद्ध हो जाता है यदि बुखार पूरी तरह नहीं उतरे तो कुछ दिन तक पियें।

— पुदीने की कुछ पत्तियों में नमक, हींग, अनारदाना डालकर चटनी बनाकर खाने से बुखार उतर जाता है।

— ज्वर में ग्वारपाठे का रस और हल्दी मिलाकर रोगी को पिलाने व सिर व पंजों पर इस मिश्रण की मालिश करें। ज्वर में निश्चित लाभ होगा।
— ताजा मिर्च का रस निकालकर तीन-तीन बूँदें कानों में डालें। डालते ही चौथेया आदि तमाम ज्वर दूर होंगे।
— 100 ग्राम नीम की छाल को कूटकर मिट्टी के बर्तन में आधा किलो पानी डालकर इतना औटायें कि चौथाई पानी शेष रह जाये। रोगी को सुबह-शाम पिलाने से ज्वर उतर जायेगा।
— ज्वर होने पर गेहूँ घास का रस पियें और मूँग की दाल का सेवन करें।
— गर्मी, थकान अधिक परिश्रम से ज्वर आया हो तो एक कप अनन्नास का रस उसमें दो चम्मच शहद मिलाकर धीरे-धीरे पी लें। पसीना आयेगा, ज्वर उतर जायेगा।
— फिटकरी की भस्म आधा रत्ती लेकर शहद या मिश्री के चूरे में मिला लें और गर्म पानी के साथ निगल जायें। ओढ़ कर लेटे रहें, जितना अधिक पसीना आयेगा उतनी जल्दी बुखार उतरेगा। सर्दी लग जाने से आये तो यह प्रयोग करें।
— गर्मी से बुखार चढ़ने लगे तो फिटकरी एक ग्राम तवे पर भूनकर ताजा भांग घोंटकर मटर बराबर गोली बनाकर फिटकरी उसमें मिला दें। भांग के साथ पाँच दाने काली मिर्च भी डालें। रोगी को एक गोली खिलाकर थोड़ा सुला दें। चार-पाँच घण्टे बेहोशी की नींद आएगी किन्तु बुखार नहीं चढ़ेगा। रोगी के जागने पर गर्म दूध पिलायें।
— बुखार में नीम की पत्तियों का चूर्ण बनाकर दो या तीन ग्राम की मात्रा में गर्म पानी के साथ दिन में तीन बार लें। इससे बुखार जल्दी ठीक होता है।
— लौकी का छिलका पाँव पर मलने से गरमी का बुखार दूर हो जाता है और तलुओं की जलन को बहुत आराम मिलता है।
— जलन या बहुत गर्मी या हल्का ज्वर हो तो काली मिर्च पाँच दाना, पाँच इलायची, और 10 ग्राम मिश्री के साथ 10 ग्राम गुलाब की पंखुड़ी एकसाथ पीसकर चार-चार घण्टे पर लेना चाहिये।

बायोकैमिक/होमियोपैथिक औषधियों द्वारा—

फेरम-फास 12x—यह सामान्य ज्वर की विशेष औषधि है। चाहे उसका कारण कुछ भी हो। नाड़ी की गति तीव्र, प्रतिदिन 1 बजे के लगभग जाड़ा देकर ज्वर का आना आदि स्थिति में अत्यन्त लाभदायक रहती है।

काली-म्योर 3x—यह इस रोग की दूसरी प्रधान औषधि है जबकि जीभ पर सफेद लेप-सा चढ़ा हो। रोगी ठण्ड दूर करने के लिये आग पर तापना पसन्द करें।

काली-फास 3x—नाड़ी अनियमित व दुर्बल गति से चले, दाँत-मुँह बहुत मैला। बहुत कमज़ोरी व अवसाद इत्यादि लक्षणों के प्रकट होने में उपयोगी है।

नेट्रम-म्योर 3x—ग्रीष्म-ऋतु का ज्वर हो, मुँह से पानी की भाँति श्लेष्मा निकले आदि लक्षणों में लाभप्रद है।

नेट्रम-फास 3x—खट्टी डकार व पसीना आदि लक्षण-युक्त ज्वर में इसे देना चाहिए।

— **बेलाडोना** 200, आर्सेनिक 30 उपयोगी हैं।

— ब्रायोनिया, रस टाक्स, एकोनाइट, सिड्रान आदि भी उपयोगी हैं किन्तु चिकित्सक से पराशर्म करके ही लें।

सूतिका ज्वर बने रहना (PUERPERAL FEVER)

कारण—प्रसव के दो या तीन दिन पश्चात यह रोग होता है। जरायु के भीतर प्रसव के पश्चात फूल का कुछ अंश टूटकर सड़ जाना अथवा अन्य किन्हीं कारणों से जरायु का दूषित होना आदि इस व्याधि के प्रमुख कारण हैं। कभी-कभी ठण्ड लग जाने से भी यह व्याधि हो जाती है।

लक्षण—तेज बुखार, तेज नाड़ी, सिर में पीड़ा, पेट में दर्द, व्याकुलता, बदबूदार स्राव निकलने व दौर्बल्य आदि लक्षण प्रकट होते हैं।

फेरम फास 12x—रोग की प्रथमावस्था में जबकि ज्वर तीव्र हो, सिर-दर्द, चेहरा लाल हो जाना, पेट में दर्द बना रहे तथा नाड़ी तेज चलने की दशा में विशेष लाभ करती है।

काली-म्योर 3x—प्रसव के उपरान्त जब स्राव बन्द हो जाये तो यह विशेष लाभ पहुँचाती है। इस दवा का प्रधान प्रयोग उस समय होता है जबकि रोगिणी महिला की जीभ पर सफेद मैल की पर्त चढ़ी हो।

काली-फास 3x—सुस्ती, स्राव में बदबू, जीभ का रंग भूरा तथा पेशाब व स्राव में दुर्गन्ध और कमजोरी पर विशेष उपयोगी है।

कल्कैरिया-फास 12x—जब रोग पुराना हो गया हो तो यह दवा शक्ति देने के लिये बीच-बीच में प्रयोग करना चाहिये।

विशेष—गरम पानी के साथ ''काली-फास'' का लोशन तैयार करके जरायु को पिचकारी द्वारा धो देने से लाभ जल्दी होता है।

मलेरिया

कारण—यह एक संक्रामक रोग है। यह रोग अगस्त से अक्टूबर तक ही अधिक फैलता है। वर्षा ऋतु में पानी गड्ढों आदि में भर जाता है जिसमें एनोफेलीज मच्छर पैदा हो जाता है तथा निवास करता है। ऐनोफेलीज मादा मच्छर मलेरिया के रोगी को काटता है। रोगी के परजीवी मिश्रित रक्त को वह मच्छर चूस लेता है। ये परजीवी मच्छर के पेट में वृद्धि करते हैं। इसके बाद यह परजीवी युक्त मच्छर किसी अन्य स्वस्थ व्यक्ति को काटता है। काटते समय परजीवी स्वस्थ मनुष्य के रक्त में प्रवेश कर जाते हैं और यह रोग हो जाता है।

लक्षण—इस रोग के मुख्य लक्षण हैं—सिर दर्द, जी मिचलाना, वमन होना, सर्दी लगकर तेज ज्वर चढ़ना, ज्वर उतरते समय पसीना आना आदि।

पानी को इकट्ठा न होने दें क्योंकि वहीं वह अण्डे देते हैं। रोगाणुनाशक पदार्थों को अंधेरे व सीलन युक्त जगह व दीवारों पर छिड़कें। जब मच्छर दीवार पर बैठें हों तो उसके पेट में यह

विष लगने से वे नष्ट हो जाते हैं। बच्चे मुँह में उँगली न दें। खेलने के उपरान्त व भोजन से पूर्व अच्छी तरह हाथ धोयें। अशुद्ध पानी न पियें। फलों को अच्छी तरह धोकर खायें।

उपचार—

घरेलू/आयुर्वेदिक/जड़ी-बूटियों द्वारा—

— नित्य तुलसी के पत्तों का सेवन करने से मलेरिया नहीं होता। मलेरिया हो जाये तो बुखार उतरने पर प्रात: 15 तुलसी के पत्ते, 10 काली मिर्च खाने से पुन: मलेरिया बुखार नहीं चढ़ता। 20 तुलसी के पत्ते, 10 काली मिर्च, दो चम्मच शक्कर का काढ़ा बनाकर पीने से मलेरिया में लाभ होता है।

— 60 ग्राम नीम के हरे पत्ते, चार काली मिर्च दोनों को पीसकर 125 ग्राम पानी मे छानकर पी लें। मलेरिया ठीक हो जायेगा। अनुभूत है।

— तवे पर नमक गर्म करें। जब खूब चटचटाने लगे जो उतार कर शीतल करें। पीस कर रख लें। मलेरिया ज्वर के रोगी को यही नमक, आधे नींबू को गर्म करके उसी पर रख कर दिन में दो तीन बार चुसायें।

— दो तीन काली मिर्चों के साथ प्याज खाने से मलेरिया ज्वर उतर जाता है।

— एक भाग अर्क दुग्ध 10 भाग मिश्री में खरल करके शुष्क चूर्ण पीसकर उसकी आधी से दो रत्ती की मात्रा देने से ज्वर तुरन्त उतर जाता है। यह औषधि मलेरिया में कुनेन से बढ़कर सिद्ध साबित हो चुकी है।

— जामुन के वृक्ष की ऊपर वाली छाल का चवन्नी के बराबर टुकड़ा लेकर बराबर मात्रा में गुड़ के साथ मिलाकर मलेरिया ग्रस्त रोगी को दें और चबाकर खाने के लिए कहें। रोगी को चाहिए कि खूब चबाकर ही इस योग को निगले। ऊपर से, उबाल कर ठण्डा किया हुआ, दो-चार घूँट पानी पिला दें। पहले शरीर का ताप थोड़ा बढ़ेगा फिर बिना किसी उपद्रव के बुखार उतर जायेगा। फिर लौटकर नहीं आयेगा।

— हरड़ का चूर्ण दस ग्राम, डेढ़ सौ ग्राम पानी में काढ़ा बनायें। आधा पानी रह जाने पर शहद डालकर पिला दें। दिन में तीन बार पिलायें, मलेरिया भाग जायेगा।

— मलेरिया के रोगी को चकोतरे का रस दें, लाभप्रद है।

— चिरायता का रस दस ग्राम और सन्तरे का रस पच्चीस ग्राम मिलाकर पिलावें।

— एक ग्राम फिटकरी (फूली हुई), दो ग्राम मिश्री या बताशे या चीनी में डालकर चबा लें। कँपकँपी आये, सिर भारी हो, तभी यह दवा लें। बुखार चढ़ने से दो-ढ़ाई घण्टे पहले ही दवा ले लें। 3 दिन बराबर दवा लें। रोगी को कब्ज नहीं होनी चाहिए।

बायोकैमिक/होमियोपैथिक औषधियों द्वारा—

नैट्रम-सल्फ 3x—पित्त-प्रधान व बारी से आने वाले ज्वर में विशेष रूप से लाभदायक है।

नैट्रम-म्योर 3x—प्रात: 10-11 बजे पर आने वाले ज्वरों, कुनेन का अपव्यवहार, तेज प्यास तथा सिरदर्द आदि में उपयोगी है।

फेरम-फ्रास 12x—जीभ पर सफेद मैल आ जाने पर लाभप्रद।

काली-फास 3x—अधिक दुर्बलता, पसीना तिजारी (तीन दिनों का नागा) से आने वाले ज्वर में उपयोगी है।

— चिविनम आर्स 6 में लें।

— यूकेलिप्टस मूल अर्क में लें।

लू लगना

कारण—लू लगना, शरीर पर सूर्य की किरणें प्रत्यक्ष रूप से गिरने, तथा तेज गर्म हवायें लगने के कारण यह रोग होता है। इसमें शरीर की ऊष्मा-नियंत्रक विधि विफल हो जाती है।

लक्षण—इसमें रोगी की आँखें लाल हो जाती हैं, सिर चकराने लगता है, बेचैनी, सिरदर्द, जी मिचलाना तथा कभी-कभी बेहोशी आ जाती है। मुँह एवं त्वचा शुष्क हो जाती है, चेहरा लाल हो जाता है और ऐंठन होने लगती है, नाड़ी की गति बढ़ जाती है। शरीर का तापमान 42°**C** (107 **F**) तक बढ़ जाता है। गम्भीर मामले में मृत्यु होने का भी भय रहता है।

उपचार—

घरेलू/आयुर्वेदिक/जड़ी-बूटियों द्वारा—

— तुलसी के रस में हल्का-सा नमक मिलाकर घर से बाहर निकलने के पहले पान करे तो लू नहीं लगेगी, अधिक पसीना नहीं आयेंगा और प्यास भी कम लगेगी।

— भुने हुए प्याज को पीसकर, उसमें जीरे का चूर्ण और मिश्री मिलाकर खाने से लू का प्रकोप नष्ट होता है।

— लू लगने पर ठण्डे पानी में बर्फ और गुलाब जल मिलाकर माथे पर कपड़े की पट्टी करें।

— खरबूजे के बीजों को पीसकर सिर पर तथा शरीर पर लेप करें। इनसे बनी हुई ठंडाई भी लाभप्रद है।

— जौ का सत्तू (पतला) पानी मिलाकर नमकीन या मीठा गर्मी मे पीने से गर्मी या लू नहीं लगती है।

— लू लगने पर या शरीर में जलन होने पर जौ के आटे को पतला पानी मिलाकर पूरे शरीर में लगाना चाहिए।

— ग्रीष्मकाल में पुदीने की चटनी तथा प्याज के नियमित सेवन करने से लू लगने की आशंका नहीं रहती है।

— गर्मियों में मुलैठी का शर्बत पीने से लू नहीं लगती।

— आलू बुखारे को गरम जल में डालकर रखें और फिर उसी जल में मसल लें। इसे पिलाने से, लू लगने पर बेचैनी और घबराहट दूर होती है।

— नारियल के दूध के साथ काले जीरे को पीसकर शरीर पर मलने से, लू लगने पर जलन कम होती है।

— धनिये को पानी में भिगोकर मसलकर उसमें शक्कर मिलाकर पीने से गर्मियों में लू नहीं लगती और लगी लू मिट जाती है।

— ताजा छाछ पिलाने से रोगी को पेशाब ज्यादा आएगा और उसे राहत मिलेगी।

— जौ का आटा तथा पिसा हुआ प्याज मिलाकर शरीर पर लेप करने से लू से तुरन्त राहत मिलेगी।

— रोगी को उल्टियाँ एवं दस्त लगने पर पानी में नींबू, नमक एवं शक्कर मिलाकर थोड़ी-थोड़ी देर में पिलाएँ।

बायोकैमिक/होमियोपैथिक औषधियों द्वारा—

ग्लोनॉयिन—धूप लग जाना, बहुत गरम हो जाना, सिर दर्द, पलक स्थिर हो जाना, श्वास-प्रश्वास में कष्ट, पीला चेहरा, सफेद जीभ, भारी नाड़ी, शरीर का ताप उच्च, वमन, कलेजा धड़कना, पेट में दर्द, दस्त, अत्यन्त अरुचि, राह में चलते-चलते बेहोश-सा हो जाना आदि लू लगने के लक्षण हैं। तरुणावस्था में इस औषधि की निम्न शक्ति 6 को हर आधे घण्टे में जब तक रोगी सामान्य अवस्था में न आ जाये। लेकिन पुराने रोगियों को उच्च शक्ति 30 या 200 अति विलम्ब से दें।

नेट्रम कार्बोनिकम—लू लग जाने का पुराना व दुष्परिणाम। दुर्बलता, शारीरिक व मानसिक परिश्रम में थकावट, थोड़ा टहलने व चलने पर लेट जाना, गर्मियाँ आते ही सिर दर्द होने लगता है।

जेलसीमियम—लू से बचने की अच्छी औषधि। अधिक गर्म व नम जलवायु में अच्छा काम करती है।

बेलेडोना—लू में शीघ्र आराम देती है।

नैट्रम म्योर 6x—15-15 मिनट के अन्तर से इस औषधि की कुछ मात्रायें दें। बीच में दो—एक मात्रा काली फास 6x को भी अवश्य दें।

तेज बुखार हो जाता है, सारे शरीर में जलन—काली फास 3x व नैट्रम सल्फ 3x के साथ नेट्रम म्योर 3x मिलाकर थोड़ी-थोड़ी देर में दें।

— ग्लोनाइन 6 व जेलसीमियम 30 में लाभप्रद रहती है।

— नेट्रम म्यूर 200 की एक-दो खुराक ले लें।

❑❑

12.
कुछ विशेष नुस्खे

स्वास्थ्य व मोटापा बढ़ाने वाला योग

10 ग्राम पिसा हुआ जीरा 100 ग्राम खौलते हुए जल में डालकर ढँक दें। इसके उपरान्त उसमें आवश्यकतानुसार दूध व चीनी मिलाकर पी लें। ऐसा करते रहने से शरीर स्फूर्ति, शक्तिशाली व बलिष्ठ हो जाता है, कृशांगता समाप्त हो जाती है।

पाचन शक्तिवर्द्धक योग

जीरा 20 ग्राम, सेंधा नमक 20 ग्राम, कालीमिर्च 10 ग्राम, भुनी हुई हींग 2 ग्राम—सभी को बारीक चूर्ण बनाकर उसमें 50 ग्राम गुड़ मिलाकर 6-7 ग्राम की गोलियाँ तैयार करके रख लें। दिन में 2-3 बार इच्छानुसार गुनगुने जल से ये गोली लेने से क्षुधा पर्याप्त बढ़ जाती है।

हृदय-शक्तिवर्द्धक योग

हींग के सुचारु प्रयोग से रक्त-संचरण में सरलता आती है। रक्त में जमाव नहीं हो पाता तथा हृदय-दौर्बल्य दूर हो जाता है। अत: निम्न रक्तचाप (लो ब्लड प्रेशर) वालों को खूब हींग का सेवन करना चाहिए।

— लेकिन गरम प्रकृति वाले व्यक्ति तथा यकृत के रोगियों को इसका सेवन स्वल्प मात्रा में करना ही ठीक रहता है।

धातु-पुष्टिकर योग

सोते समय इच्छित दूध में 7-8 दाने कालीमिर्च डालकर पकायें।

— चबाकर ऊपर से उस गर्म दूध को पी जाने से धातु पुष्ट हो जाती है, शीघ्रपतन से मुक्ति मिल जाती है तथा वीर्य में जीवाणुओं का विकास होता है।

— इसके नियमित सेवन से शरीर में स्फूर्ति व चुस्ती रहती है।

मुख के सौंन्दर्य को बढ़ाने वाला नुस्खा

जीरायुक्त उबले जल से कुछ दिनों तक नियमित मुख को धोते रहने से मुख का सौन्दिर्य बहुत बढ़ जाता है।

नींद न आना

लक्षण—रोगी को नींद नहीं आती। रात-रात भर करवटें बदलता रहता है। नींद आने के लिए नींद की गोलियाँ लेता है। रोगी गर्मी महसूस करता है। औषधियाँ इस प्रकार हैं—

कैलकेरिया कार्ब-30 : इस औषधि के प्रयोग से अच्छी एवं स्वस्थ नींद आती है।

कोफिया-200 : किसी उत्तेजनावश नींद नहीं आती, रोगी इधर-उधर की सोचता रहता है। एक के बाद एक, अनेक विचार चले जाते हैं। नींद आती भी है तो थोड़ी बहुत। रोगी चौंककर उठ बैठता है। ऐसे लक्षणों वाले रोगी के लिए यह उत्तम औषधि है।

एकोनाइट-30 : यह रोग वृद्ध व्यक्तियों में पाया जाता है। किसी प्रकार भी नींद नहीं आती। रोगी पूरी रात करवटें बदलता रहता है। ऐसे में यह औषधि स्नायुमण्डल को शांत करती है। परिणामस्वरूप नींद आ जाती है।

कैम्फर मूल अर्क : स्नायुमंडल की उत्तेजना के कारण नींद नहीं आती—ऐसे में इसके मूल अर्क को गोलियाँ लेने से आश्चर्यजनक लाभ होता है।

जेल्सीमियम-30 : रोगी को भय अथवा आतंकवश नींद नहीं आती। अच्छे बुरे विचार मन में चक्कर काटते रहते हैं। बहुत से लोग दिन रात कारोबारी चिन्ता में डूबे रहते हैं। ऐसे में यह औषधि रोगी के स्नायुमंडल की उत्तेजना को शांत कर नींद ले आती है।

इग्नेशिया-200 : इसमे नींद न आने का कारण दुख अथवा शोक होता है। यदि आती भी है तो बहुत हल्की होती है, तुरन्त टूट जाती है। ऐसे में रोगी को यह औषधि देनी चाहिए।

बेलाडोना-30 : मस्तिष्क में रक्त-संचय के कारण नींद नहीं आती। रोगी प्रत्येक समय सोचता रहता है। रोगी नींद के नाम से ही डरने लगता है। ऐसे में यह औषधि उपयोगी है।

कौक्यूलस-30 : यदि रोगी की तीमारदारी के कारण अथवा अन्य किसी कारण से रात भर जागना पड़ता है तो भी रोगी को नींद नहीं आती। ऐसे में यह उपयोगी औषधि है। यदि नींद न आने के कारण चक्कर आते हैं तब भी यह औषधि उपयुक्त है।

नक्स वोमिका-30 : कुछ व्यक्तियों का मस्तिष्क प्रत्येक समय कार्यशील बना रहता है, अत: ऐसे लोगों को नींद नहीं आती। ऐसे में नींद लाने की यह अच्छी औषधि है।

सल्फर-30 : ऐसा रोगी बहुत गहरी नींद सोता है किन्तु उसकी नींद साधारण-सी आहट से ही टूट जाती है। फिर उसे नींद नहीं आती।

फॉस्फोरस-30 : रोगी को दिन में खाना खाते ही नींद आ जाती है। रोगी खूब सोता है किन्तु रात में नींद नहीं आती। रात करवट बदलते कटती है। रात में नींद आती भी है तो फिर देर से आती है। रोगी को अपनी रीढ़ की हड्डी में जलन महसूस होती है।

टैबेकम-30 : हृदय के फैलाव के कारण नींद नहीं आती। शरीर ठंडा रहता है। त्वचा चिपचिपी रहती है। रोगी को चक्कर आते हैं। जी घबराता है।

ऐम्बा ग्रीसिया—रोगी को प्रत्येक समय कोई न कोई चिन्ता लगी रहती है। चिन्ता के कारण सो नहीं पाता। रात रात भर जागता रहता है। सोने के समय नींद महसूस होती है किन्तु बिस्तर पर लेटते ही गायब हो जाती है।

ऐवेना सैटाइवा मूल अर्क : रोगी का स्नायुमंडल कमजोर हो जाता है इसलिऐ रोगी को नींद नहीं आती। यह औषधि मस्तिष्क को शक्ति देकर नींद लाती है।

स्कूटेलेरिया मूल अर्क : स्नायुमंडल शिथिल होने पर यदि नींद नहीं आती तो इस औषधि की दस-दस बूँदें गर्म पानी में देने से लाभ होता है।

सिप्रीपीडियम मूल अर्क : कोई भी खुशी का समाचार मिलने पर अथवा मन में अधिक प्रसन्नता होने पर यदि नींद नहीं आती ताा यह औषधि लाभकारी सिद्ध होती है।

पैसी फ्लोरा मूल अर्क : जो लोग मानसिक रूप से अत्यन्त परेशान रहते हैं, यह औषधि उन्हें नींद लाने के लिए है।

बेल्लिस पैरेन्निस मूल अर्क : कभी-कभी पूरी रात अच्छी नींद आती है। किन्तु सुबह तीन बजे के बाद नींद नहीं आती। ऐसे अनिन्द्रा के रोगियों के लिये ये उत्तम औषधि है।

कैनेविस इंडिका मूल अर्क : आँखों में नींद भरी होती है। रोगी सोने की कोशिश करता है, किन्तु लाख कोशिश करके भी नींद नहीं आती। ऐसे लक्षणों में यह उपयोगी औषधि है।

—काली फास 6x भी उपयोगी रहती है।

बच्चों का सूखा रोग

इस रोग का बिगड़ जाना, तथा माता पिता का अस्वस्थ रहना। यह प्राण-घातक रोग है उपचार तथा रोग होने के कारणों दोनों पर ध्यान देना चाहिए।

लक्षण—बच्चा दिन प्रतिदिन दुर्बल होता जाता है। पाचन-क्रिया बिगड़ जाती है। शरीर, वमन आदि से खट्टी गंध आने लगती है। बच्चा रें-रें करके रोता रहता है। उचित चिकित्सा न होने पर मृत्यु हो जाना भी सम्भव है।

कल्केरिया-फास 3x—यह इस रोग की मुख्य औषधि है। ऊपरी दूध अथवा बाजारू अन्य खाद्यों के प्रयोग के बाद यदि यह रोग उत्पन्न होता हो तो यह दवा उचित औषधि है। यकृत का बढ़ जाना, पेट में दर्द रहना आदि लक्षणों में विशेष लाभप्रद है।

नैट्रम-सल्फ 3x—तलपेट का फूल जाना, माता-पिता को प्रमेह के रोग का होना, प्राय: पीली आभा के साथ दस्त आना आदि लक्षणों में लाभप्रद है।

नैट्रम-फास 3x—यह समस्त शरीर से खट्टी दुर्गन्ध आने में लाभकारी है।

नैट्रम-म्यूर 3x—बच्चे के विकास में देरी हो, गर्दन पतली तथा शारीरिक निर्बलता के कारण गर्दन सीधी भी नहीं कर सकता हो तब नैट्रम-म्यूर 3x बहुत फायदा पहुँचाती है।

काली-फास 3x—मल-मूत्र में सड़ी गन्ध, सुस्ती तथा क्षीणावस्था में विशेष उपयोगी रहती है।

बच्चों की खाँसी

— छोटी पीपल का बारीक चूर्ण 1 ग्राम शहद में मिलाकर दिन में 3-4 बार चाटने से बालकों की खाँसी, ज्वर, तिल्ली, अफारा और हिचकी दूर होती है।

— सुहागा फूला हुआ 10 ग्राम, शहद 10 ग्राम—दोनों को खरल में घोंटकर शीशी में भर लें। दिन में 2-3 बार आधा-आधा ग्राम दवा चटाएँ। बच्चों की खाँसी के लिए अत्यन्त लाभदायक है। बच्चे आसानी से चाट लेते हैं।

— सुहागा सफेद 10 ग्राम, मुलहठी 20 ग्राम दोनों को एक लीटर (किलो)पानी में पकाएँ। आधा किलो पानी रहने पर छान लें और आधा किलो खाँड डालकर चाशनी बना लें। बस, दवा तैयार है। 5 से 20 बूँद तक अवस्था के अनुसार दिन में 3-4 बार पानी के साथ दें। बच्चों की खाँसी के लिये अद्‌भुत दवा है।

— नौसादर 2 ग्रेन, पीपल छोटी 2 ग्रेन (1 रत्ती)—दोनों को अत्यन्त बारीक पीसकर और तुलसी के 1 ग्राम रस में मिलाकर दिन में 2-3 बार देने से बच्चों की सर्दी से होने वाली खाँसी दूर हो जाती है।

— अनार का छिलका चूसने से, या पानी में भिगोकर बच्चों को पिलाने से खाँसी में लाभ होता है।

— कालीमिर्च, हल्दी, गरम दूध के साथ पिलाने से खाँसी नष्ट होती है। अड़से के पत्ते और जड़ को सौंठ के साथ औटा कर पिलाने से खाँसी शान्त हो जाती है।

बच्चों के दस्त

बड़ों की तरह बच्चों में भी अपचन अथवा और भी कई कारणों से दस्त की बीमारी हो जाती है। विभिन्न लक्षणों के अनुसार औषधियाँ इस प्रकार हैं।

कैमोमिला-30 : बच्चों में दाँत निकलने के दिनों में हरे-पीले दस्त, दस्त में सड़े अंडे जैसी बदबू। बच्चा चिड़चिड़ा हो जाता है। गोद से उतरना नही चाहता।

रिउम-3, 6 : दाँत निकलते समय भूरे रंग के, खटास की गंधवाले दस्त। दस्त के समय दर्द, बच्चा चिल्लाता है। मुख, नाक, एवं सर पर पसीना आता है। दाँत मुश्किल से निकलते हैं। बच्चा रोता है। बच्चे का स्वभाव चिड़चिड़ा हो जाता है।

मैग्नेशिया कार्ब-30 : बच्चे के शरीर से खट्टी गंध आती है। तालाब के पानी जैसे हरे रंग के झागदार दस्त आते हैं। दूध पीने वाले बच्चे के दस्त में भी दूध निकलता है। ऐसे रोगी बच्चों के लिये यह उत्तम औषधि है।

❑❑

13.
कुछ प्रमुख रोगों के पथ्य-अपथ्य

(क्या खायें: क्या छोड़ें)

वर्तमान-काल में बढ़ते हुए रोग और चिकित्सकों के पास निदान हेतु इकट्ठी होती भीड़ में चिकित्सक उतना समय एक रोगी को नहीं दे पाता जितना कि देना चाहिए। यही कारण है कि रोगी व्यक्ति उपचार की औषधि तो ले लेता है लेकिन तत् सम्बन्धी खानपान व वर्जनाओं की जानकारी ढंग से नहीं ले पाता और न चिकित्सक दे ही पाता है, अत: यहाँ पर खास-खास व्याधियों के पथ्य तथा अपथ्य के सम्बन्ध में जानकारी दी गयी है। रोगी के लिये जितना महत्व दवा लेने का होता है उतना ही खान-पान में संयम बरतने का। अत: इस ओर विशेष ध्यान देने से रोग को समूल नष्ट करने में सुविधा रहती है।

डायविटीज (मधुमेह)

पथ्य—तिल का तैल, नारंगी, टमाटर, गोभी, चने का शोरबा, ककड़ी, मूँग, गेहूँ की रोटी, अरहर, मसूर, कुलथा, बेसन।

अपथ्य—गन्ना, चीनी, मिठाई, आलू, चावल, शकरकंदी, साबूदाना, चुकन्दर, कचालू, अरबी (घुइयाँ), गाजर आदि बहुत मीठे तथा नशास्ता पैदा करने वाले पदार्थ।

प्रमेह

पथ्य—पुरानी मूँग, चने का शोरा, मीठा तेल, परवल, करेला, अरहर, तिल, भिण्डी, तोरई, कैथ, जामुन, लहसुन, आँवला, आदि कसैले शाक-फल, कसेरू, धूप सेंकना, व्यायाम व कसरत ऋतु व बलबलानुसार।

अपथ्य—अमचूर, कड़ुआ तेल, चाय, तम्बाकू, (खैनी), दही, कहवा, घी, दूध, मिठाई, बलगम, कफवर्द्धक पदार्थ, लालमिर्च। अश्लील साहित्य पढ़ने व गलत सोसायटी, कालगर्ल आदि से बचना चाहिए।

सुजाक (मूत्राघात)

पथ्य—बिना छने आटे की रोटी, गोभी, गाजर, शलगम, कच्चे दूध की लस्सी, शौच पूर्व ठण्डा जल पीना, मूली, सादा सुपाच्य व भूख से कुछ कम खाना।

अपथ्य(परहेज)—खटाई, मिर्च-मसाला, अधिक खाना, कहवा, काफी, कोको, चाय का अति सेवन, लेमन, सोडावाटर, बरफ, कुलफी, दही, मक्खन, घी, मलाई, घोड़ा-साइकिल आदि की सवारी, तेज गति से सीढ़ियों पर चढ़ना, कसरत, टब स्नान, भारी बोझ उठाना, गरिष्ठ, भारी और बासी भोजन तथा रात को देर से खाना और खाते ही सो जाना।

गठिया रोग

पथ्य—शराब, कफ-वात को कम करने वाले पदार्थ, करेला, लहसुन, तिल का तेल, घी, चना, हरी सब्जियाँ, कुलथी, मूँग, अदरक, करेला।

अपथ्य—मिठाई, दही, दूध, उड़द आदि दालें, रात्रि-जागरण, पूर्व की वायु।

उपदंश (आतशक)

पथ्य—मूँग की दाल, चने का शोरबा, जौ, चावल, परवल का शाक, छोटी-चरपरी-पतली मूली व छोटे पत्ते, मधु, घी, रक्तशोधक पदार्थ, सहजना। पहनने के कपड़े प्रतिदिन बदलने चाहिए।

अपथ्य— नमक, मीठा, मैथुन, लहसुन, गर्म-तासीर वाले पदार्थ, तेल का अति सेवन, दिवाशयन, दही, उड़द की दाल। आग के सामने बैठना, धूप में घूमना, गंदे कपड़े पहनना।

गुर्दे में दर्द होना

पथ्य—सुपाच्य, सादा व हल्का भोजन, मूँग की दाल, चने का पानी, गेहूँ, बाजरा, तिल, चावल, साबूदाना, गोभी, लहसुन, मक्खन, दूध, घी, चाय, सोडावाटर, जौ का पानी, प्याज, लहसुन, छाछ(मट्ठा)।

अपथ्य—खटाई, उड़द की दाल या हलुआ, पनीर, मिठाई, गर्ममसाला व चटपटे खाद्य पदार्थ, गरिष्ठ भोजन।

पथरी का रोग

पथ्य—अदरक, जौ तथा पानी में पैदा होने वाले पदार्थ साग सब्जी, फल आदि।

अपथ्य—खटाई, खुश्क व देर से पचने वाले खाद्य पदार्थ।

बवासीर (पाइल्स)

पथ्य—पालक, बथुआ, कुलथी, परवल आदि की सब्जी, जौ, लहसुन, दूध, घी, मक्खन, आँवला, कड़ुआ तेल (सरसों का), जिमीकन्द। आँवला अधिक से अधिक सेवन करना चाहिए। काँजी का पानी। सुबह का भ्रमण।

अपथ्य—चने का अति सेवन, आलू, आम, नदी का पानी, रति-क्रिया, मीठा तेल, दही, उड़द, साइकिल की सवारी करना, कठोर भूमि पर बैठना, पूर्व की हवा में भ्रमण ।

टी.बी. (तपैदिक)

पथ्य—बकरी का दूध, मक्खन, दूध, घी, दही, केला, आम, आँवला, फालसा, कच्चा नारियल, अंगूर, मूँग , गेहूँ का दलिया, हल्की रोटी, चावल आदि।

अपथ्य— लहसुन, उड़द की दाल, पत्तों वाले साग, सेम की फली, ककड़ी, करेला, पान, खटाई, सोडा, हींग, तरबूज, गर्म तासीर वाले पदार्थों का सेवन। नेत्रांजन न करें तथा रात में अधिक न जागें।

दमा (अस्थमा)

पथ्य—बकरी का दूध, जौ, गेहूँ, पुराना घी, मूँग, कुलथी, मधु, चौलाई का साग, लहसुन, बैंगन, तम्बाकू, दिन में सोना, कागजी नींबू का रस डालकर गर्म पानी पियें, अंगूर, बलगम व वादी को दूर करने वाली वस्तुएँ।

अपथ्य—कसरत करना, वजन उठाना, फूलकणों में रहना-काम करना, आलू, कचालू, जिमीकन्द, उड़ंद, सरसों का साग, भेड़ का दूध, ठण्डा पानी, अरबी, गरिष्ठ व बासी भोजन, रात को देर से भोजन करना, चिकने पदार्थों का सेवन करना आदि।

दिल की बीमारी

पथ्य—अनार, केला, आम, अंगूर, बेर, दही का मट्ठा, पुराना गुड़, धनिया, लहसुन, शहद, पुराने लाल चावल, पान, अदरक, गाजर, मूँग, खाण्ड, चाँदी का वर्क आदि।

अपथ्य—भेड़ का दूध, खटाई, सूखे हुए पत्तों की सब्जी, सोडा, अधिक मानसिक परिश्रम करना।

मिर्गी आना

पथ्य—पुराना, घृत, दूध, अंगूर, मीठा अनार, फालसा, आँवला, तिल का तेल, बरसात का जल, मूँग, गेहूँ आदि।

अपथ्य—अति मैथुन, व्यायाम, जुलाई-जून (आषढ़ माह) के समय पैदा होने वाले फल, दही, उड़द, पत्तों वाला साग, गरिष्ठ भोजन करना, क्रोध न करें तथा चिन्ता व डर से मुक्त रहें।

पेट में कीड़े होने पर

पथ्य—अजवायन, कड़व तेल (सरसों का), लहसुन, सरसों का साग, पान, नारियल, हींग, नींबू, काला जीरा, चावल, शहद (मधु), नमक।

अपथ्य—उड़द की दाल, घी, दिवाशयन, पत्तों वाली तरकारी, मीठा-खट्टा खान-पान।

खट्टी डकारें आना (अम्लपित्त)

पथ्य—आँवला, अनार, केले के फूल, करेला, ककोड़ा, मधु, सत्तू, शक्कर, मूँग, पुराने चावल, जौ तथा गर्मी व कफ-नाशक खान-पान।

अपथ्य—दही, लहसुन, खटाई, तेल, बकरी का दूध, तिल, कुलथी, उड़द की दाल तथा कफवर्द्धक वस्तुएँ और गर्म तासीर वाली चीजें न खायें।

अतिसार (पतले दस्त)

पथ्य—जामुन, अदरक, अनार, सेव, केले, मक्का, चावल, खील, तिल-तेल, बकरी-गाय के दूध का दही, मधु, मसूर की दाल, अरहर, जीरा, धनिया, कभी-कभी उपवास करना।

अपथ्य—चना की दाल, बेसन, आम, घीया, बेर, नारियल, खीरा, पत्तों वाली सब्जियाँ, बथुआ का शाक, खीरा, ठण्डे पानी से देर तक स्नान, तम्बाकू का सेवन, उड़द का आटा-दाल, मिष्ठान, खटाई।

अफारा

पथ्य—तिल, अदरक, दाल, पुराने चावल, हींग, जौ।

अपथ्य—मूँग, अरबी, आलू, मटर, चना, जामुन व गरिष्ठ, बासी भोजन।

पीलिया (पाण्डु रोग)

पथ्य—अरहर, मसूर, मूँग, गेहूँ की रोटी-दलिया, जौ की दाल, पालक, आँवला, आम, बैंगन, संतरा तथा अन्य मीठे फल, मक्खन, देशी घी, दूध, तिल तेल, नमक-चौलाई आदि।

अपथ्य—दिन में सोना, दुबारा पका या बासी भोजन, गरिष्ठ वस्तुएँ, अमचूर, तम्बाकू सेवन, उड़द की दाल, पान, सरसों का साग, तैल, गर्म शोरा इत्यादि से बचना चाहिए।

हैजा व कब्जियत

पथ्य—बैंगन, करेला, मूली, लहसुन, आँवला, अनार, नींबू, नारंगी, शहद, काँजी, कड़ुआ तेल, हींग, अधिक परिणाम में नमक, अजवायन, दही, धनिया, मक्खन, केला, पालक की सब्जी आदि से बचें तथा भूख से कुछ कम खायें और रात को सोने से लगभग 2 घण्टे पहले ही भोजन कर लेना चाहिए।

अपथ्य—जामुन, रबड़ी, मिठाई, मलाई, मटर की दाल; मूँग, उड़द, गरिष्ठ भोजन।

ज्ञातव्य—हैजा होने पर कुछ न खाकर अदरक, लौंग, प्याज का पानी पीना चाहिए।

रक्तपित्त

पथ्य—अरहर, अदरक, आँवला, गोलागिरी, सिंघाड़ा, फालसा, घीया, शहद, कैथफल, चौलाई, चावल, चना, छोहरा, केला, मूँग, गाय-बकरी का दूध, कटहल, मसूर की दाल, मिश्री आदि पित्तहारी वस्तुएँ।

अपथ्य—धूप में अधिक चलना, कसरत, मीठा, कड़आ तैल, लहसुन, प्याज, सरसों का साग, दही, तम्बाकू या धूम्रपान, अधिक उत्तेजित या क्रोध में रहना, गुड़, बैंगन।

जिगर, तिल्ली आदि उदर-रोग

पथ्य—लाल चावल, मट्ठा, अदरक, इलायची, पान, गाय, बकरी का दूध, करेला, वथुआ-पालक की सब्जी, मधु, मूँग, लहसुन, सहजने की फली, हींग आदि।

अपथ्य—दिवाशयन, कसरत करना, नमकीन व अति गर्म भोजन करना, मटर, चना आदि मिठाई खाना, तम्बाकू सेवन।

सिर सम्बन्धी विविध रोगों में

पथ्य—करेला, पालक, बथुआ, अंगूर, आम, अनार, चावल, घी, नारियल, बादाम, पेठा, खरबूज गिरी, तेल व सेंधा नमक व कालीमिर्च बुरक कर, काँजी, तिलतेल, नींबू आदि का प्रयोग लाभ करता है।

अपथ्य—नदी में स्नान, दिन में सोना, चबाकर दातुन करना, रात में अधिक जागरण, रोना आदि छोड़ देना चाहिए।

सूजन

पथ्य—शहद, अंगूर, करेला, गाजर, सोड़ा, मूली, चावल, कुलथी, लाल सहजना, ककोड़ा आदि।

अपंथ्य—नये अनाज, मिठाई, दही, नमक, खिचड़ी इत्यादि।

त्रिदोष

वात-पित्त-कफकारी रोगों में क्या खायें-क्या छोड़ें?

वात रोग के पथ्य—अनार, आम, अंगूर, दालचीनी, लोंग, कालीमिर्च, खट्टे दूध का खोवा, दूध दही, मीठा तेल, मिठाई, कुलथी का शोरवा, साठी के चावल, चर्बीतत्व, सोडा, उड़द, गेहूँ, बेर, नारंगी।

अपथ्य—अति मैथुन, शहद, कड़ी कसरत, तालाब व नदी का पानी पीना, सेम की सब्जी, पत्तों का साग, मटर, चना, लोबिया, अति चिन्ताग्रस्त होना, मधु, जामुन।

पित्तरोग के पथ्य—सत्तू, चना, चावल, मसूर, जौ, मक्खन, मूँग, खील, अंगूर, फालसा, छुहारा, धनियाँ, सिंघाड़ा, ककड़ी, केला, कटहल, मीठा अनार, कमल डोडा।

अपथ्य—दही, मधु, पान, बैंगन, प्याज-लहसुन, लालमिर्च, तैल, हींग, पान आदि। कसरत करने से बचना चाहिए।

कफरोग के पथ्य—अति गर्म व शुष्क चींजें, मटर, चना, खटाई, बैंगन, केले के फूल, अदरक, जिमीकन्द, मधु, आँवला, मूँग, सवारी करना, तम्बाकू सेवन, खील।

अपथ्य—उड़द (माष), दूध, नमक, बर्फ, छुहारा, दिन में सोना वर्जित है।

❑❑

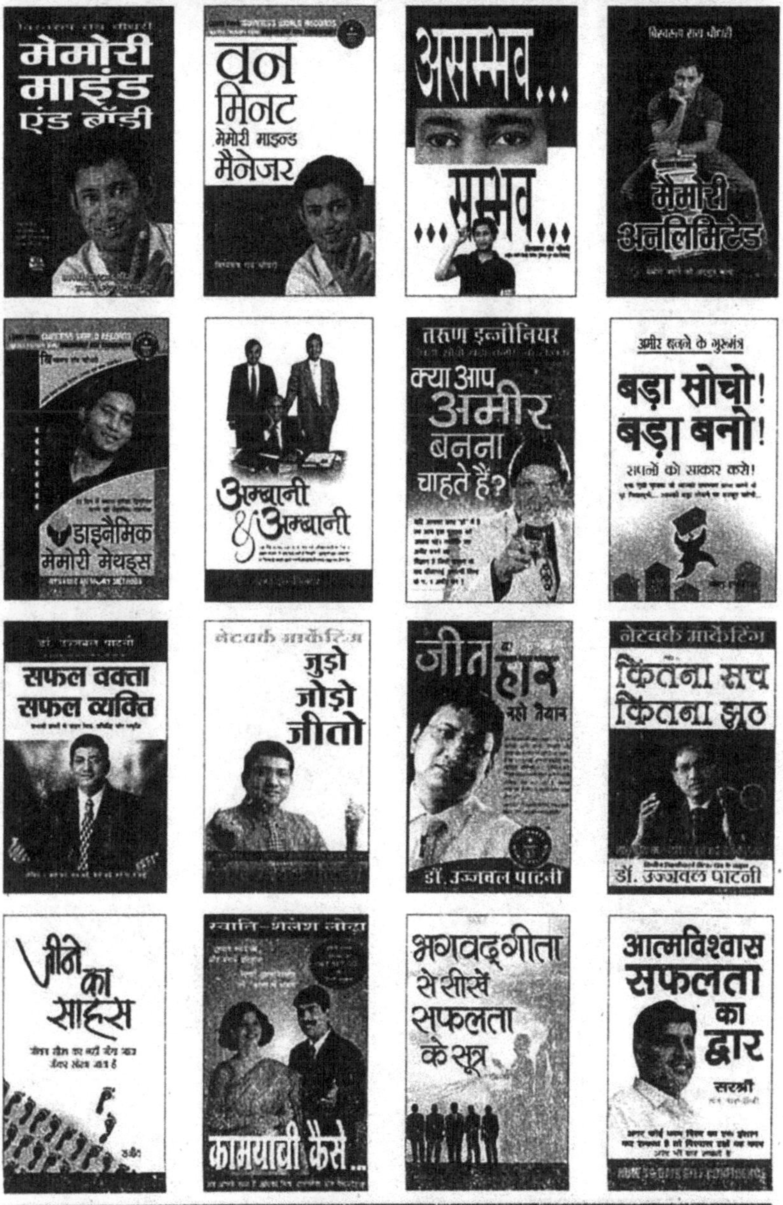
मेमोरी माइंड एंड बॉडी
वन मिनट मेमोरी माइन्ड मैनेजर
असम्भव... ...सम्भव...
मेमोरी अनलिमिटेड
डाइनैमिक मेमोरी मेथड्स
अम्बानी & अम्बानी
तरुण इन्जीनियर
क्या आप अमीर बनना चाहते हैं?
अमीर बनने के गुरुमंत्र
बड़ा सोचो! बड़ा बनो!
सपनों को साकार करो!
सफल वक्ता सफल व्यक्ति
नेटवर्क मार्केटिंग
जुड़ो जोड़ो जीतो
जीत या हार रहो तैयार
डॉ. उज्ज्वल पाटनी
नेटवर्क मार्केटिंग
कितना सच कितना झूठ
डॉ. उज्ज्वल पाटनी
जीने का साहस
कामयाबी कैसे...
भगवद्गीता से सीखें सफलता के सूत्र
आत्मविश्वास सफलता का द्वार
सरश्री

व्यक्तित्व विकास

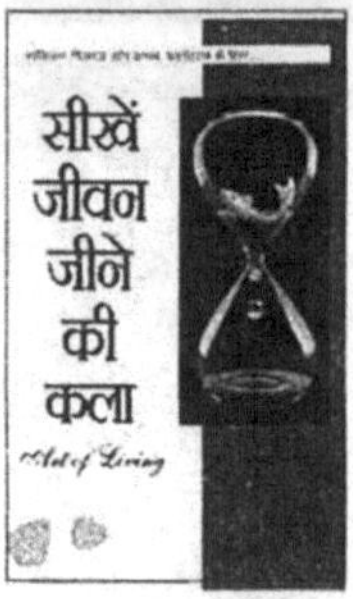
सीखें जीवन जीने की कला
Art of Living

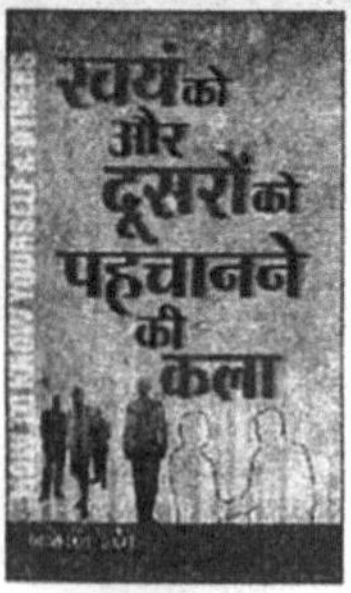
स्वयं को और दूसरों को पहचानने की कला

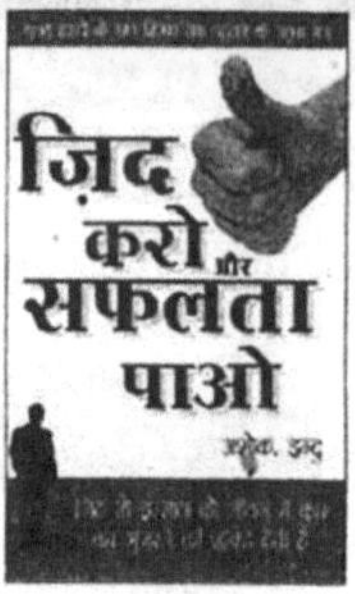
ज़िद करो और सफलता पाओ

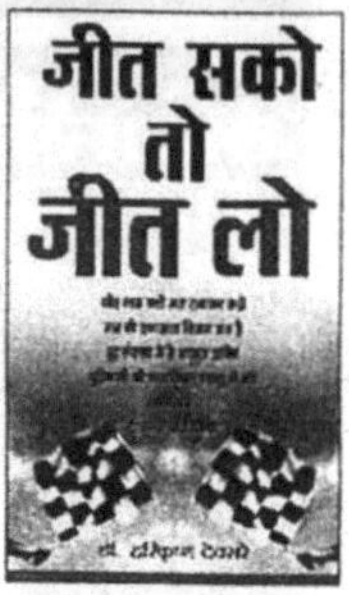
जीत सको तो जीत लो

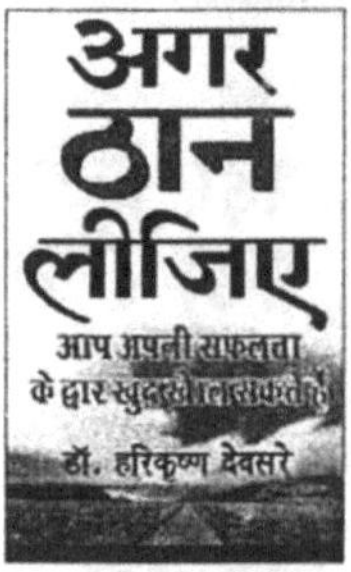
अगर ठान लीजिए
आप अपनी सफलता के द्वार खुद खोल सकते हैं
डॉ. हरिकृष्ण देवसरे

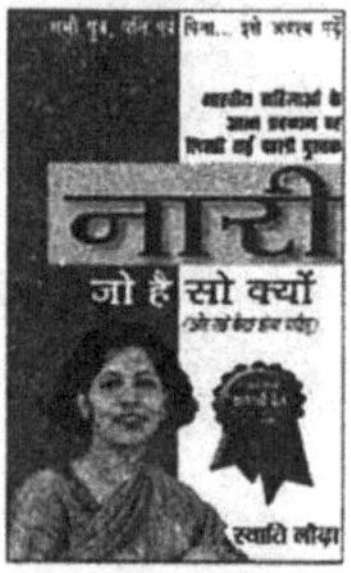
नारी जो है सो क्यों
स्वाति लोढ़ा

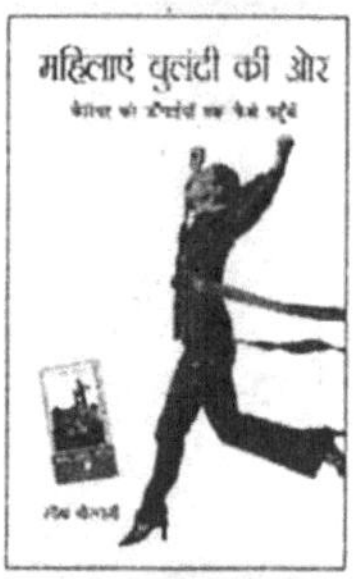
महिलाएं बुलंदी की ओर

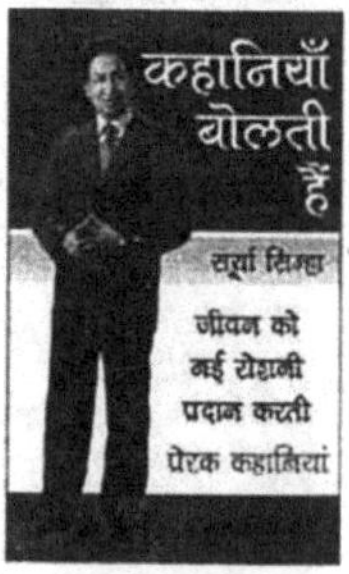
कहानियाँ बोलती हैं
सूर्या सिन्हा
जीवन को नई रोशनी प्रदान करती प्रेरक कहानियां

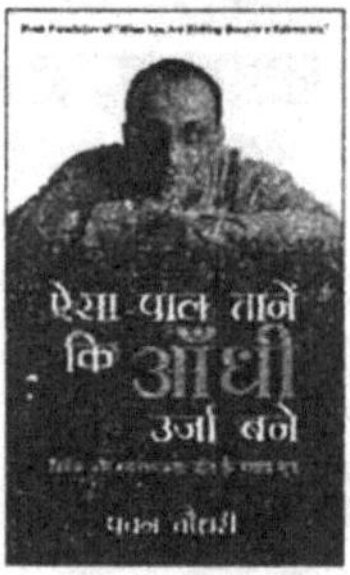
ऐसा पाल तानें कि आँधी उर्जा बने

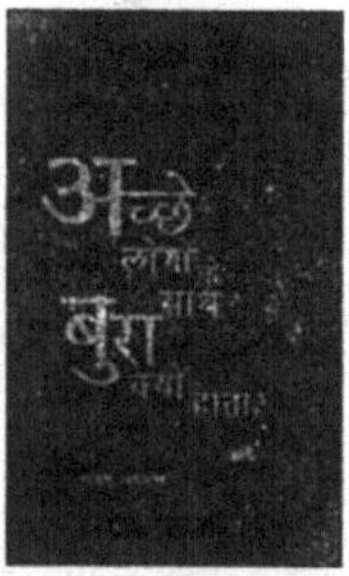
बुरा

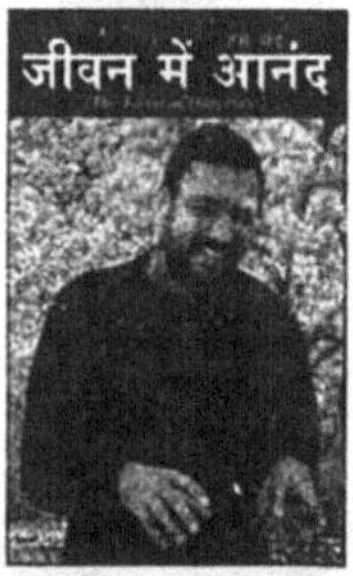
जीवन में आनंद

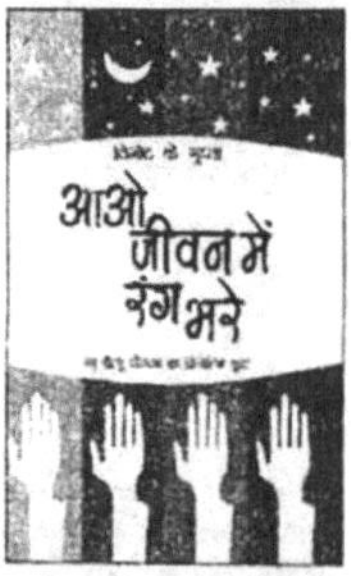
आओ जीवन में रंग भरे

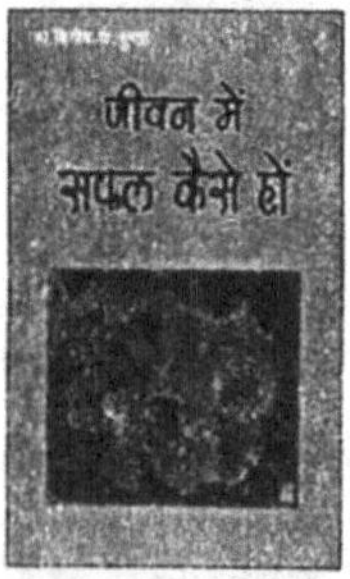
जीवन में सफल कैसे हों

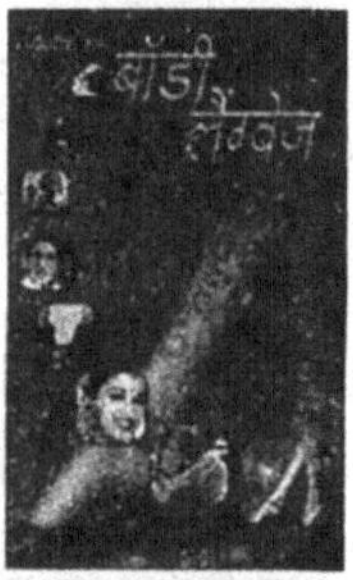
बॉडी लैंग्वेज

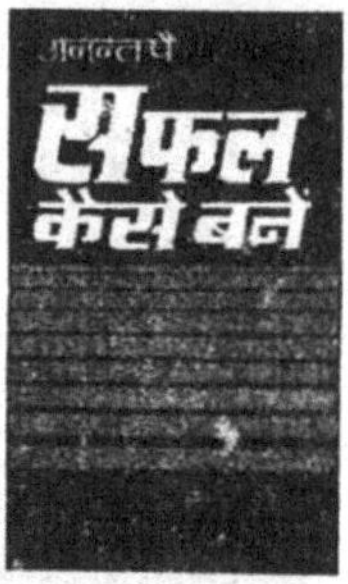
सफल कैसे बनें